U0325341

临床血液病诊治学

李超 等 主编

江西科学技术出版社
江西·南昌

图书在版编目（CIP）数据

临床血液病诊治学 / 李超等主编 . -- 南昌 : 江西科学技术出版社 , 2020.6（2024.1 重印）
ISBN 978-7-5390-7183-1

Ⅰ . ①临… Ⅱ . ①李… Ⅲ . ①血液病－诊疗 Ⅳ . ① R552

中国版本图书馆 CIP 数据核字 (2020) 第 015297 号

选题序号：ZK2019310

责任编辑：宋 涛

临床血液病诊治学
LINCHUANG XUEYEBING ZHENZHIXUE

李超 等 主编

封面设计 卓弘文化
出　　版 江西科学技术出版社
社　　址 南昌市蓼洲街 2 号附 1 号
邮编：330009 电话：（0791）86623491 86639342（传真）
发　　行 全国新华书店
印　　刷 三河市华东印刷有限公司
开　　本 880mm × 1230mm 1/16
字　　数 356 千字
印　　张 11
版　　次 2020 年 6 月第 1 版 2024年1月第1版第2次印刷
书　　号 ISBN 978-7-5390-7183-1
定　　价 88.00 元

赣版权登字：-03- 2020-38

编 委 会

主　编　李　超　梁月雄　赵淑颖　杨　歌
　　　　高长俊　崔海燕　马鸿雁　周晓洁

副主编　江慧敏　武琳琳　张彦平　文鸿光
　　　　唐云龙　乔　剑　李　丽　孙乃同

编　委（按姓氏笔画排序）

马鸿雁　郑州大学第二附属医院

文鸿光　深圳市人民医院
（暨南大学第二临床医学院，南方科技大学第一附属医院）

乔　剑　中国人民解放军联勤保障部队第九八三医院

江慧敏　安徽省第二人民医院

孙乃同　盐城市第三人民医院

李　丽　陆军第八十二集团军医院

李　超　南阳市中心医院

杨　歌　河西学院附属张掖人民医院

张彦平　新乡市中心医院

武琳琳　安徽省第二人民医院

周晓洁　焦作市中医院

赵淑颖　内蒙古包钢医院（内蒙古医科大学第三附属医院）

高长俊　唐山市妇幼保健院

唐云龙　盐城市第三人民医院

崔海燕　华中科技大学协和深圳医院

梁月雄　肇庆市第一人民医院

陆丽娜　深圳市龙华区中心医院

21世纪是一个信息化的时代，医学领域知识的更新日新月异，分子生物学、细胞生物学、基因组学、遗传学和免疫学等基础学科快速发展，为血液病的诊断奠定了基础。血液病的治疗也从以往的化学治疗、放射治疗、造血干/祖细胞移植治疗和诱导分化治疗进展到促凋亡治疗、生物治疗、免疫治疗、靶基因治疗等。

本书首先介绍了血液内科疾病常见的临床症状及血液病的常用诊断技术，如骨髓穿刺技术、腰椎穿刺技术等。然后详细地介绍了血液内科疾病的诊断和治疗，尤其是对小儿血液病、造血干细胞移植治疗、骨髓增生性疾病、浆细胞疾病、白血病、贫血的发病机制等进行了详细的介绍。本书适合从事血液专科的临床医师及相关研究人员参考阅读，为大家提供了丰富的临床知识和学习机会。

本书编者水平和写作时间有限，难免有纰漏和不足之处，恳请广大读者予以批评、指正，以便再版时修正。

编　者

2020年6月

 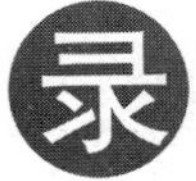

血液系统疾病的常见症状

第一节 发热

发热是血液系统疾病的常见症状。发热还是淋巴瘤、白血病、恶性组织细胞病、朗格汉斯细胞组织细胞增生症、反应性噬血组织细胞增生症及粒细胞缺乏症等的首起表现。

一、发病机制

血液系统疾病的发热机制主要有两方面：一是因粒细胞减少，免疫功能减退引起的各种病原体感染，这是感染性发热；二是血液系统疾病本身引起的发热，大多系肿瘤性发热，如淋巴瘤、白血病、恶性组织细胞病等引起的非感染性发热，与肿瘤组织核蛋白代谢亢进、肿瘤细胞坏死、人体白细胞对组织坏死的反应，以及肿瘤组织本身释放的内源性致热原等有关。其中淋巴瘤和恶性组织细胞病等可引起不明原因的长期发热，有时成为临床上的“发热待查”，一时难以明确诊断。淋巴瘤，尤其是霍奇金病，常可引起特征性周期热，也称 Pel–Ebstein 热。

二、常见疾病

1. 淋巴瘤

有周围浅表淋巴结明显肿大的淋巴瘤，通过活组织检查可以确诊。深部淋巴瘤如腹型霍奇金病，尤其是累及腹膜后淋巴结者常引起长期发热或周期热。腹部 CT 检查有重要参考价值。Hedgkin 病的热型变化不一，并无特异性。所谓 Pel–Ebstein 热，是指周期性反复发作的弛张热，过去认为是本病特征之一，其实并不常见，而且偶尔也见于急性白血病与网状细胞肉瘤等疾病。抗生素治疗对淋巴瘤发热无效，而吲哚美辛（消炎痛）有明显的退热作用，是因为后者可抑制地诺前列酮，从而影响体温调节中枢所致。

2. 恶性组织细胞病

近年来，本病在国内发现较多，引起重视。本病以长期高热为主要症状，热型可呈稽留、弛张或回归型，可伴相对性缓脉，肝脾大明显，白细胞计数显著减少。在病程后期常出现出血倾向，尤其是胃肠道出血较为多见。恶性组织细胞浸润可出现在各种器官内，但以骨髓内为主，呈灶性分布，故需多次反复骨髓检查才能发现。骨髓内中性粒细胞的碱性磷酸酶染色显著减少，积分显著减低。骨髓内组织细胞不但明显增多，而且出现形态异常的恶性组织细胞。骨髓检查结合临床表现易于诊断，但必须与反应性组织细胞增多症相鉴别，后者见于伤寒等疾病。少数有皮肤损害者，活组织检查发现恶性组织细胞浸润有助于诊断。本病病程较短，预后不良。

3. 白血病

各种急性与亚急性白血病，尤其周围血液中白细胞未显著增多的发热患者易被误诊，但这类患者均有明显贫血与出血倾向。血常规中仍可见未成熟的早期白细胞。通过骨髓涂片检查可确定诊断。感染是白血病患者最常见的主要合并症之一。

白血病患者的抗感染能力显著降低，由于疾病本身的原因，体液免疫和细胞免疫低下，加上接受多种抗肿瘤药物治疗，此类患者感染的症状和体征往往不明显，周围血常规也无白细胞和中性粒细胞增多，发热往往是唯一的表现。中性粒细胞减少时血液肿瘤患者发生的严重感染中，随着中性粒细胞减少时间的延长，二重或多重感染明显增加。细菌培养结果有助于指导抗菌药物的选择。

结合卫健委颁发的《抗菌药物临床指导原则》对三种给药方案的临床疗效进行判定。

痊愈：应用 3 ~ 4 d 后体温降至正常，并保持 3 d 以上。

显效：应用 3 ~ 4 d 后体温明显下降，但未至正常。

进步：应用 3 ~ 4 d 后体温有所下降，但不够明显。

无效：应用 3 ~ 4 d 后体温无明显下降，改用或加用其他药物。

第二节　黄疸

黄疸（jaundice）是由于血清中胆红素升高致使皮肤、黏膜和巩膜发黄的症状和体征。正常胆红素最高为 17.1 μmol/L（1.0 mg/dL），其中结合胆红素 3.42 μmol/L，非结合胆红素 13.68 μmol/L。胆红素为 17.1 ~ 34.2 μmol/L，临床不易察觉，称为隐性黄疸，超过 34.2 μmol/L（2.0 mg/dL）时出现黄疸。观察黄疸应在自然光线下进行，需与服用大量米帕林、胡萝卜素等所致的皮肤黄染区别，尚需与球结膜下脂肪积聚区别。血液系统疾病黄疸一般指溶血性黄疸。

胆红素的正常代谢：体内的胆红素主要来源于血红蛋白。血循环中衰老的红细胞经单核—巨噬细胞系统的破坏和分解，生成胆红素、铁和珠蛋白。正常人每日由红细胞破坏生成的血红蛋白约 7.5 g，生成胆红素 4 275 μmol（250 mg），占总胆红素的 80% ~ 85%。另外 171 ~ 513 μmol（10 ~ 30 mg）的胆红素来源于骨髓幼稚红细胞的血红蛋白和肝内含有亚铁血红素的蛋白质（如过氧化氢酶、过氧化物酶及细胞色素氧化酶与肌红蛋白等），这些胆红素称为旁路胆红素（bypass bilirubin），占总胆红素的 15% ~ 20%。

上述形成的胆红素称为游离胆红素或非结合胆红素（unconjugated bilirubin，UCB），与血清蛋白结合而输送，不溶于水，不能从肾小球滤出，故尿液中不出现非结合胆红素。非结合胆红素通过血循环运输至肝后，在血窦与清蛋白分离并经 Disse 间隙被肝细胞摄取，在肝细胞内和 Y、Z 两种载体蛋白结合，并被运输至肝细胞光面内质网的微粒体部分，经葡萄糖醛酸转移酶的催化作用与葡萄醛酸结合，形成胆红素葡萄糖醛酸酯或称结合胆红素（conjugated bilirubin，CB）。结合胆红素为水溶性，可通过肾小球滤过，从尿中排出。

结合胆红素从肝细胞经胆管而排入肠道后，由肠道细菌的脱氢作用还原为尿胆原（总量为 68 ~ 473 μmol），尿胆原的大部分被氧化为尿胆素从粪便中排出，称粪胆素。小部分（10% ~ 20%）被吸收，经肝门静脉回到肝内，其中的大部分再转变为结合胆红素，又随胆汁排入肠内，形成所谓“胆红素的肠肝循环”。被吸收回肝的小部分尿胆原经体循环由肾排出体外，每日不超过 6.89 mol（4 mg）。

一、发病机制

血液系统疾病黄疸，一方面是由于大量红细胞被破坏，形成大量非结合胆红素，超过肝细胞的摄取、结合与排泄力所致；另一方面，由于溶血性造成的贫血、缺氧和红细胞破坏产物的毒性作用，削弱了肝细胞胆红素的代谢功能，使非结合胆红素在血中潴留，超过正常的水平而出现黄疸。

溶血性黄疸可分为：①先天性溶血性贫血，如海洋性（地中海）贫血、遗传性球形红细胞增多症；②后天性获得性溶血性贫血，如自身免疫性溶血性贫血、新生儿溶血、不同血型输血后的溶血，以及蚕豆病、伯氨喹、蛇毒、毒草中毒，阵发性睡眠性血红蛋白尿等。

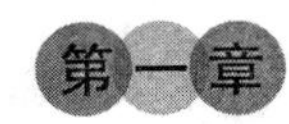

第一章

二、临床表现

一般黄疸为轻度，呈浅柠檬色，不伴皮肤瘙痒，其他症状主要为原发病的表现。如急性溶血时可有发热、寒战、头痛、呕吐、腰痛，并有不同程度的贫血和血红蛋白尿（尿呈酱油或茶色），严重者可有急性肾衰竭；慢性溶血多为先天性，除伴贫血外尚有脾大。

三、实验室检查

血清总胆红素增加，以未结合胆红素为主，结合胆红素基本正常。由于血中未结合胆红素增加，故总胆红素形成也代偿性增加，从胆道排至肠道也增加，致尿胆原增加，粪胆素随之增加，粪色加深。肠内的尿胆原增加，重吸收至肝内者也增加，由于缺氧及毒素作用，肝处理增多尿胆原的能力降低，致血中尿胆原增加，并从肾排出，故尿中尿胆原增加，但无胆红素。急性溶血性黄疸尿中有血红蛋白排出。潜血试验阳性，血液检查除贫血外尚有网织红细胞增加、骨髓红细胞系列增生旺盛等。

第三节　淋巴结肿大

淋巴结肿大是造血系统疾病的常见体征。主要见于造血系统肿瘤的浸润，可见于淋巴瘤、淋巴细胞白血病（急性和慢性）、粒细胞白血病（急性和慢性）、血管免疫母细胞淋巴结病、浆细胞病（包括多发性骨髓瘤、Walden 巨球蛋白血症、重链病及淀粉样变）、朗格汉斯细胞组织细胞增生症和恶性组织细胞病、原发性纤维化和类脂质沉积症等。

血液疾病淋巴结肿大，其特征是慢性、无痛性和无炎症征象的局限性进行性淋巴结肿大，一般也无粘连和瘘管形成。

一、发病机制

无限制增殖的白血病细胞在淋巴结内大量增殖，占据和破坏了淋巴结的正常组织结构，同时还引起淋巴结内纤维组织增生及炎症细胞浸润，从而导致淋巴结肿大。

二、临床表现

1. 恶性淋巴瘤

恶性淋巴瘤分为霍奇金病及非霍奇金淋巴瘤两大类。

（1）包括浅表和深部淋巴结，其特点是肿大的淋巴结呈进行性、无痛性，质地中等偏硬如橡皮，多可推动，早期彼此不粘连，晚期则可融合，抗感染、抗结核治疗无效。

（2）浅表淋巴结以颈部为多见，其次为腋下及腹股沟。深部以纵隔、腹主动脉旁为多见。

（3）淋巴结肿大可引起局部压迫症状，主要是指深部淋巴结，如肿大的纵隔淋巴结，压迫食管可引起吞咽困难；压迫上腔静脉引起上腔静脉综合征；压迫气管导致咳嗽、胸闷、呼吸困难及发绀等。

（4）霍奇金病患者可伴有周期性发热、盗汗、皮肤瘙痒等全身症状，淋巴结病理学检查发现 R–S 细胞是其诊断的主要依据。

（5）非霍奇金淋巴瘤以无痛性淋巴结肿大为主，约 1/3 的患者伴发热、体重减轻、盗汗等全身症状。淋巴瘤晚期可侵犯骨髓、肝、皮肤，甚至中枢神经系统，并引起相应的临床表现。病理活检是确诊淋巴瘤的主要依据。当仅有纵隔、腹腔淋巴结肿大时，可在 CT 或超声波引导下穿刺活检，必要时可做探查手术。肝脾浸润引起肝脾大。

2. 白血病

（1）肿大的淋巴结一般质地软或中等硬度，表面光滑无压痛、无粘连。

（2）淋巴结肿大以急性淋巴细胞白血病的发生率最高，约 50% 的急淋患者在初次就诊时发现淋巴结肿大。

（3）主要在颈部、锁骨上窝、腋窝和腹股沟等处。

（4）约 70% 的急性白血病患者有不同程度的肝大，以急性单核细胞白血病为最多见，急淋次之，小儿急性白血病肝大较成人为显著。

（5）脾大也很常见，其中以急淋和慢粒最多见，其次为急粒。

（6）白血病的诊断主要不是经过淋巴结检查，而是需查外周血常规及骨髓检查。白血病患者一般有明显的血液学异常，经血常规及骨髓检查一般不难诊断，但其准确分型常需借助组化及免疫组织化学技术。

3. 浆细胞病

浆细胞瘤、多发性骨髓瘤、孤立性浆细胞瘤、原发性巨球蛋白血症、重链病时瘤细胞可浸润肝、脾、淋巴结，引起轻度或中度肿大。

（1）多发性骨髓瘤常有髓外浸润而引起淋巴结肿大，骨髓瘤晚期可在血中大量出现骨髓瘤细胞，称为浆细胞白血病。多发性骨髓瘤患者血、尿中可有大量 M 蛋白；溶骨病变及骨髓异常浆细胞，据此不难建立诊断。

（2）髓外浆细胞瘤时除有瘤细胞浸润外，还可出现病变区周围反应性淋巴结肿大。淋巴结活检可与淋巴瘤鉴别。

（3）原发性巨球蛋白血症：为分泌大量 IgM 的浆细胞样淋巴细胞恶性增生性疾病，发病年龄多在 50 岁以上。临床表现为贫血，出血，肝、脾、淋巴结肿大及由于血黏度增高引起的神经症状、视力障碍、雷诺现象、血管栓塞症状等。血清电泳出现 M 成分。骨髓中有典型的浆细胞样淋巴细胞浸润可以确诊。

（4）重链病：为一类浆细胞或异常淋巴细胞恶性增生并产生大量单克隆重链和重链片段的疾病，发病多在 40 岁以上。临床表现各异，但多有淋巴结肿大，持续蛋白尿，无骨骼损害征，诊断主要靠血清免疫电泳及有关物理化学特性而定。

4. 恶性组织细胞病

恶性组织细胞病常表现为高热，贫血，出血，淋巴结、肝、脾肿大，全血细胞计数减少，全身衰竭。诊断主要靠反复骨髓涂片及淋巴结活检，寻找形态各异的异常组织细胞和多核巨噬细胞，也可通过淋巴结、肝、脾和其他受累部位的病理活检确立诊断。

5. 组织细胞增多症

组织细胞增多症又称朗格汉斯（Langerhans）组织细胞增多症。为一组病因不明、以淋巴样和分化较好的组织细胞增生为特征的疾病，病变常累及肝、脾、淋巴结、肺、骨髓等器官。根据细胞分化程度分为 3 型，具体如下。

（1）勒 – 雪（Letter–Siwe）病：多于 1 岁以内发病，高热、红色斑丘疹、呼吸道症状、肝脾及淋巴结肿大为主要表现。

（2）Hand–Schuller–Christian 病：多见于儿童及青年，以颅骨缺损、突眼和尿崩症为三大特征。

（3）骨嗜酸性肉芽肿：骨嗜酸性肉芽肿多见于儿童，以长骨和扁平骨溶骨性破坏为主要表现。本症诊断及分型要根据临床、放射及病理检查综合考虑，有条件证实组织细胞为朗格汉斯细胞，则诊断更为确切。

第四节　脾大

正常脾在肋缘下不能触及。在立位、内脏下垂、左侧胸腔积液、积气或肺气肿时，如左膈位置下移明显，有时可触及脾。除此以外，凡脾被触及者均表示有脾大。但若脾呈轻微肿大或其厚度增加，则脾虽有肿大也不一定能触及，需用叩诊法检查脾区的浊音界有无扩大，必要时需经超声波探查、放射性核素扫描或 CT 检查才可发现。脾大一般均反映脾有器质性病理改变，但也有少数例外。因此，还应注意其形态、质地、表面情况、有无压痛等体征。

判别脾大应注意：①肿大的脾位于左肋缘下，贴近腹壁，较易触及，并紧随呼吸运动而上下移动；②有明确边缘，在轻、中度肿大时，其边缘常与肋缘平行，明显肿大的脾边缘可扪及 1 ~ 2 个切迹；③脾大的叩诊浊音区与左下胸脾浊音区相连接。

临床上辨认脾大常无困难。但有时需和显著肿大的肝左叶、左肾肿瘤和肾盂积水、结核性腹膜炎伴有的缠结粘连网膜肿块相鉴别。肿大肝左叶的边缘与肝右叶相连，易与脾大鉴别。肾位于腹膜后，随呼吸运动度较小，充气肠曲位于肾的前面，叩诊呈鼓音，据此可和肿大的脾区别。临床表现如下。

1. 急性白血病

肝脾大是本病较常见的体征，约占50%，以急淋为多见，其次为急单，再次为急粒。常为轻度到中度肿大。病程发展快，有明显贫血、出血等表现，周围血可见较多原始细胞，骨髓原始细胞在30%以上。

2. 慢性白血病

慢性粒细胞白血病起病缓慢，早期多无明显症状，往往在体格检查或其他疾病就诊时偶然发现脾大或白细胞异常而获得确诊。慢粒患者脾明显肿大，因脾大压迫胃肠而引起食欲缺失、左上腹坠痛等消化道症状。晚期病例几乎都有脾大，甚至可占满全腹而人盆腔，质地坚硬而表面光滑。脾栓塞或脾周围炎并发症较其他白血病为多见。约40%的患者有肝大，约75%的患者有胸骨压痛，但淋巴结肿大及皮肤、眼眶及骨组织浸润很少见，除非患者有急变倾向。慢性粒细胞白血病早期急变时，脾不缩小反而有增大倾向，可有脾区疼痛。

慢性淋巴细胞白血病是一群无免疫活性的淋巴细胞，其存活期长，增殖缓慢，逐步积累而浸润骨髓、血液、淋巴结和各种器官，最终导致造血功能衰竭。本病多见于老年，表现为全身淋巴结肿大，脾常肿大，一般质软，中度肿大；伴乏力、体重减轻、腹胀、食欲缺失等常见症状。部分患者可有骨骼疼痛，多表现为钝痛、隐痛或胸骨压痛。有时偶因血常规检查，发现淋巴细胞增多而确诊。

3. 溶血性贫血

急性溶血性贫血时脾常有轻度肿大，慢性溶血性贫血时脾大明显，脾一般呈轻、中度肿大，质较硬，无压痛。结合患者有贫血、黄疸、网织红细胞增高、骨髓红系明显增生等表现，可诊断溶血性贫血。但当溶血性贫血有较明显黄疸时，应注意与黄疸性肝炎、肝硬化等鉴别。

4. 少见类型的白血病

嗜酸性粒细胞白血病、嗜碱性粒细胞白血病、毛细胞性白血病等可出现肝大。其中嗜酸性粒细胞白血病、嗜碱性粒细胞白血病肝脾轻中度肿大。毛细胞性白血病脾大常见，就诊时约1/4的患者主诉为脾大所致的腹部胀满或不适，诊断时脾大可见于85%左右的患者，巨脾多见。浅表淋巴结肿大较少，偶尔可有轻度的肝大，软组织浸润、溶骨性骨损害、脾破裂均见报道。不明原因的脾明显肿大，伴血细胞减少者，在排除其他疾病后应列入毛细胞性白血病的鉴别诊断范畴。外周血分类淋巴细胞增多者，应注意从形态学观察有无毛细胞的特征，即警惕毛细胞性白血病的存在。屡次骨髓“干抽”或报告“增生低下”的脾大伴血细胞减少者，同样要想到毛细胞性白血病的可能。

5. 恶性淋巴瘤

脾浸润大多由腹部淋巴结病灶经淋巴管扩散而来。霍奇金病早期脾大不常见，但随病程进展而增多，一般在10%左右。霍奇金病脾大者经病理检查，仅32%有病变，可见脾受累程度与临床所见并不一致。脾大见于30% ~ 40%的早期成人非霍奇金淋巴瘤患者。霍奇金病肝病变系从脾通过门静脉播散而来，因此肝有病变者，脾均已累及，患者预后较差。肝实质受侵可引起肿大，活组织检查25% ~ 50%的非霍奇金淋巴瘤有肝累及，尤多见于滤泡或弥漫性小裂细胞非霍奇金淋巴瘤。

6. 恶性组织细胞病

恶性组织细胞浸润是本病病理学的基本特点，脾及淋巴结等造血组织为常见，但全身大多数器官组织也可累及，如皮肤、浆膜、肺、心、肾、胰腺、胃肠、内分泌、乳房、睾丸及神经系统等。被累及的组织中有许多畸形的、形态多样的异常组织细胞，间有多核巨细胞和吞噬性组织细胞，吞噬大量多种血细胞。其异常组织细胞是诊断本病的主要依据。本病常伴有不同程度脾大，脾大比肝大更为常见。晚期病例，脾大可超过脐水平而达下腹。肝大一般为轻度到中度，可有压痛，有时被误诊为肝脓肿。

7. 特发性血小板减少性紫癜

特发性血小板减少性紫癜的特点为血小板寿命缩短，骨髓巨核细胞增多，80% ~ 90% 的病例的血清或血小板表面有 IgG 抗体，脾无明显肿大。本病肝及淋巴结一般不肿大，10% ~ 20% 的患者可有轻度脾大。颅内出血时可出现相应神经系统病理反射。

8. 真性红细胞增多症

真性红细胞增多症是以红细胞异常增殖为主的一种慢性骨髓增殖性疾病。以红细胞容量、全血总容量和血液黏滞度增高为特征。脾大占 86.9%，肝大占 24. 1%。通常为轻至中度肿大，质较硬。晚期发展为骨髓纤维化，脾可极度肿大。脾大的原因可能与充血或髓外造血有关。

9. 骨髓纤维化

骨髓纤维化是一种由于骨髓造血组织中胶原增生，其纤维组织严重影响造血功能所引起的一种骨髓增生性疾病，原发性骨髓纤维化又称“骨髓硬化症”“原因不明的髓样化生”。本病具有不同程度的骨髓纤维组织增生，以及主要发生在脾、其次在肝和淋巴结内的髓外造血。肝脾大是最重要的临床表现，发生率几乎为 100%。偶尔患者自己发现左上腹有一肿块或体格检查时被发现。有人认为脾大程度与病程有关，脾肋下每触及 1 cm 代表 1 年病程。由于脾大，患者常感觉腹部饱满或沉重压迫。脾触之坚实，一般无压痛；但如脾增大太快，可因脾局部梗死而发生局部疼痛，甚至可以听到摩擦音。典型的临床表现为幼粒—幼红细胞性贫血，并有较多的泪滴状红细胞，骨髓穿刺常出现干抽，脾常明显肿大，并具有不同程度的骨质硬化。

第五节 贫血

贫血是指外周血单位容积内血红蛋白（Hb）量、红细胞（RBC）数及（或）血细胞比容低于正常参考值的情况。一般都以血红蛋白量低于正常参考值的 95% 下限作为贫血的诊断标准。血红蛋白浓度的降低一般都伴有相应红细胞数量或血细胞比容的减少。单位容积血液中的血红蛋白量因地区、年龄、性别及生理性血浆容量的变化而不同。婴儿和儿童的血红蛋白量，比成人低 15%。男女之间的差异在青春期后才逐渐明显。妊娠时血容量增加，血红蛋白和红细胞数可因被稀释而相对减少。

贫血是一种症状，而不是具体的疾病。很多疾病均表现为贫血。如再生障碍性贫血、缺铁性贫血、铁粒幼细胞性贫血、巨幼细胞性贫血、溶血性贫血、慢性病性贫血、骨髓病性贫血等。因此，贫血的诊断应包括：①是否存在贫血，以及贫血的严重程度；②贫血的性质诊断（即属于哪一种贫血综合征）；③贫血的病因诊断。

一、贫血的分类

1. 红细胞形态特点分类

主要根据患者的红细胞平均体积（MCV）及红细胞血红蛋白平均浓度（MCHC）分类。

（1）大细胞性贫血：红细胞 MCV > 100 fl。此类贫血大多为正常色素型，如叶酸或维生素 B_{12} 缺乏引起的巨幼细胞性贫血和贫血伴网织红细胞大量增多时。

（2）正细胞正色素性贫血：红细胞 MCV = 80 ~ 100 fl，MCHC = 0.32 ~ 0.36（32% ~ 36%）。属此类贫血者有再生障碍性贫血，包括多数溶血性贫血、急性失血后贫血及慢性系统性疾病（慢性炎症、感染、尿毒症、肝病、结缔组织病、恶性肿瘤、内分泌病等）伴发的贫血等。

（3）小细胞低色素性贫血：红细胞 MCV < 80 fl，MCHC < 0.31（31%）。属于此类贫血者有缺铁性贫血、海洋性贫血、铁粒幼细胞性贫血等。

2. 贫血的病因分类

（1）主要由于红细胞生成减少所致的贫血。①造血干细胞增殖和分化障碍：再生障碍性贫血，骨髓增生异常性贫血。②红系祖细胞或前体细胞增殖分化障碍；单纯红细胞再生障碍性贫血，慢性肾衰竭伴发的贫血，内分泌疾病伴发的贫血，先天性红细胞生成异常的贫血。③ DNA 合成障碍（巨幼细胞性贫血）：维生素 B_{12} 缺乏，叶酸缺乏，先天性或获得性嘌呤和嘧啶代谢紊乱。④血红蛋白合成障碍（低色素性贫血）：缺铁性贫血，先天性转铁蛋白缺乏性贫血和特发性肺含铁黄素沉积症，地中海贫血。⑤多种机制或原因未明：慢性病贫血，骨髓浸润伴发的贫血（白血病、多发性骨髓瘤、骨髓纤维化），营养缺乏伴发的贫血，铁粒幼细胞性贫血。

（2）主要是由于红细胞破坏过多或丢失所致的贫血。①红细胞内部异常：膜缺陷，如遗传性球形红细胞增多症、遗传性椭圆形红细胞增多症、遗传性棘形红细胞增多症和口形红细胞增多症；酶缺乏，如葡萄糖 –6– 磷酸脱氢酶缺乏、丙酮酸激酶缺乏和其他酶缺乏、卟啉症；珠蛋白异常（血红蛋白病），如镰状细胞病和有关疾病、不稳定血红蛋白、低氧亲和力血红蛋白病、阵发性睡眠性血红蛋白尿。②红细胞外部异常；机械因素引起，如行军性血红蛋白尿和运动性贫血、心脏创伤性溶血性贫血、微血管病性溶血性贫血；化学或物理因素引起；微生物感染引起的溶血性贫血；抗体介导的溶血性贫血，如由于温反应自身抗体所致获得性溶血性贫血、冷凝集素综合征、阵发性冷性血红蛋白尿、药物诱发的免疫性溶血性贫血、新生儿同种（异体）免疫性溶血性疾病、脾功能亢进。③失血：急性失血贫血、慢性失血贫血。

3. 贫血的发展速度

根据贫血的发展速度分为急性贫血、慢性贫血。

4. 贫血的严重程度划分

Hb 为 90 ~ 110 g/L 者为轻度，60 ~ 90 g/L 者为中度，30 ~ 60 g/L 者为重度，< 30 g/L 者为极重度。

5. 骨髓增生情况分类

（1）增生性贫血：如溶血性贫血、缺铁性贫血、失血性贫血。

（2）增生不良性贫血：如再生障碍性贫血（再障）、纯红再障；骨髓成熟障碍，如巨幼贫（核发育障碍）、珠蛋白合成障碍性贫血（血红蛋白合成障碍）、铁粒幼细胞性贫血（血红蛋白合成障碍）、MDS（核发育及血红蛋白合成均有障碍）。

贫血病理生理学基础是血红蛋白减少，血液携氧能力减低，全身组织和器官发生缺氧变化等。首先体内代偿机制发挥相应作用，如脉率变快，心输出量增加，呼吸加速，促红细胞生成素分泌增多以及血红蛋白与氧亲和力降低等。有些脏器（如肾等）则出现血管收缩，使更多血液流向缺氧较为敏感的器官，如脑、心脏等。这些代偿作用加上氧供不足，引起一系列临床表现。血红蛋白氧解离曲线右移，使组织获得更多的氧。轻、中度贫血患者持续一定时期后，可由于这种代偿机制而不表现明显的缺氧症状。

二、贫血的临床表现

贫血时血红蛋白减少，血液携氧能力减低，全身组织和器官发生缺氧。但贫血的症状轻重及有无，除原发疾病的性质外，更主要的是取决于贫血的程度及其发生速度，同时也与患者的年龄、有无其他心肺疾病以及心血管系统的代偿功能有关。贫血发生缓慢，无心脏疾病，体内相应的代偿功能可充分发挥，即使血红蛋白低达 80 g/L，可无症状，有时低达 60 g/L 以下，才引起患者的注意。反之，急性溶血，虽然有时候贫血不很严重，由于发展较快，来不及代偿，症状就很明显。儿童及年轻患者，由于其心血管系统代偿功能良好，往往较年老患者易耐受贫血的影响。

1. 一般表现

疲乏、困倦无力是贫血最早的症状。

2. 心血管系统表现

活动后心悸、气短最为常见，部分人出现心力衰竭。

（1）轻度贫血时，循环系统变化不大。轻度贫血患者常表现为窦性心动过速、心搏亢进、脉搏充实、脉压增宽、循环时间加速及心输出量增多等。肺动脉瓣或心尖区可听到中等响度的吹风样收缩期杂音；其产生原因与血循环加速、血黏度以及缺氧后心肌张力降低有关。当心脏扩大时，杂音还可因二尖瓣和三尖瓣相对性关闭不全所致。当血红蛋白量低于 60 g/L 时，约 30% 的患者可有心电图改变，常见的心电图改变有 S–T 段降低，T 波变平或倒置，QRS 波大多正常。当贫血得到纠正时，上述心电图改变可恢复正常。

（2）严重贫血（血红蛋白低于 30 g/L）或贫血进展较迅速的病例，可有明显的全心扩大。之后由于心肌营养障碍，无法代偿日益增加的高输出量状态，最终导致充血性心力衰竭。当贫血被纠正后，上述心脏病变可获得一定程度的恢复。严重的贫血患者，即使没有心力衰竭，也常在起床时下肢出现轻度的水肿。其发生原因可能与活动时静脉和毛细血管压的暂时升高、毛细血管的穿透性增高以及钠滞留等因素有关。有冠状动脉病变的患者可出现心绞痛。有些患者无心绞痛，但由于贫血而加重心肌的缺血程度，则可发生心绞痛。体格检查时，在心底或心尖区常可闻及柔和的收缩中期杂音。贫血较严重时可出现"高输出状态"。"高输出状态"的临床特点是：颈静脉扩张，压力增高，末梢血管扩张表现为陷落脉和毛细血管搏动，皮肤温暖，可有潮红。

3. 中枢神经系统

患者可出现头疼、头晕目眩、耳鸣。贫血严重时，可出现眼前黑点或"冒金星"、精神不振、倦怠嗜睡、注意力不易集中、反应迟钝、手脚发麻、发冷或有针刺感等。贫血严重者可发生昏厥。贫血如急剧发生，患者常烦躁不安。

4. 消化系统

食欲不振是最常见的症状之一。也可出现腹胀、胃部不适、恶心、便秘。有时可有舌痛、舌苔光滑。贫血严重者，肝可有轻度肿大，发生心力衰竭时尤其明显，并常有压痛。消化系统表现除因贫血缺氧外，还与原发疾病有关。

5. 泌尿生殖系统

女性患者常有月经不规则，闭经最为常见。贫血常由月经过多引起，但偶尔贫血也可引起月经过多。严重贫血患者多有性欲减退。贫血时，肾血管收缩和肾缺氧，可导致肾功能变化。早期有多尿。尿密度降低及血尿素氮增多。贫血严重时可出现蛋白尿。发生急性血管内大量溶血时，尿色可呈红茶或酱油样颜色（血红蛋白尿），如果同时有循环衰竭，可发生少尿、无尿和急性肾衰竭。

6. 其他临床表现

包括皮肤干燥、毛发干枯、创口愈合慢。偶见眼底及视网膜出血。

第六节　出血倾向

出血倾向是指皮肤、黏膜自发性出血或当微小血管遭受轻微创伤后，出血不易自行停止的一种临床表现，是由于止血和凝血、抗凝血功能障碍引起。以出血倾向为主要临床表现的疾病，约占血液系统疾病的 30%。

一、病因

皮肤黏膜出血的基本病因有三个因素，即血管壁功能异常、血小板数量或功能异常及凝血功能障碍。出血性疾病中，血小板减少所致的出血最为常见，占 30% ~ 50%。其次是血管结构和功能异常的出血性疾病，占 20% ~ 40%。由凝血异常所致者占 5% ~ 15%。

1. 血管壁功能异常

正常情况下在血管破损时，局部小血管即发生反射性收缩，使血流变慢，以利于初期止血。之后，在血小板释放的血管收缩素等的作用下，使毛细血管较持久收缩，发挥止血作用。当毛细血管壁存在先天性缺陷或受损伤时，不能正常地收缩以发挥止血作用，而致皮肤黏膜出血。常见于遗传性出血性毛细血管扩张症、血管性假性血友病；过敏性紫癜、单纯性紫癜、老年性紫癜及机械性紫癜等；严重感染、化学物质或药物中毒及代谢障碍，维生素 C 或维生素 P 缺乏、尿毒症、动脉粥样硬化等。

2. 血小板异常

血小板在止血过程中起重要作用，在血管损伤处血小板相互黏附、聚集成白色血栓阻塞伤口。血小板膜的磷脂在磷脂酶作用下释放花生四烯酸，随后转化为血栓烷（TXA_2），进一步促进血小板聚集，并有强烈的血管收缩作用，促进局部止血。当血小板数量或功能异常时，均可引起皮肤黏膜出血，常见于如下情况。

（1）血小板计数减少。①血小板生成减少：再生障碍性贫血、白血病、感染、药物性抑制等。②血小板破坏过多：特发性血小板减少性紫癜、药物免疫性血小板减少性紫癜。③血小板消耗过多：血栓性血小板减少性紫癜、弥散性血管内凝血。

（2）血小板计数增多。①原发性：原发性血小板增多症。②继发性：继发于慢性粒细胞白血病、脾切除后、感染、创伤等。此类疾病血小板数虽然增多，仍可引起出血现象，是由于活动性凝血活酶生成迟缓或伴有血小板功能异常所致。

（3）血小板功能异常。①遗传性：血小板无力症（主要为聚集功能异常）、血小板病（主要为血小板第 3 因子异常）等。②继发性：继发于药物、尿毒症、肝病、异常球蛋白血症等。

3. 凝血功能障碍

凝血过程较复杂，有许多凝血因子参与，任何一个凝血因子缺乏或功能不足均可引起凝血障碍，导致皮肤黏膜出血。常见于如下情况。

（1）遗传性：血友病、低纤维蛋白原血症、凝血酶原缺乏症、低凝血酶原血症、凝血因子缺乏症等。

（2）继发性：严重肝病、尿毒症、维生素 K 缺乏。

（3）循环血液中抗凝物质增多或纤溶亢进：异常蛋白血症类肝素抗凝物质增多、抗凝药物治疗过量、原发性纤溶或弥散性血管内凝血所致的继发性纤溶。

二、临床表现

1. 出血部位

出血部位以皮肤、黏膜、鼻腔、齿龈、呼吸道、消化道、泌尿道、阴道等为最常见。一般皮下的点状出血，多为毛细血管性出血；皮下瘀斑或月经量增多常为血小板的量和质的异常；深部肌肉血肿及关节腔出血，多为凝血机制障碍，手术中出血较重，局部压迫止血效果较持久者多为血管或血小板异常；手术中出血不太严重，但术后却有严重渗血，局部压迫止血效果持久者多为凝血机制异常所致。

2. 自幼即发生膝关节出血

应考虑由凝血因子缺乏所致，特别是在男性，以血友病 A 为多见。

3. 固定部位的反复出血

需考虑遗传性出血性毛细血管扩张症。

4. 外伤或手术后的迟发性出血

外伤或手术后的迟发性出血多见于ⅩⅢ因子缺乏症，而多不属于血小板或毛细血管的异常。

5. 过敏性紫癜

过敏性紫癜者常有前驱感染或药物、食物等过敏的病史，紫癜常隆起、瘙痒疼痛而被患者发现，且常伴有关节肿胀疼痛或腹痛黑便等病史。

6. 血小板减少性紫癜

血小板减少性紫癜多为小的点状紫癜，无局部痛痒感。

7. 急性白血病和急性再生障碍性贫血

上述表现更为突出、来势凶险，常有高热、贫血和衰竭，出血也多严重而广泛，常于短期内死亡。

8. 与服用药品和接触化学物质的关系

出血与是否服用药品和接触化学物质有密切关系。有些血友病或血管性假血友病的患者在服用某些药物（如阿司匹林）后，可诱发或加剧出血。

9. 家族史

家族史对先天性出血性疾病的诊断十分重要。对于男性患者，尤应询问兄弟、舅父、外祖父及姨表兄弟是否有异常出血史。问不出家族史的血友病 A 可占 40%，在常染色体显性遗传的情况下，则容易发现家族史。遗传性出血性疾病多于幼年时期发病，其中以血友病 A 多见（80% ~ 90%）。血友病 A 及血友病 B 均为伴性遗传，男性发病而女性为病因传递者。血管性假性血友病（Von Willebrand 病）及遗传性出血性毛细血管扩张症则为常染色体显性遗传。

第七节　血红蛋白尿

尿中含有游离血红蛋白称血红蛋白尿。血红蛋白尿是诊断血管内溶血的证据之一。由于血红蛋白在尿中含量不等，尿色可以是红色、浓茶色，严重时为酱油色。

一、病因

1. 尿路中溶血

若尿相对密度比重低于 1.006，红细胞在尿中溶解，尿色呈红色称假性血红蛋白尿。

2. 肾梗死

在梗死区域产生溶血，排尿时出现血红蛋白尿，此种血红蛋白尿的特点是血中与珠蛋白结合的血红蛋白和游离的血红蛋白均属正常，与血管内溶血引起真正血红蛋白尿容易区别。

3. 血管内溶血

血管内溶血是血红蛋白尿最重要、最常见、最复杂的原因。

（1）红细胞先天缺陷所致的溶血性贫血：无论是红细胞本身缺陷，还是血红蛋白异常和红细胞酶学异常都属此列，常见于遗传性球形红细胞增多症，遗传性椭圆形红细胞增多症。血红蛋白异常引起的溶血性贫血见于珠蛋白肽缺乏，如地中海性贫血，珠蛋白异常，如镰刀型溶血性贫血。红细胞无氧糖酵解中酶缺陷见于遗传性非球形红细胞增多症；先天性遗传性红细胞缺乏葡萄糖 –6– 磷酸脱氢酶所引起的溶血，如蚕豆病。后天获得性溶血性贫血最常见的是阵发性睡眠性血红蛋白尿（PNH）；阵发性寒冷性血红蛋白尿；特发性慢性冷凝集素病；阵发性行军性血红蛋白尿等。

（2）血型不合的输血反应。

（3）细菌感染：见于败血症、感染性细菌性心内膜炎；原虫感染常见恶性疟疾，此病又称黑尿热。

（4）药物和化学制剂所致溶血；如奎宁、奎尼丁、氯丙嗪、非那西汀等药物。化学制剂及重金属盐类常见苯肼、硝基苯、苯胺、砷、砷化氢、铅等。

（5）动植物因素引起血管内溶血：见于毒蛇咬伤，毒蕈中毒。

二、发病机制

正常血流中含有少量血红蛋白，是与结合珠蛋白结合以复合物形式存在，因分子较大，不能从肾小球滤出；当血中红细胞大量被破坏时，血红蛋白超过结合珠蛋白所能结合的量时（100 mL 血中超过 15 ~ 25 mg）血液循环中有较多的游离血红蛋白，可以通过肾小球滤过，形成血红蛋白尿，使尿色呈红色、浓茶色、酱油色。

三、诊断

（1）病史：注意以上引起血管内溶血的因素，血红蛋白尿出现的时间，阵发性睡眠性血红蛋白尿睡眠时呼吸变浅，血中二氧化碳浓度增加，血 pH 下降，容易溶血，因此血红蛋白尿容易在清晨第 1 次尿出现。蚕豆病有进食蚕豆史或在蚕豆开花季节发生。此外应了解输血史，药物服用史，化学制剂接触史，与遗传有关疾病应注意了解父母双方家族中同一疾病发作史。

（2）查体：溶血严重时常伴贫血、黄疸，肝脾大等情况。医师应注意观察患者尿的颜色和异常体征出现的时间。

（3）实验室检查：对确定溶血性贫血的存在和原因有决定性价值，根据临床最大可能进行相应的特殊试验如酸溶血、热溶血、冷溶血及红细胞震荡试验等，以便确定具体疾病的诊断。红细胞脆性试验可作为初步检查。血常规除贫血外，网织红细胞增加是其特点，周围血常规显示幼稚红细胞存在，骨髓检查红系增生活跃而粒系巨核系正常。

四、鉴别诊断

1. 阵发性睡眠性血红蛋白尿

阵发性睡眠性血红蛋白尿是一种获得性红细胞内在缺陷慢性溶血性贫血。血红蛋白尿（往往呈酱油样尿）的发生直接与睡眠有关（不限于夜间睡眠），酸溶血试验阳性（Ham 试验）有确诊意义。罗氏试验阳性，尿沉渣经铁染色后可见蓝色含铁血黄素颗粒。热溶血试验、糖水试验阳性有参考价值。

2. 蚕豆病

蚕豆病是先天性遗传性红细胞缺乏葡萄糖 -6- 磷酸脱氢酶（G-6-PD），本病进食蚕豆或吸入蚕豆花粉后 1 ~ 2 天出现精神不振、黄疸、酱油色尿可提示本病。确诊需依赖实验室检查，常用的诊断方法是：① G-6-PD 活性测定；②谷胱甘肽稳定试验；③红细胞海涅茨小体计数；④亮甲酚蓝染料还原试验；⑤高铁血红蛋白还原试验。以上方法以测定 G-6-PD 最可靠。

3. 阵发性寒冷性血红蛋白尿

本病系指患者全身或局部手泡在冷水或进食冷饮后出现血红蛋白尿。实验室的诊断依据是溶血素试验阳性（当 - 兰试验）直接抗人球蛋白试验（Coombs 试验）阳性，属于一种后天获得性溶血性贫血。

4. 遗传性球形红细胞增多症

遗传性球形红细胞增多症是一种遗传慢性溶血性贫血，诊断依据是：血红蛋白尿、红细胞呈球形、黄疸、脾大、贫血。实验室检查主要是红细胞脆性增加，有家族史可帮助诊断。

5. 地中海性贫血

本病主要沿地中海分布，如意大利、希腊等国，我国浙江省也有发生。其属于遗传缺陷，由血红蛋白分子化学成分改变导致。确诊除父母双方之一家系中有此病发生外，主要依靠实验室检查。

6. 恶性疟疾

恶性疟疾又称黑尿热，蚊虫叮咬疟疾患者后将疟原虫带入健康人体内发病，因此夏季多见，我国南方比北方多见。恶性疟疾与间日疟、三日疟不同，发冷发热出汗期交界不明显，发热期长，呈持续状态，诊断除尿呈红色、茶色、黑色外，主要根据季节、区域、疟疾患者接触史、输血史等，发冷发热期血涂片找疟原虫是确诊手段。

7. 肌红蛋白尿

由于肌肉组织变性，炎症肌肉组织广泛损伤及代谢紊乱使肌红蛋白从受损的肌肉组织中渗出，肌红蛋白分子量小，易从肾排出而发生肌红蛋白尿，见于挤压综合征、大面积烧伤等大块肌肉组织受损的情况。

第八节　骨痛

疼痛是一种不愉快的感觉和情绪上的感受，伴随现有或潜在的组织损伤。疼痛是主观性的。疼痛是提示机体避免或除去损伤的一种信号。血液系统疾病可出现口舌灼痛、吞咽时胸骨后疼痛、饮酒痛等，分别见于巨幼细胞性贫血、缺铁性贫血和霍奇金病，但以骨关节痛多见。

一、发病机制

1. 髓腔内白血病细胞异常增生致压力增高

骨膜下浸润、骨髓网硬蛋白变性、骨梗死及罕见的溶骨性粒细胞肉瘤。儿童较成人白血病患者易出现骨损害的原因：儿童的少量骨髓储备可以快速被白血病细胞所取代。儿童的关节疼痛主要是由于干骺端骨膜下病灶引起的牵扯痛，而不是白血病细胞对滑膜的侵袭。

2. 白血病细胞浸润神经根

可出现剧烈腰背疼痛。

3. 多发性骨髓瘤的溶骨性病变

主要由于骨髓瘤细胞和骨髓基质细胞分泌破骨细胞激活因子（如白细胞介素 -6、肿瘤坏死因子、白细胞介素 -11、巨噬细胞集落刺激因子和血管内皮因子等）激活破骨细胞，使破骨细胞活性增强。

4. 继发性痛风性关节炎

白血病治疗过程中大量原始细胞被破坏后，可形成大量尿酸，若未应用有效促尿酸代谢药物，可引起该病。

血液系统疾病骨痛的特点：①疼痛程度轻重不一，早期常是轻度、暂时的；②随病程进展可以变为持续而严重；③临床上疼痛持续时间不一，可数小时至数天；④常需强烈镇痛药，也有自然缓解者。

二、常见疾病

1. 多发性骨髓瘤骨痛特点

（1）有 55.2% ~ 73.9% 的多发性骨髓瘤患者以骨痛为首发症状。

（2）无特异性，易误诊：多发性骨髓瘤骨痛轻重程度不一，早期的骨痛常常是轻度的、暂时的，可为游走性或间歇性。随病程进展可以变为持续而严重，疼痛剧烈或突然加剧，常提示发生了病理性骨折。多发性骨髓瘤患者常被误诊为风湿病、类风湿关节炎、肋软骨炎、骨质增生、椎间盘突出、骨质疏松症、腰扭伤、骨结核等。

（3）易发生于扁平骨组织：由于骨髓瘤细胞最初侵犯的是骨髓造血组织，因此，在造血丰富的骨髓组织内由于骨髓瘤细胞增殖旺盛，骨组织破坏严重，骨痛容易发生，这些骨组织主要包括椎体、骨盆、肋骨、颅骨、肩胛骨等扁平骨组织，而且由于扁平骨骨皮质都比较薄，以及骨骼负重或受力等原因，所以，多发性骨髓瘤骨痛部位以腰骶部最为常见，其次为胸肋骨，四肢长骨较少，少数患者有肩关节或四肢关节痛。

（4）多部位骨痛：由于骨髓瘤细胞是随骨髓呈弥漫性侵犯，由此而导致的骨损害是广泛的，所以骨痛可能不是单一的而是多处都会产生骨痛，或开始骨痛是一处，逐渐变为多处。有资料显示多发性骨髓瘤患者的骨病发生在单部位者约为 18.06%，多部位（大于 2 处）者为 81.94%。

（5）易骨折：常常发生无明显原因的骨折或轻微用力后也发生骨折，这种骨折也往往是多发的。

（6）按摩加重骨痛：常规的对症治疗多无明显疗效，而且某些物理治疗，如按摩等往往会加重骨痛。应用化学治疗或辅助治疗，如二磷酸盐类药物可通过抑制破骨细胞活性而减轻骨痛和溶骨性病变。

2. 白血病骨痛特点

（1）骨痛儿童比成人多见，ALL 比 AML 多见，慢粒急变常有显著骨痛。

（2）可为肢体或背部的弥漫性疼痛，也可局限于关节痛，常导致行动困难，并易误诊为骨髓炎或风湿病。约 1/3 的患者有胸骨压痛，此症有助于本病诊断。有少数剧烈者可呈持续性的炸裂感，是由骨髓坏死引起。

（3）骨痛可出现放射学平片的改变，包括广泛的骨质疏松、干骺端的透亮带、骨膜新骨形成、地图样溶骨破坏、骨坏死、混合性的溶骨破坏，坏死、渗透性的破坏、与脊柱骨质疏松有关的病理性骨折。

（4）骨痛并不总是与放射学平片上的骨骼异常相对应。X 线片上有改变的患者中，大约 45% 无骨痛，而许多出现骨痛的患者并没有可见的放射学改变。

（5）这种骨痛对水杨酸类药物的治疗无效，但在化学治疗或小剂量放射治疗后却有很大程度的缓解。

（6）骨痛缓解程度预示着抗白血病的治疗效果。在缓解过程中，骨痛的部位及特点常与开始时不同。大约 75% 的儿童白血病患者在病程中会出现骨骼放射学平片的改变，26.6% 的病例在开始阶段的主诉局限于骨骼系统。在治疗儿童白血病过程中，1.09% 的病例出现无菌性骨坏死。

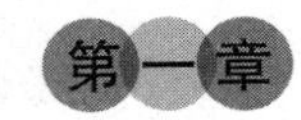

3. 关节型过敏性紫癜

（1）关节型过敏性紫癜主要以关节疼痛和肿胀为主。

（2）多发于膝、踝、肘、腕关节。

（3）关节腔可有渗出，但不化脓，不留后遗症，有时呈游走性。

（4）一般关节肿痛发生在皮肤紫癜之后。

4. 继发于尿酸增多性白血病的痛风性关节炎

（1）表现为趾关节、足底、踝、足跟、膝、腕、指及肘关节的剧烈疼痛。

（2）局部可有红、热及压痛，关节迅速肿胀。

5. 镰刀细胞性贫血疼痛危象

（1）突然发作，并与血管内镰刀细胞所致的微循环阻塞有关。

（2）发作性四肢关节痛、背痛和关节痛，可伴有发热。

（3）疼痛可仅限于一处或多处，也可是游走性的。

（4）较多见的是一侧或双侧膝部或下肢疼痛，疼痛程度可逐渐加重，轻者 1 ~ 2 天后消失，重者疼痛剧烈且持续时间较长，可有多次发作，间隔时间从数星期至数年不等。

（5）时间常与晚间或午睡后血液循环缓慢有关。

（6）常见的累及部位包括肱骨、胫骨及股骨。

（7）骨坏死及骨周围炎的影像学特点通常在症状改善后逐渐出现。

（8）疼痛的控制依赖于止痛药物的应用。

血液病的常用诊断技术

第一节　骨髓穿刺术和骨髓活检术

一、骨髓穿刺术

骨髓穿刺术（bone marrow puncture）简称骨穿，是采取骨髓液的一种常用临床技术。临床上骨髓穿刺液主要用于检查骨髓细胞增生程度和细胞组成及其形态学变化，也可用于细胞遗传学检查（染色体）、造血干细胞培养、寄生虫和细菌学检查等以助临床诊断、观察疗效和判断预后，还可为骨髓移植提供骨髓。骨髓穿刺术是作为一名临床医生必须掌握的一种临床技能，特别是血液科专科医师更应熟练掌握。

（一）骨穿的适应证

（1）各类血液病的诊断和全身肿瘤性疾病是否有骨髓侵犯或转移。

（2）原因不明的肝、脾、淋巴结肿大及某些发热原因未明者。

（3）某些传染病或寄生虫病需要骨髓细菌培养或涂片寻找病原体，如伤寒杆菌的骨髓培养及涂片寻找疟原虫和利朵小体。

（4）诊断某些代谢性疾病，如弋谢（Gaucher）病，只有从骨髓中找到 Gaucher 细胞，才能最后确定诊断。

（5）观察血液病及其他骨髓侵犯疾病的治疗反应和判断预后。

（6）为骨髓移植提供足量的骨髓。

（二）骨穿的禁忌证

血友病及有严重凝血功能障碍者，当骨髓检查并非唯一确诊手段时，则不宜进行此种检查，以免引起局部严重迟发性出血。而严重血小板计数减少并非禁忌证，即使血小板低于 10×10^9/L，只是在穿刺结束后应多加压一会儿。

（三）骨穿前的准备

（1）怀疑有凝血功能障碍者，在骨穿前应进行凝血功能方面的检查，以决定是否适做此项检查。

（2）这是一种有创性检查，虽然一般不会有什么危险，患者也不会有太大痛苦，但在做骨穿前还是应向患者或其家属说明骨穿的意义、过程及可能出现或应注意的问题，如可能会有些疼痛、穿刺后 3d 内不要洗澡等，有的还要让患者或家属签字。

（3）准备无菌消毒骨穿包一个（包括骨穿针 1 个，无菌盘 1 个，镊子 1 把，洞巾 1 个，无菌抗凝管 1 ~ 2 个，纱布 2 块，棉球若干），无菌手套 1 副，一次性注射器 2 个（5 mL 和 10 mL 各 1 个），消毒液（2% 碘酊和 75% 酒精，或 0.5% 聚维酮碘溶液），干净玻片 6 ~ 8 张和 1 张好的推片。

（四）骨穿的部位和体位

临床上供骨穿的部位有以下四个，应根据不同情况进行选择。

1. 髂后上棘穿刺点

髂后上棘穿刺点位于 L5 和 S1 水平旁开约 3 cm 处一圆钝的突起处，此处骨髓腔大，骨髓量多，穿刺容易成功，而且安全，患者也看不到，减少了恐惧感，是最常用的穿刺点，特别是为骨髓移植提供大量骨髓时，常首先将此部位作为穿刺点。穿刺时患者取俯卧位或侧卧位。

2. 髂前上棘穿刺点

髂前上棘穿刺点位于髂前上棘后 1 ～ 2 cm 较平的骨面，此处易于固定，操作方便，无危险性，但骨髓成分次于髂后上棘，也不如髂后上棘容易成功。穿刺时患者取仰卧位。

3. 胸骨穿刺点

胸骨穿刺点位于第 2 肋间隙胸骨体的中线部位，此处骨髓液含量丰富，当其他部位穿刺失败或仍不能明确诊断时，需做胸骨穿刺。但胸骨较薄（胸骨外板厚仅 1.33 mm，髓腔 7.5 mm），其后方为大血管和心房，穿通胸骨会发生意外。穿刺时患者取仰卧位。

4. 腰椎棘突穿刺点

腰椎棘突穿刺点位于腰椎棘突突出处，此处骨髓成分好，但穿刺难度较大，不常用。穿刺时患者取坐位或侧卧位。

（五）骨穿的步骤和方法

1. 选择骨穿部位和体位

选择骨穿部位和体位见上，初次操作者为保证成功，可用甲紫做一标志。

2. 消毒和麻醉

先打开无菌消毒穿刺包，戴上无菌手套后，常规消毒局部皮肤，以定位穿刺点为中心，先用 2% 碘酊消毒一遍，消毒半径约 10 cm，等待 1 min 干燥后，再用 75% 酒精以同样方式消毒两遍，也可单用 0.5% 聚维酮碘溶液同样消毒两遍，铺无菌洞巾。操作者也可以先用棉签消毒后，再戴上无菌手套，铺无菌洞巾。然后自皮肤至骨膜以 2% 利多卡因做局部麻醉，要求以定位穿刺点为中心，对骨膜进行多点麻醉，以达到麻醉一个面，而非一个点，这样可防止因穿刺点与麻醉点不完全相符而引起的疼痛。在每次推注利多卡因时，一定要先进行抽吸无回血，证明针头确实不在血管内时，方可推注利多卡因，以免因其入血循环而引起心律失常等严重不良反应。

3. 固定穿刺针长度

将骨穿针的固定器固定在适当的长度上，胸骨穿刺和棘突穿刺时一般固定在距针尖约 1 cm 处，髂后和髂前上棘穿刺时一般固定在距针尖 1.5 cm 处。

4. 穿刺

髂后和髂前上棘穿刺时，操作者左手拇指和食指固定穿刺部位，右手持骨穿针与骨面呈垂直方向刺入，当穿刺针针尖接触骨面时，则沿骨穿针的针体长轴左右旋转穿刺针，以缓慢钻刺骨质并向前推进，当突然感到穿刺阻力消失，即有突破感且穿刺针已固定在骨内时，表示穿刺针已进入骨髓腔内。

胸骨穿刺时，操作者左手拇指和食指固定穿刺部位，右手持骨穿针，将针头斜面朝向髓腔，针尖指向患者头部与骨面呈 30° ～ 40°，缓慢左右旋转骨穿针刺入 0.5 ～ 1 cm，骨穿针固定在骨内即可，一般无突然感到穿刺阻力消失的突破感。

腰椎棘突穿刺时，操作者左手拇指和食指固定穿刺部位，右手持骨穿针与骨面呈垂直方向刺入，缓慢左右旋转骨穿针刺入 0.5 ～ 1 cm，骨穿针固定在骨内即可，一般也无突然感到穿刺阻力消失的突破感。

5. 抽取骨髓液

拔出穿刺针针芯，放于无菌盘内，接上干燥的 10 mL 注射器，用适当的力量迅速抽取骨髓液 0.1 ～ 0.2 mL，即注射器针栓部分见到骨髓液即可，若用力过猛抽取则易致骨髓液抽取过多，导致骨髓液稀释。抽取骨髓液时患者会感到一种程度不同的锐痛。

若未能抽出骨髓液，则可能是穿刺的深度或方向不合适，或穿刺针的针尖堵在骨质上，或可能是穿刺针针腔被皮肤和皮下组织块堵塞，此时应重新插上针芯，稍加旋转或再钻入少许或退出少许，拔出针芯，如见针芯带有血迹时，重新接上注射器再行抽吸，即可取得骨髓液。若仍抽不出骨髓成分或仅吸出少许稀薄血液，则称为干抽，这可能是由于操作者技术不过硬，或由于骨髓纤维化，或由于骨髓成分太多、太黏稠等。若属于操作者技术不过硬，应改换技术操作熟练者，或更换其他部位再穿。若属于后面原因，则应更换骨髓活检方法。

6. 制片和抽取其他用途骨髓液

取下注射器，插入针芯，将抽取的骨髓液迅速滴于载玻片上，由助手用推片蘸取少许骨髓液快速涂片6～8张（具体制片数量视需要而定）。如果需要做骨髓液的其他检查时，应在留取骨髓液涂片标本后，再抽取需要量的骨髓液用于骨髓干细胞培养、染色体和融合基因检查、骨髓细胞流式细胞术检查及骨髓液细菌培养等。

7. 操作结束，胶布固定

抽取骨髓液结束，操作者左手取无菌纱布放于骨穿处，右手将穿刺针拔出，随即将纱布盖住针孔，按压1～3分钟（具体时间视出血情况而定），用胶布固定。

（六）骨穿成功的标志

（1）按照骨穿技术常规操作，顺利完成穿刺。

（2）抽取骨髓液时患者有短暂锐痛。

（3）骨髓液中可见淡黄色骨髓小粒。

（4）骨髓涂片中杆状核与分叶核细胞的比例大于血片中杆状核与分叶核细胞的比例。

（5）骨髓涂片中可见巨核细胞、浆细胞和网状细胞等骨髓特有的细胞。

（七）骨髓制片要求

（1）制片用的玻片要干净，推片的边要齐整。

（2）制出的涂片要有头、体、尾3部分，而且涂片要均匀一致。

（3）涂片的厚薄要适宜，若估计骨髓细胞增生极度活跃时，制片要薄，若估计骨髓细胞增生低下或重度低下时，制片要厚。如下因素与制片的厚薄相关。①蘸取骨髓液的量：量多则制片厚，量少则制片薄；②推片与玻片间的角度：角度越大则制片越厚，而角度越小则制片越薄；③推片推进的速度：推片推进的速度越快则制片越厚，推片推进的速度越慢则制片越薄。

（4）当骨髓液抽取过多可能有稀释时，为尽量减少稀释，制片时可采取如下措施。①将骨髓液迅速滴于倾斜载玻片的上方，任其稀释的血液下流，用上方的骨髓制片；②将骨髓液迅速滴于水平放置的载玻片上，迅速用注射器回吸过多稀释的血液，再用剩余的骨髓液制片。

（八）骨穿注意事项

（1）做好骨穿前的一切准备工作，有禁忌证者不宜进行此种检查。

（2）注射器和骨穿针必须干燥，以免发生溶血。

（3）胸骨穿刺不要用力过猛或穿刺过深，以防穿透胸骨内侧骨板伤及心脏和大血管，发生意外。

（4）骨穿针针头进入骨质后，不要摆动过大；穿刺过程中，如果感到骨质坚硬，难以达到骨髓腔时，不可强行进针。这些均是为了防止穿刺针被折断。

（5）如果做骨髓细胞学检查时，抽取的骨髓液量一定不要多；如果需要做骨髓液的其他检查时，一定要在留取骨髓液涂片标本后，再抽取需要量的骨髓液用于其他检查。否则会因骨髓稀释而影响骨髓增生程度的判断、细胞计数及分类结果。

（6）避免反复抽吸，若需要反复抽吸时，应及时插入针芯，以免针腔被堵或骨髓液流出。

（7）当骨穿出现干抽现象时，可在负压下将穿刺针与注射器一起拔出，此时可获少许骨髓液供涂片用。

（8）骨髓液抽出后应立即涂片，否则会很快发生凝固，影响涂片和分类。

（9）应严格按上述骨髓制片要求涂片，以保证实验室对骨髓进行全面分析。

（10）送检骨髓液涂片时，若需要检查骨髓细胞外铁时，一定要把承载骨髓液的载玻片（又称母片）同时送检。为了便于与外周血细胞比较，应同时附送2～3张血涂片。

（九）骨穿的临床意义及评价

1. 骨穿的临床意义

（1）为血常规异常的血液系统疾病提供不同的诊断依据，可有如下几种情况：①肯定诊断，通过骨穿可确定诊断，如各种白血病等；②符合性诊断，骨穿结果可符合临床诊断，如原发性血小板减少性紫癜、再生障碍性贫血和巨幼细胞贫血等；③提示性诊断，骨穿结果可为临床诊断提供线索，如骨髓红系增生明显活跃，出现多染或破碎红细胞等，可提示溶血性贫血；④除外性诊断，如恶性淋巴瘤和其他恶性肿瘤等可通过骨穿除外骨髓侵犯。

（2）用于血液病的疗效观察，如急性白血病是否完全缓解，再生障碍性贫血的骨髓是否恢复正常等。

（3）为某些细菌和原虫性传染病及某些代谢性疾病提供诊断依据。

2. 对骨穿的评价

骨穿是了解骨髓功能情况必不可少的检查方法。在许多病理情况下，血常规并不能反映造血的真实情况。往往血常规表现相同，而骨髓造血却截然不同，如血常规表现都是三系（即红细胞、白细胞和血小板）减少，而骨穿结果却迥然不同，可能是疗效满意的巨幼细胞贫血，也可能是难以治疗的再生障碍性贫血和阵发性睡眠性血红蛋白尿或者是易转化为急性白血病的骨髓增生异常综合征，也可能是预后差的急性非白血病性白血病，因而骨穿是非常必要和极其重要的临床检查。但骨穿只能抽出某一局部的一点点骨髓成分，所以有时往往不能反映骨髓造血的全貌，如再生障碍性贫血，有时可有灶性造血，若骨穿部位刚好在造血岛上，可能会因骨髓造血活跃而误诊。又如多发性骨髓瘤患者骨髓中的浆细胞（即骨髓瘤细胞）是呈瘤性分布，若骨穿部位刚好在骨髓瘤上，则浆细胞会特别多，若刚好在瘤以外的部位，则浆细胞可能较少，这样单看一次骨穿结果可能会影响其诊断和判断治疗效果，因此当临床上出现骨穿的结果与病情不相符时，常需要多部位穿刺。此外骨穿结果受技术因素影响很大，技术不熟练，取材常不满意，如一原发性血小板减少性紫癜的患者，应该是骨髓中巨核细胞数正常或增加，但可因操作者技术不过硬，取材不满意，数次取不出巨核细胞而造成诊断的困难。当然有时确有干抽情况，会导致骨穿失败。另外，制片、染色和阅片技术的高低也会影响骨穿的结果。所以对骨穿的结果应进行全面分析，必要时可重复穿刺检查或做骨髓活检。

二、骨髓活检术

骨髓活检术的全称是骨髓活体组织检查术（bone marrow biopsy），是用针刺的方法抽取骨髓活体组织进行病理学检查的一种临床常用诊断技术。骨髓活检术需要用骨髓活检针，骨髓活检针包括针管（内径 2 mm）、针座、接柱（长 1.5 cm 和 2.0 cm 各 1 个）和具有内芯的手柄四部分。

（一）骨髓活检的适应证

（1）多次骨穿抽取骨髓液失败或取材不良，特别是骨髓干抽（dry tap）者。

（2）骨髓增生性疾病，特别是骨髓纤维化的诊断。

（3）骨髓增生异常综合征的诊断及其与再生障碍性贫血的鉴别诊断。

（4）血液系统性肿瘤，如恶性淋巴瘤、急性白血病、多发性骨髓瘤等诊断困难时。

（5）全身恶性肿瘤的骨髓转移者。

（二）骨髓活检的禁忌证

血友病及有严重凝血功能障碍者，当骨髓活检并非唯一确诊手段时，则不宜进行此种检查，以免引起局部严重迟发性出血。而严重血小板计数减少并非禁忌证，即使血小板低于 10×10^9/L，只是在活检结束后应多加压一会儿。

（三）骨髓活检的术前准备

（1）怀疑有凝血功能障碍者，在骨髓活检前应做凝血功能方面的检查，以决定是否适做此种检查。

（2）这是一种有创性检查，虽然一般不会有什么危险，患者也不会有太大痛苦，但在做骨髓活检前还是应向患者或其家属说明活检的意义、过程及可能出现或应注意的问题，如可能会有些疼痛、活检后

3d 内不要洗澡等，有的还要让患者或家属签字。

（3）准备无菌消毒骨髓活检包 1 个（包括骨髓活检针 1 套，无菌盘 1 个，镊子 1 把，洞巾 1 个，纱布 2 块，棉球若干），无菌手套 1 副，5 mL 一次性注射器 1 个，消毒液（2% 碘酊和 75% 酒精，或 0.5% 聚维酮碘溶液），装有 10% 甲醛固定液 3 ~ 4 mL（适于石蜡包埋法标本的制备）或内装 Bouin 固定液 3 ~ 4 mL（作塑料包埋常规染色用）或其他固定液的小瓶及数张干净玻片备用，填好骨髓活检申请单。

（四）骨髓活检的部位和体位

临床上供骨髓活检的部位只有如下 2 个，因为胸骨和腰椎棘突的骨髓腔太小，特别是胸骨又具有一定的危险性，所以这两个部位绝对不适于进行骨髓活检。

1. 髂后上棘

髂后上棘位于 L5 和 S1 水平旁开约 3 cm 处一圆钝的突起处，此处骨髓腔大，骨髓量多，操作容易成功，而且安全，患者也看不到，减少了恐惧感，是最常用的骨髓活检部位。骨髓活检时患者取俯卧位或侧卧位。

2. 髂前上棘

髂前上棘位于髂前上棘后 1 ~ 2 cm 较平的骨面，此处易于固定，操作方便，无危险性，但骨髓成分次于髂后上棘。骨髓活检时患者取仰卧位。

（五）骨髓活检的步骤和方法

1. 选择骨髓活检的部位和体位

选择骨髓活检的部位和体位见上，初次操作者为保证成功，可用甲紫做一标志。

2. 消毒和麻醉

先打开无菌消毒骨髓活检包，戴上无菌手套后，常规消毒局部皮肤，以定位的骨髓活检部位为中心，先用 2% 碘酊消毒一遍，消毒半径约 10 cm，等待 1 min 干燥后，再用 75% 酒精以同样方式消毒两遍，也可单用 0.5% 聚维酮碘溶液同样消毒两遍，铺无菌洞巾。操作者也可以先用棉签消毒后，再戴上无菌手套，铺无菌洞巾。然后自皮肤至骨膜以 2% 利多卡因做局部麻醉，要求以定位穿刺点为中心，对骨膜进行多点麻醉，以达到麻醉一个面，而非一个点，这样可防止因活检时穿刺点与麻醉点不完全相符而引起的疼痛。在每次推注利多卡因时，一定要先进行抽吸无回血，证明针头确实不在血管内时，方可推注利多卡因，以免因其入血循环而引起心律失常等严重不良反应。

3. 穿刺活检

操作者首先将具有内芯的手柄插入针座和针管中，然后操作者左手拇指和食指固定活检部位，右手持骨髓活检针的手柄与骨面呈垂直方向以顺时针方向旋转进针至一定深度，活检针能固定不倒即可，握住手柄拔出针芯，在针座后端连接 1.5 或 2.0 cm（视所取骨髓活检块的长短而定）的接柱，再插入针芯，继续按顺时针方向进针，进针深度与接柱长度相同，即 1.5 cm 的接柱进针 1.5 cm，2.0 cm 的接柱进针 2.0 cm，达到要求的深度后，再转动针管 360°，针管前端的沟槽即可将骨髓组织断离。

4. 操作结束，胶布固定

操作者左手取无菌纱布放于活检处，右手将活检针按顺时针方向缓慢退出体外，随即将纱布盖住针孔，按压 1 ~ 3 min（具体时间视出血情况而定），用胶布固定。

5. 收取和固定骨髓组织

活检针按顺时针方向缓慢退出体外后，拔出针芯，取下接柱，再缓慢轻轻插入针芯，即可推出一块直径 2 mm、长 1.5 ~ 2.0 cm 的圆柱形骨髓组织，直接放入 10% 甲醛或 Bouin 固定液中送病理科检查。也可根据实验室检查的要求换用其固定液或不放固定液而直接提抽 DNA。

（六）骨髓活检的注意事项

（1）做好骨髓活检术前的一切准备工作，有禁忌证者不宜进行此种检查。

（2）因为胸骨和腰椎棘突的骨髓腔太小，特别是胸骨又具有一定的危险性，所以这两个部位绝对不适于进行骨髓活检。

（3）开始进针不宜过深，使活检针能固定不倒即可，否则不易取得满意的骨髓组织。

（4）进针与退针时不宜反复旋转，应保持顺时针方向，以保证骨髓组织块的完整性和活检的成功。

（5）由于骨髓活检针的内径较大，抽取骨髓液的量难以控制，所以一般不用于抽取骨髓液做涂片检查；临床也应避免用一个活检针同时完成骨髓液抽取和骨髓活检，这样可能两种检查结果都不会太满意。

（6）若由于骨髓干抽而进行骨髓活检时，在取出骨髓活检组织块时，可先将圆柱形骨髓组织块在干净的玻片上滚动，以制备出一张可供细胞学检查的骨髓片送血液病实验室检查，有时会弥补因干抽而无骨髓片的问题。然后再将骨髓组织块放入固定液中送病理科检查。

（七）骨髓活检的临床意义及评价

1. 骨髓活检的临床意义

（1）为骨髓纤维化症的确诊提供病理依据。

（2）为血液系统恶性肿瘤及其他系统恶性肿瘤的骨髓转移或侵犯提供病理依据。

（3）为某些血液病的诊断提供辅助的病理依据，如骨髓增生异常综合征时见到前体细胞异常定位（ALIP）则有助于诊断。

2. 对骨髓活检的评价

骨髓活检是骨穿检查的有力补充和发展，特别是当骨髓干抽或穿刺失败时，成为了解骨髓功能情况的唯一检查方法。此外，骨髓活检是原封不动地把骨髓组织完整地搬至体外，因此不仅更能真实地展示各类骨髓细胞的分布情况和增生程度，还能观察骨小梁、血管、脂肪和结缔组织基质间的解剖关系，从而能更好地知晓骨髓组织病理学的全貌，这也优于骨穿检查。由于该项技术带给患者的痛苦不大，而且容易掌握，相信随着标本制作方法和技术的不断改进及阅片技术的提高，其临床应用的范围也会不断扩大。但在临床上若不遵循正规的穿刺步骤和方法进行操作，也常会有取材不满意的情况发生，而且目前病理科常用的苏木精和伊红（HE）染色对细胞形态的观察远不如血液科的瑞氏染色清楚，若病理科医师的经验不足，也会影响结果的判断。

第二节　腰椎穿刺术和鞘内注射

一、腰椎穿刺术

腰椎穿刺术（lumbar puncture）简称腰穿，是一种检测脑脊液压力和性质及鞘内注射药物的常用诊疗技术。对颅内感染、出血、颅内原发肿瘤及全身恶性肿瘤的颅内侵犯或转移具有诊断意义，通过腰穿还可以测定颅内压力，了解蛛网膜下腔是否阻塞及通过腰穿向椎管内注射药物等。

（一）腰穿的适应证

（1）颅内原发肿瘤的诊断及了解全身恶性肿瘤有无颅内侵犯或转移（包括中枢神经系统白血病及淋巴瘤和多发性骨髓瘤的颅内侵犯）。

（2）中枢神经系统感染的诊断，如化脓性脑膜炎、脑膜结核、隐球菌性脑膜炎和脑炎等。

（3）了解有无蛛网膜下腔阻塞。而对于蛛网膜下腔出血，因 CT 常能明确诊断，一般可免除腰穿，若临床仍怀疑诊断，应行腰穿帮助鉴别。

（4）观察有关中枢神经系统疾病及其他骨髓侵犯疾病的治疗反应和判断预后。

（5）通过腰穿向椎管内注射药物，如注射麻醉药进行腰椎麻醉，注射抗生素治疗脑膜结核、隐球菌性脑膜炎，注射化疗药物治疗或预防中枢神经系统白血病等。

（6）需要注入显影剂或空气等进行脊腔造影，以观察脊髓蛛网膜下腔、脑蛛网膜下腔和脑室系统情况的疾病及需要做脑脊液动力学检查者。

（二）腰穿的禁忌证

（1）颅内压明显升高，疑有后颅窝占位病变，有脑疝先兆或危险者。

（2）休克、衰竭或濒临危险状态等不能承受腰穿术的患者。

（3）穿刺部位有炎症感染者。

（4）严重凝血功能障碍、使用肝素等抗凝药物导致出血倾向者。

（5）严重躁动不安，不能合作以及严重脊柱畸形者。

（三）腰穿的术前准备

（1）疑有颅内高压者，应在术前进行检眼镜检查，有视盘水肿者，应先做CT或MRI检查排除占位性病变，以免腰穿继发脑疝。无明显视盘水肿者，若急需行此项检查，可在应用降低颅内压药物的情况下，小心谨慎地进行，否则应视为禁忌。

（2）这是一种有创性检查，在做腰穿前还是应向患者或其家属说明活检的意义、过程及可能出现或应注意的问题，如可能会有些疼痛，术中有的患者可能会出现呼吸、脉搏和意识改变及术后可出现低颅压头痛和3d内不要洗澡等，有的还要让患者或家属签字。

（3）准备无菌消毒腰穿包一个（包括腰穿针1套，无菌盘1个，镊子1把，洞巾1个，纱布2块，棉球6～8个，无菌试管3个），无菌测压管1套，无菌手套1副，5 mL一次性注射器1个，消毒液（2%碘酊和75%乙醇，或0.5%碘伏溶液）。

（四）腰穿的部位

成人脊髓大多终止于腰1椎体下缘，少数终止于腰2和腰3椎间隙，故一般选择第3～4腰椎间隙为首选穿刺点，相当于双髂嵴最高点连线与脊柱的交会处。若穿刺未成功或有其他原因时，也可选择在上一或下一腰椎间隙进行。

（五）腰穿的体位

患者去枕侧卧于硬板床上，背部与床面垂直，头向前胸屈曲，双手抱膝使其紧贴胸部，躯干呈弓形。若患者不能配合，则由助手在操作者对面，用一手挽患者头部，另一手挽患者双下肢腘窝处用力抱紧，使脊柱尽量后突以增宽椎间隙，便于进针。特殊情况下（如腰椎鞍区麻醉）也可取坐位进行穿刺，患者向前弯，双手置膝，使腰背部向后弓出，需助手帮助固定体位。

（六）腰穿的步骤和方法

1. 选择腰穿的部位和体位

选择腰穿的部位和体位见上，初次操作者为保证成功，可用甲紫做一标志。

2. 消毒和麻醉

先打开无菌消毒腰穿包，戴上无菌手套后，常规消毒局部皮肤，以定位的腰穿部位为中心，先用2%碘酊消毒一遍，消毒半径约10 cm，等待1分钟干燥后，再用75%酒精以同样方式消毒两遍，也可单用0. 5%聚维酮碘溶液同样消毒两遍，铺无菌洞巾。操作者也可以先用棉签消毒后，再戴上无菌手套，铺无菌洞巾。然后自皮肤至椎间韧带以2%利多卡因做局部麻醉。在每次推注利多卡因时，一定要先进行抽吸无回血，证明针头确实不在血管内时，方可推注利多卡因，以免因其入血循环而引起心律失常等严重不良反应。

3. 穿刺进针

操作者左手拇指和食指固定穿刺部位皮肤，右手持腰穿针，针尖稍斜向头部，针体偏向臀部，以垂直于背部的方向缓慢刺入，成人进针深度为4～6 cm，儿童进针深度为2～4 cm，当针头穿过韧带与硬脊膜时有阻力突然消失的落空感，说明已进入脊髓腔（即蛛网膜下腔），此时可将针芯缓慢抽出，而不要过快拔出，以防偶遇术前未估计到的颅内压增高者致脑脊液迅速喷出，造成脑疝，出现危险。此时即可见脑脊液流出，若不见脑脊液流出时，可转动针尾即可流出，若仍不见脑脊液流出时，应插入针芯，拔出少许或再刺入少许后缓慢抽出针芯，等待脑脊液流出，若还是不见脑脊液时，最大可能是穿刺方向欠准确，应将腰穿针缓慢退至皮下重新操作。

4. 压力测定

在放出脑脊液前，先测定脑脊液压力，即将压力管与穿刺针连接，让患者双下肢略伸，肌肉放松，观测压力管中脑脊液的压力。正常侧卧位脑脊液压力为80～180 mmH_2O（0.78～1.76 kPa），高于200 mmH_2O（1.96 kPa）为颅内压增高，低于70 mmH_2O（0.68 kPa）为颅内压降低。若想了解蛛网膜下腔有无阻塞，可做奎肯（Queckenstedt）试验。但在试验前应先做压腹试验，以了解穿刺针是否真正在脊髓腔内，即助手用手掌深压患者腹部，可见脑脊液压力迅速上升，去除压力后，脑脊液压力迅速下降，若穿刺针不在脊髓腔内或不通畅时，则压腹时压力不升。当证明穿刺针确实在脊髓腔内时，开始做奎肯试验，即在测初压后，由助手同时按压患者双侧颈静脉约 10 s，正常情况下压迫颈静脉后，脑脊液压力会迅速上升 100 ~ 200 mmH_2O（0.98 ~ 1.96 kPa）以上，解除压迫 10 ~ 20 s 后，脑脊液压力迅速降至正常水平，则奎肯试验阴性，表示蛛网膜下腔通畅；若压迫颈静脉后脑脊液压力不上升，则奎肯试验阳性，表示蛛网膜下腔完全阻塞；若压迫颈静脉后脑脊液压力缓慢上升，且解除压力后缓慢下降，也为奎肯试验阳性，表示蛛网膜下腔部分阻塞。若压迫一侧颈静脉约 10 秒，脑脊液压力不上升，但压迫对侧上升正常，则常表示该侧的横窦闭塞。有颅内压升高或怀疑后颅窝肿瘤者，不应做以上试验，以免发生脑疝。

5. 收集脑脊液

撤去测压管，收集脑脊液。一般将脑脊液分别收集于 3 个已准备好的无菌试管中，第 1 管用于细菌培养，第 2 管用于化学分析和免疫学检查，第 3 管用于一般性状和显微镜检查，每管收集 1 ~ 2 mL。由于有时腰穿针可损伤椎管前壁的静脉丛，使开始流出的脑脊液中混有人为的红细胞等，特别是当穿刺不顺利时，所以一般应将最后一管脑脊液用于一般性状和显微镜检查。若脑脊液压力过高，可用针芯半堵针孔，使脑脊液缓慢流出，此时收集脑脊液不可过多。

6. 操作结束，胶布固定

操作结束，将针芯重新插入针管内拔出穿刺针，覆盖消毒纱布，胶布固定。

7. 去枕平卧

术后嘱患者去枕平卧至少 4 ~ 6 小时，以免引起术后低颅压性头痛。

（七）腰穿的注意事项

（1）严格掌握腰穿禁忌证，认真做好腰穿的术前准备。

（2）术中患者出现呼吸、脉搏和意识改变时，应立即停止操作，并根据不同原因进行相应的处理。

（3）穿刺过程中若遇坚硬骨质，应改变进针方向再穿，禁止强刺，这样肯定不会成功；进针切忌过深，以防刺破椎间盘造成椎间盘脱出。数次试穿未成功时，应改换其他椎间隙另行穿刺。

（4）颅内压增高者禁做奎肯试验。

（5）针芯抽出要缓慢，特别是颅内压偏高时，可用针芯半堵针孔，使脑脊液缓慢流出，以防脑脊液迅速流出造成脑疝。

（6）为预防腰穿后的低颅压头痛，穿刺可选用小号穿刺针，进针时针尖斜面应与脊柱轴线平行，以免硬脊膜纤维受损。留取脑脊液不宜过多，一般不要超过 10 mL，腰穿后至少去枕平卧 4 ~ 6 小时。为减轻腰穿后头痛，应嘱患者多饮水，必要时（若出现低颅压头痛）可静脉输入生理盐水。

（7）收集的脑脊液标本必须立即送检和及时化验，脑脊液放置过久则会出现细胞破坏、变性或细胞包裹于纤维蛋白凝块之中，导致细胞数降低或分类不准确；存放的脑脊液葡萄糖也会分解，使其含量减少。

（8）由于有时腰穿针损伤的原因，使开始流出的脑脊液中可能混有人为的红细胞等，特别是当穿刺不顺利时，所以一般应将最后一管脑脊液用于一般性状和显微镜检查。

（9）鞘内注射药物时，要按下述鞘内注射的要求进行。

（八）腰穿的临床意义和评价

1. 腰穿的临床意义

（1）为中枢神经系统白血病和其他血液系统恶性肿瘤的颅内侵犯或转移提供诊断依据及完成鞘内注射治疗。

（2）为中枢神经系统感染提供诊断依据及完成鞘内注射治疗。

（3）为许多神经科疾病的诊断和治疗提供依据。

2. 对腰穿的评价

腰穿是了解中枢神经系统情况的非常重要和常用的基本检查方法，不仅是神经科医师必须掌握的基本功，也是血液科医师必须掌握的基本功。对血液科医师来说，腰穿是诊断和治疗及观察中枢神经系统白血病及其疗效的重要辅助检查技术，也是用于确定淋巴瘤和多发性骨髓瘤是否有颅内侵犯的基本方法。熟练掌握腰穿技术有一定难度，但作为血液科医师必须熟练掌握。

二、鞘内注射

鞘内注射（intrathecal injection）是通过腰穿技术向脊髓腔（即脊髓蛛网膜下腔）内的脑脊液中注射药物或其他物质以达到临床诊断和治疗目的一种临床技能。脑脊液含有恒定的化学成分，能维持中枢神经系统的渗透压和酸碱平衡，使中枢神经系统保持一个稳定的化学内环境。脑脊液还起着运送营养物质到中枢神经系统及从中枢神经系统运走代谢产物的作用。但在血液与脑脊液之间、脑脊液与脑之间存在机械性和渗透性屏障，使血液中的各种化学成分只能选择性地进入脑脊液中，这种功能称为血脑脊液屏障（blood brain barrier）。正由于人体内有血脑脊液屏障的存在，所以当许多药物经口服或静脉给予时，一般很难进入脑脊液中，使之达不到有效浓度，为此必须通过鞘内注射给药，才能达到提高药物浓度的目的。

（一）鞘内注射的适应证

（1）预防或治疗某些中枢神经系统的恶性肿瘤，如中枢神经系统白血病和恶性淋巴瘤、中枢神经系统浸润等的治疗及急性淋巴细胞白血病完全缓解后的中枢神经系统白血病的预防等。

（2）注射抗生素治疗脑膜结核、隐球菌性脑膜炎等。

（3）注射显影剂或空气等进行脊髓腔造影，以观察脊髓蛛网膜下腔、脑蛛网膜下腔和脑室系统情况的疾病。

（4）注射麻醉药进行腰椎麻醉。

（二）鞘内注射的禁忌证

凡是不能进行腰穿者，均无法完成鞘内注射，因此鞘内注射的禁忌证与腰穿的禁忌证相同。

（三）鞘内注射的术前准备

（1）见腰穿的术前准备。

（2）准备鞘内注射药物：因鞘内注射的目的不同而异，如治疗或预防中枢神经系统白血病，一般为甲氨蝶呤（MTX）10 mg（第 1 次 5 mg）用生理盐水 4 mL 溶化后加地塞米松 2 mg，若对 MTX 耐药或有严重头痛等不良反应，也可用阿糖胞苷（AraC）50 mg（第 1 次 25 ~ 30 mg）代替。

（四）鞘内注射的步骤和方法

1. 腰椎穿刺

按常规步骤和方法进行腰椎穿刺，当有脑脊液流出时，先收集脑脊液约 4 mL 左右供检查用。

2. 鞘内注射药物

把盛有药物的空针接到腰穿针头上，采用分次注入法，即先注入一些药物，再缓慢回吸一些脑脊液，然后再注入一些药物，再回吸一些脑脊液，使每次注入量大于回吸量，经过 4 ~ 5 次后全部注入，这样可以减少或避免药物对脊髓的刺激性。

3. 操作结束，胶布固定

操作结束，将针芯重新插入针管内拔出穿刺针，覆盖消毒纱布，胶布固定。

4. 去枕平卧

术后嘱患者去枕平卧至少 4 ~ 6 h，以免引起术后低颅压性头痛。

5. 疗程

因鞘内注射的目的和注射药物的不同而异。若作为中枢神经系统白血病的治疗，应每日或隔日 1 次，直到脑脊液正常；若作为中枢神经系统白血病的预防，应每周 2 次，共用 5 次。若鞘内注射抗生素治疗脑膜结核、隐球菌性脑膜炎等，可见相关专科介绍。若鞘内注射显影剂或空气等进行脊腔造影或鞘内注射麻醉药进行腰椎麻醉等，则一次完成。

（五）注意事项

（1）应注意腰椎穿刺的全部注意事项。

（2）鞘内注射的全过程要注意无菌操作。

（3）鞘内注射后应注意患者的反应，如中枢神经系统白血病的鞘内注射，有的可发生头痛，个别有肢体瘫痪的报道。有明显不良反应者，应停止鞘内注射。

（4）为提高疗效，常再加用其他治疗，如对中枢神经系统白血病的治疗，常再加用放射治疗。

（六）鞘内注射的临床意义和评价

1. 鞘内注射的临床意义

（1）对于某些中枢神经系统肿瘤（如中枢神经系统白血病和淋巴瘤）和某些颅内感染（如结核和隐球菌）起主要或辅助治疗作用。

（2）用于脊髓腔造影和腰椎麻醉。

2. 对鞘内注射的评价

由于人体内有血一脑脊液屏障的存在，所以有许多药物很难通过口服或静脉给予方式进入脑脊液中，使之达不到有效浓度，为此必须通过鞘内注射给药，才能达到提高药物浓度的目的。因此，鞘内注射是一个非常重要的治疗方法，而且只有在熟练掌握腰穿技术的基础上才能顺利完成。鞘内注射一般是安全的，但也有某些不良反应，应注意及时发现和避免。

第三节　骨髓细胞电镜检查

血液病骨髓细胞形态变化在诊断中起着重要作用，光学显微镜（简称光镜）检查能较好地担当此任务。随着电子显微镜（简称电镜）技术的发展，对血液病细胞超微结构的研究积累了更多的经验和资料，为诊断提供了越来越多的参考资料。为了在诊断中更好发挥电镜检查的作用，以下就各种类型血液病细胞的超微结构特征和发育程度进行阐述，而不对每种血液病进行逐个描述，尤其是一些由不同系细胞同时恶化增生的，如急性粒一单核细胞白血病（AML-M_4）、红白血病（AML-M_6）等。本节描述中对白血病细胞的分型是根据法国、美国、英国（FAB）协作组和我国临床常用的分型法进行的。由于白血病是造血细胞某一克隆被阻滞于某一分化发育阶段中的异常增殖，因此正常骨髓细胞的形态特征和发育演变是对白血病细胞认识的基础，故在各细胞系开始部分对其要点进行简单阐述。

一、白细胞系

（一）急性髓细胞白血病

急性髓细胞白血病（AML）患者外周血和骨髓内出现大量白血病性原始粒细胞，在 M_1 型（未分化型）中以原粒细胞为主，在 M_2 型（部分分化型）中有大量原粒和早幼粒细胞，在 M_3 型中则以早幼粒细胞为主。白血病性原粒及早幼粒细胞与正常的原粒及早幼粒细胞相比形态类似，但也有特殊的超微结构特征。

1. 正常粒细胞发育的超微结构

原粒细胞较小，核大且圆，有浅切迹，常染色质多，核仁明显。胞质中细胞器甚少，有小线粒体，游离核糖体丰富，粗面内质网和高尔基复合体皆不发达。随着细胞发育，体积先增大后减小，细胞器增多，各阶段的特征性结构出现。如早幼粒阶段出现嗜天青颗粒（又称 A 颗粒），中幼粒阶段出现特殊颗粒（中性、嗜酸性、嗜碱性 3 种），进入晚幼粒阶段核演变成马蹄形、杆状，进而分叶成为成熟的粒细胞。

2. 白血病性原粒细胞

细胞呈圆形或卵圆形，细胞表面可见少量微绒毛。细胞核较大，呈卵圆形或不规则形，多数细胞核有深浅不等的凹陷。核内常染色质占优势，核仁大而明显（图 2-1）。胞质中内质网呈长索条状，也可见内质网扩张的现象。线粒体有时显肿胀或增多。胞质中一般无颗粒，只在有些细胞中有少量颗粒，常位于高尔基复合体附近。有些细胞的胞质内有棒状小体，又称 Auer 小体（图 2–2），呈棒状或锤形，长 1 ~ 6 μm，宽 0.25 ~ 1.5 μm，外有包膜。内容物深染均质或有类晶体结构，其中含过氧化物酶、酸性磷酸酶和脂酶，与正常中性粒细胞的 A 颗粒内含物相似，故一般认为是因过剩的过氧化物酶堆积于颗粒中或由 A 颗粒融合而成。

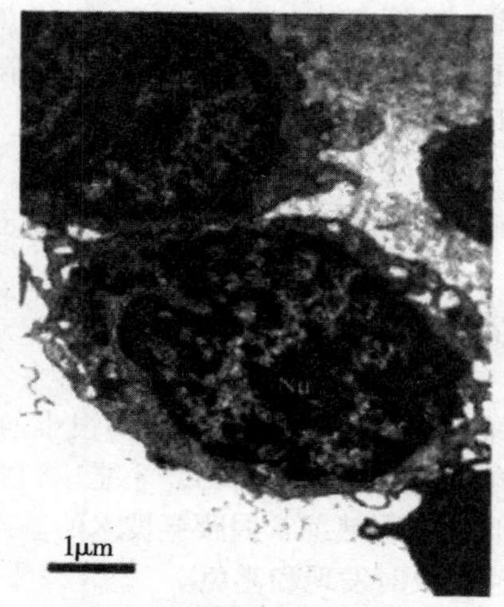

图 2–1　白血病性原粒细胞

细胞呈圆形或卵圆形，细胞表面可见少量微绒毛。细胞核较大，呈卵圆形或不规则形，核内常染色质占优势，核仁大而明显（Nu）。胞质中内质网呈长索条状，可见内质网扩张

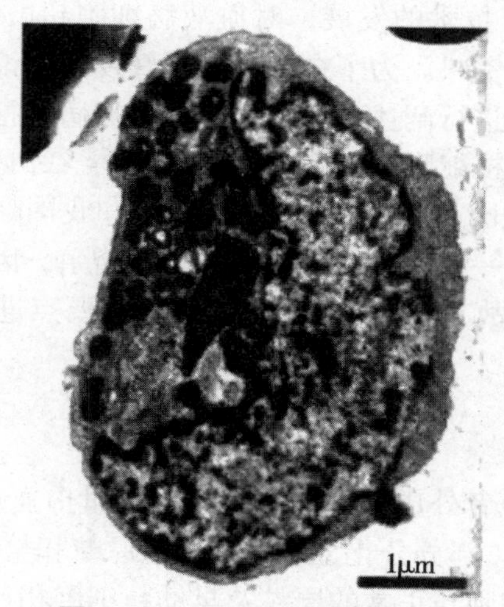

图 2–2　白血病性原粒细胞

胞质中可见 Auer 小体（→），呈棒状或锤形，外有包膜，内容物深染均质或有类晶体结构。

原粒细胞与原淋细胞或原红细胞在形态上有时难以鉴别，可用电镜细胞化学进行区别，即原粒细胞显示髓过氧化物酶（MPO）和胞嘧啶 –5′– 单核苷酸酶（CMP）阳性。后两者为阴性。MPO 反应产物定位于核膜、内质网、高尔基复合体和 A 颗粒；CMP 反应产物主要位于 A 颗粒。

3. 白血病性早幼粒细胞

细胞较原粒细胞大，但核 / 质比要较原粒细胞稍小。核外形常有凹陷或畸形，高度不规则时可形成核泡或假包涵体。核泡往往位于核周边（图 2–3），由核膜外突形成；假包涵体可位于核质中，常呈圆形或卵圆形，外周有核膜及其两侧的异染色质，中心为卷入的胞质成分，是因核的凹陷、折叠和扭曲而产生。核中异染色质于核边增多。胞质中核糖体和粗面内质网都更丰富。有的内质网池扩张含有细颗粒物。高尔基复合体较发达。明显的特征是胞质中出现较多 A 颗粒，多为圆形，部分为椭圆形或不规则，

有膜包裹，直径 0.2 ~ 0.5 μm，中心着色较深。此时 Auer 小体更容易找到。在急性髓细胞白血病中还常发现核 / 质发育不平衡现象，有些细胞的细胞核已发育至中幼粒或晚幼粒阶段，出现肾形或马蹄状核，异染色质增多，但细胞质仍停留早幼粒阶段，即细胞器仍较丰富，特殊颗粒较少。

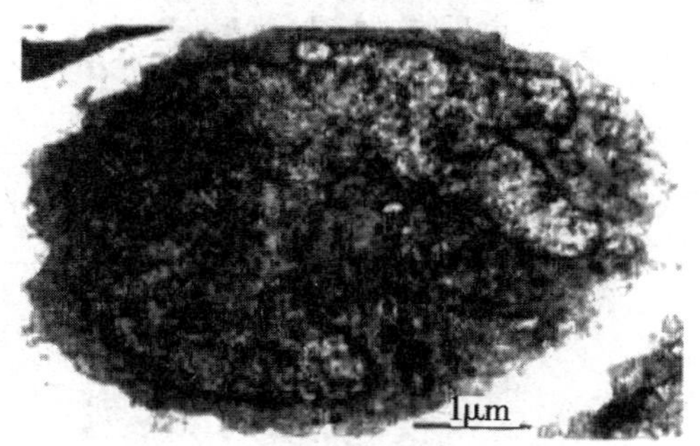

图 2-3　白血病性早幼粒细胞

细胞较原粒细胞大，但核 / 质比要较原粒细胞稍小。核外形高度不规则（N），核周边可见核泡。高尔基复合体较发达（G），并有较多 A 颗粒。

（二）慢性髓细胞白血病

慢性髓细胞白血病（CML）患者的外周血和骨髓内中性中幼粒、晚幼粒和杆状核细胞增多。细胞与正常相比，核 / 质发育不平衡。经常见核已发育较成熟，如核呈现深的凹陷或高度不规则或已分叶，核质异染色质增多，聚于核膜下。但胞质中细胞器仍处于早幼粒或中幼粒的早期阶段，细胞器丰富，有较多的核糖体和粗面内质网，后者见扁囊状或扩张泡状，高尔基复合体发达，A 颗粒较多，特殊颗粒发育不良，有些颗粒内物质填充不全。

（三）急性单核细胞白血病

急性单核细胞白血病（AMOL，AML-M_5）患者的外周血和骨髓内出现大量白血病性原始单核细胞，AML-M_5a 型以原单核细胞和幼单核细胞为主，而 AML-M_5b 型以幼单核细胞和单核细胞为主。同样，这些白血病细胞既有正常各期单核细胞的特征，又有白血病细胞的特征。

1. 正常单核细胞发育的超微结构

正常原单核细胞在骨髓中数量较少，与原粒细胞在形态上很难区别，只是原单核细胞中核轻度凹陷的较多见，且胞质中核糖体数量较多。幼单核细胞体积增大，核凹陷加深，异染色质增多。胞质中细胞器丰富，游离核糖体和多聚核糖体皆增多，高尔基复合体发达。发育至单核细胞时，核呈肾形，异染色质聚集于核膜下。胞质中嗜天青颗粒随发育逐渐增多，圆形或卵圆形，短径在 0.2 μm 以内，有包膜。与粒细胞相比，这些颗粒稍小，稍深。

2. 白血病性原单核细胞

细胞呈圆形或卵圆形（图 2-4），较正常原单核细胞大，细胞表面伪足样突起和微绒毛增多。细胞核大，核凹陷增多，核 / 质比大。核仁明显。核内常染色质占优势，异染色质在核周呈不同程度的聚集。细胞质内有丰富的游离核糖体。少量粗面内质网呈细管状分散分布。其他细胞器比正常原单核细胞多，可见线粒体、高尔基复合体，并有少量嗜天青颗粒，一般呈圆形、卵圆形或短杆状，直径 < 0.2 μm，颗粒外有界膜，基质呈均质状，界膜与基质之间常见一层空隙。

3. 白血病性幼单核细胞

细胞呈圆形或不规则形（图 2-5），较正常幼单核细胞大。随着细胞的分化成熟，细胞核变小，核凹陷加深并逐渐趋向马蹄形。有些细胞核呈高度不规则状，常见假包涵体和核泡。核内异染色质增多，在核周有少量聚集。核内常见一个或数个核仁。细胞质内核糖体较多，粗面内质网和线粒体也增多。高尔基复合体发育良好，常位于细胞核凹陷处，参与单核细胞颗粒的形成。胞质内有较多嗜天青颗粒，颗粒呈圆形、卵圆形或杆状等，核心染色较深。胞质内也可见 Auer 小体。

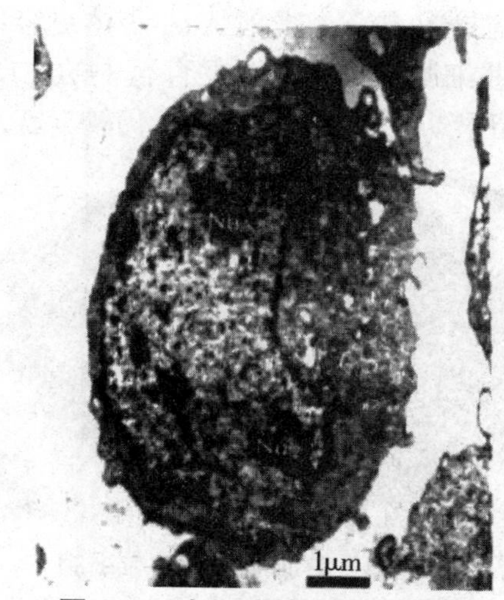

图 2-4　白血病性原单核细胞

细胞呈卵圆形，细胞表面伪足样突起和微绒毛增多。细胞增大，核仁明显（Nu）。细胞质内有丰富的游离核糖体。少量粗面内质网呈细管状分散分布。

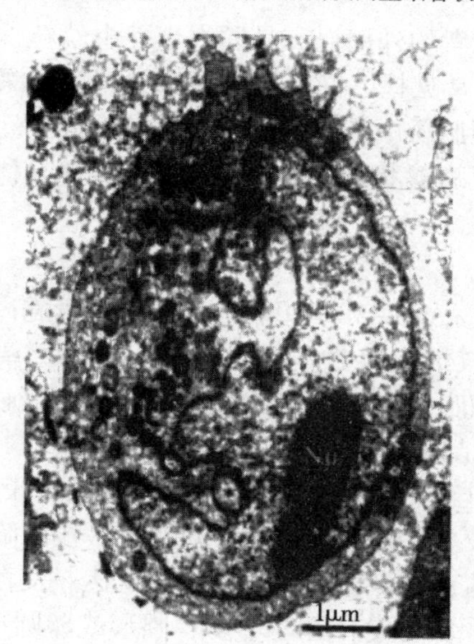

图 2-5　白血病性幼单核细胞

细胞呈卵圆形，核凹陷加深并逐渐趋向马蹄形，核外形高度不规则，可见核泡，核仁明显（Nu）。细胞质内核糖体较多，粗面内质网和线粒体也增多，高尔基复合体发育良好，常位于细胞核凹陷处。

与粒性白血病细胞相比，核异形较明显。胞质中核糖体、粗面内质网较丰富，嗜天青颗粒较多，稍小，核心较深。两系细胞形态上虽有上述差异，但有时难以确定。而细胞化学检查时 MPO 和 CMP 反应皆为阳性，但单核细胞白血病时，MPO 反应较弱，CMP 反应较强。

（四）急性巨核细胞白血病

1. 正常巨核细胞发育的超微结构

骨髓造血干细胞分化成原巨核细胞、幼巨核细胞和巨核细胞。原巨核细胞胞体大，有巨大细胞核，圆形或卵圆形，表面有较多凹陷，核仁明显。胞质中核糖体丰富，高尔基复合体发达。晚期也能见到少量有膜包裹的颗粒。原巨核细胞随发育体积逐渐增大，核由圆形逐渐成不规则和分叶。幼巨核细胞的形成是经过几次细胞分裂，但核与胞质均不分离为二，以致核呈多叶状，胞质量也成倍增长。胞质内出现丰富细胞器，其中有膜包裹的小颗粒，又称 α 颗粒。胞质内的管状膜相互连接形成界膜系（demarcation membrane system，DMS），与血小板形成有关。巨核细胞胞体很大，外表有伪足，核分叶，核膜下有异染色质分布。胞质丰富，胞质周边有一狭带无颗粒的边缘区。巨核细胞发育成熟时，胞质中大量界膜相互连接，并包围部分颗粒的胞质后向外突出，进而与巨核细胞主体分离，形成血小板，进入外周血循环。

2. 白血病性原巨核细胞

急性巨核细胞白血病（AMEGL，AML-M_7）患者的骨髓中原巨核细胞增生，分为未分化型和分化型两种。

未分化型原巨核细胞表面有胞质突起，有的呈鼓槌状，为其特征（图 2-6）。核大，圆形或不规则形，以常染色质为主，核仁明显。胞质中细胞器较丰富，有高尔基复合体、线粒体和粗面内质网。未分化型原巨核细胞在形态上与原粒细胞或原淋巴细胞有时难以鉴别，可应用血小板过氧化物酶（PPO）电镜细胞化学试验，前者为阳性，其阳性反应产物定位于核膜和粗面内质网；后者为阴性反应。分化型原巨核细胞与未分化型相比。前者胞体较大。核不规则，核仁小或缺，胞质增多，细小电子致密颗粒增加，DMS 增多，但形态较紊乱。

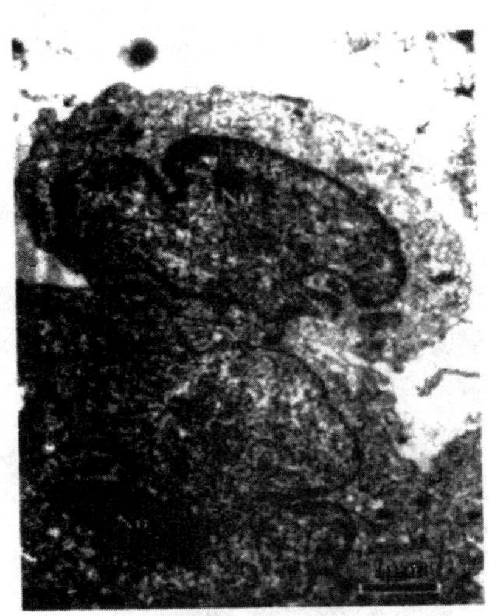

图 2-6　原巨核细胞（束分化型）

表面有胞质突起，有的呈鼓槌状为其特征（←）。核大，圆形或不规则形，以常染色质为主，核仁明显（Nu）。胞质中细胞器较丰富，有高尔基复合体、线粒体和粗面内质网。

（五）急性淋巴细胞白血病

1. 正常淋巴细胞发育的超微结构

淋巴细胞的发育主要在外周淋巴组织，但其干细胞主要来自骨髓多功能干细胞。其中淋巴样干细胞分化为前 T 细胞和 B 细胞。前 T 细胞在胸腺内分化成熟为 T 细胞，经血流分布至外周免疫器官的胸腺依赖区定居。前 B 细胞在骨髓中发育为成熟 B 细胞，进入外周淋巴组织。原淋巴细胞又称大淋巴细胞，正常时主要存在于淋巴结和脾淋巴小结的生发中心。淋巴结和外周血中还有中、小淋巴细胞，中淋巴细胞又称幼淋巴细胞。原淋巴细胞表面有少量微绒毛，体积大，核圆形或卵圆形，有切迹；常染色质较多；核仁 1 ~ 2 个，大而明显。胞质中，中、小淋巴细胞较多，核糖体丰富；线粒体椭圆，嵴长而不密；粗面内质网呈细管状，数量不多；高尔基复合体常见，发育不甚好。随着原淋巴细胞向幼淋巴细胞发育，体积逐渐减小，核内异染色质逐渐增多，核仁逐渐减少。胞质内有丰富的核糖体，其他细胞器不发达。

有时可见少量有界膜颗粒，线粒体较大，嵴不密，往往分布在核的一极是此类细胞的特征。幼淋巴细胞的形态特征与细胞分化方向有关。当幼淋巴细胞内粗面内质网增多，高尔基复合体逐渐发育，此时可向浆细胞方向发育；当幼淋巴细胞内核糖体增多，此时可向原淋巴细胞转化；如幼淋巴细胞内胞质和细胞器逐渐减少，核异染色质增多，则向小淋巴细胞转化。

2. 白血病性原淋巴细胞

急性淋巴细胞白血病（ALL）患者的外周血和骨髓内出现大量白血病性原淋巴细胞（图 2-7）和幼淋巴细胞（图 2-8）。

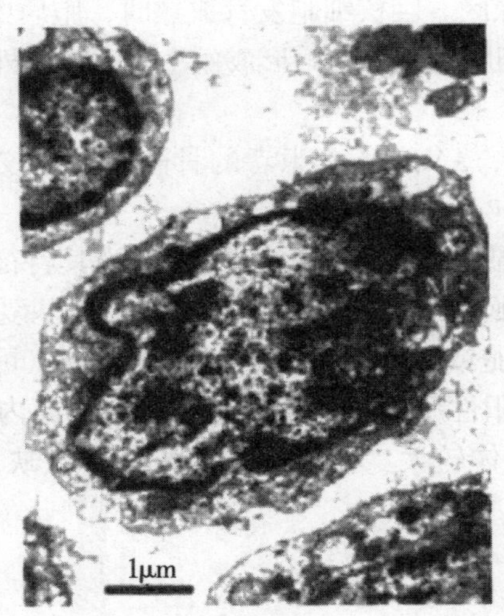

图 2–7　白血病性原淋巴细胞（ALL–L1 型）

细胞较小，表面有少量微绒毛突起。核大，有浅凹。异染色质团块沿核周分布。胞质为一薄层，有丰富的游离核糖体，少量大而圆且嵴少的的线粒体（M），位于核的一极。

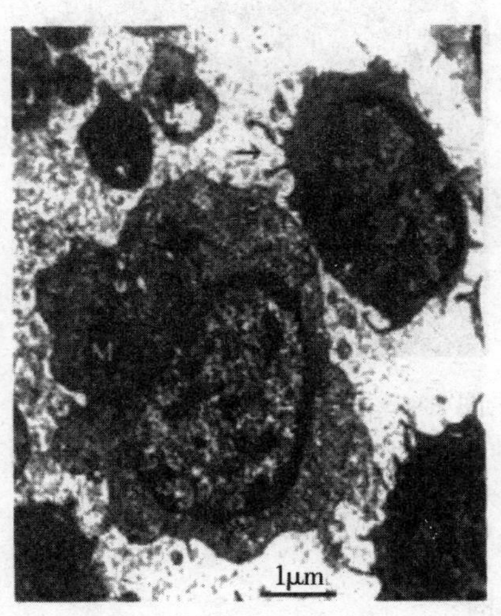

图 2–8　白血病性幼淋巴细胞（B 细胞亚型）

细胞较小，细胞核大，卵圆形，有凹陷。核内异染色质较多，在核周聚集。细胞质内有丰富的游离核糖体，粗面内质网少而分散。线粒体较大，但数目不多。上中上（→）为一 T 细胞亚型。

根据原淋巴细胞的形态分为 L_1、L_2 和 L_3 三种类型。

ALL–L_1 型细胞：淋巴细胞较小，表面有少量微绒毛突起。核大，圆形或有浅凹。异染色质团块沿核周分布。核仁明显。胞质为一薄层，有丰富的游离核糖体。少量大而圆且嵴少的的线粒体，位于核的一极。

ALL–L_2 型细胞：细胞大小不等，以大细胞为主，细胞表面微绒毛少。核具深的凹陷或高度不规则形。异染色质沿核膜分布。核仁明显。胞质薄，细胞器少，仅有丰富的游离核糖体和少量线粒体。有时可见少量电子致密颗粒。

ALL–L_3 型细胞：以大细胞为主。表面较光滑。核形不规则，但较 L_2 型细胞的核形规则。胞质中有丰富的游离核糖体和一些线粒体。

淋巴细胞虽有多种亚型，但从形态上很难区分。较为典型具有相当分化程度的 B–ALL 和 T–ALL 细胞在超微结构上略有差别。前者表面有较多细长微绒毛突起（图 2–9），核较规则或有凹陷，异染色质呈大团块沿核周分布，胞质中有粗面内质网；后者细胞表面突起少，核大，高度不规则，胞质中充满游离核糖体。

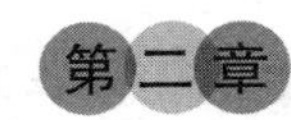

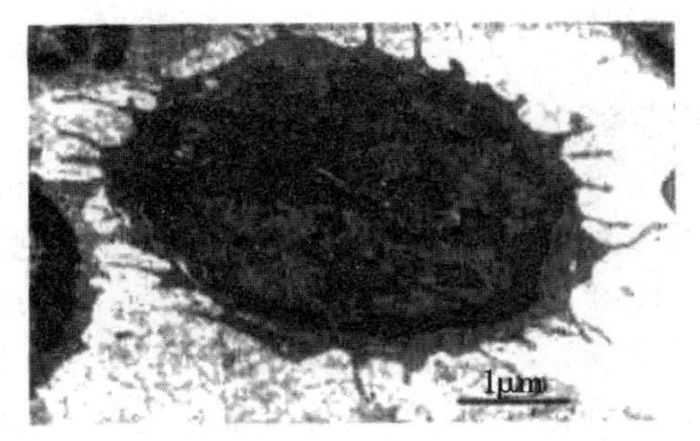

图 2-9 白血病性幼淋巴细胞（T 细胞亚型）

表面有少量细长微绒毛突起，核有凹陷，异染色质成大团块沿核周分布，胞质中有粗面内质网（E）及较多核糖体。

（六）慢性淋巴细胞白血病

慢性淋巴细胞白血病（CLL）细胞与毛细胞白血病细胞（HCL）近似，两者差异见后述。患者外周血和骨髓中成熟淋巴细胞数量增多，而形态接近正常。

（七）HCL

HCL 是 B 细胞恶性增殖的一种慢性白血病。毛细胞胞体大，直径 10 ~ 15 μm，呈圆形或多角形。细胞表面有许多细长突起，是诊断 HCL 的重要标志。根据胞突形状可将 HCL 分为 2 型：工型的胞质突起细长且有分支，Ⅱ型的胞质突起较短，基部较宽，数量较多。有些细胞胞突介于Ⅰ、Ⅱ型之间。核圆，有凹陷或切迹，异染色质于核周边聚集，有时呈块状；核仁明显。胞质中核糖体丰富，有内质网、高尔基复合体和线粒体。另外，胞质内可见核糖体—板层复合物（RLC），是由同心排列的膜片和膜间聚集的核糖体组成。这种结构在 HCL 病例中出现的概率较高，国外报道约为 50%。但国内检出率较低。这一结构虽是诊断 HCL 的重要指标，但在其他类型白血病中，如单核细胞白血病 M_5 型细胞，有时胞质内也会出现 RLC。另外，M_5 细胞表面也有些突起，难与 HCL 细胞区别。但认真观察其形态，可注意到 HCL 胞核虽有凹陷和不规则，但 M_5 细胞的细胞核凹陷或扭曲更为明显。HCL 细胞的核中异染色质团块化较明显，而 M_5 细胞中内质网、高尔基复合体较发达；其细胞表面虽有胞突，但较少且较分散。HCL 细胞有时与 CLL 细胞难以鉴别，如从结构上辨认，可见 HCL 细胞核有较多凹陷和切迹，核仁明显，表明 HCL 恶性程度较 CLL 高。另外，HCL 细胞表面微绒毛性胞突较多且长也可作为鉴别的根据。

（八）电镜细胞化学在白血病诊断中的应用

在上述白细胞系四种白血病中，尤其是细胞分化较差的类型，单靠超微形态特征难以鉴别时，可凭借电镜细胞化学方法。常用的电镜酶细胞化学反应有三种：MPO、PPO 和 CMP 反应。分析其反应的有无、强度和部位，可作鉴别的依据。

在 AML，MPO 反应很强，产物定位于核膜、内质网和高尔基复合体。当胞质中有嗜天青颗粒时，反应也阳性。CMP 反应产物主要见于原粒和早幼粒细胞的嗜天青颗粒中，高尔基复合体也有部分呈阳性反应。

在 AMoL，MPO 反应也呈阳性，但较 AML 细胞弱。反应产物位于核膜、内质网、高尔基复合体和部分颗粒中；CMP 反应很明显，较 AML 细胞强，反应产物位于颗粒中。

在巨核细胞白血病的原巨核细胞，PPO 呈阳性反应，产物位于核膜、内质网，但高尔基复合体和颗粒无反应。CMP 反应出现于巨核细胞的颗粒部位，MPO 反应阴性。

ALL 细胞中无 MPO 和 PPO 反应。CMP 反应可出现于原淋和幼淋细胞的细胞质颗粒中。

应用这三种酶细胞化学反应，对上述 4 种白血病可进行鉴别。MPO 阳性者为 AML 和 AMOL，阴性可能是 ALL 或是巨核细胞白血病。对 MPO 反应阳性的白血病细胞再结合 CMP 反应时，如 CMP 反应较弱，同时细胞质颗粒较大，一般 > 0.2 μm 时，可考虑为髓细胞白血病；如 CMP 反应较强，同时细胞质颗粒较小，直径 < 0.2 μm 时，可考虑为 AMOL；对 MPO 反应阴性者，可进行 PPO 反应；PPO 反应阳性可能是巨核细胞白血病，PPO 反应阴性者可能是 ALL。

由于白血病细胞的高异质性，在用超微形态学和细胞化学诊断时，还可结合临床和免疫技术等进行判断。近年来大量单抗免疫细胞染色技术的发展，为急性白血病诊断、治疗和预后判断提供了更多的手段。

二、红细胞系

（一）正常红细胞发育的超微结构

正常成熟红细胞在扫描电镜下呈两面凹陷的扁圆形，直径6～7μm，边缘厚，中央薄，表面光滑。透射电镜下由于切面不同，细胞呈多种形态。结构上仅有一层质膜，胞质中无核，无任何细胞器，充满了珠蛋白的复合物——血红蛋白（Hb），电镜下表现为染色稍深、分布均匀的细颗粒状物质。

骨髓中原红细胞核大且圆，核质淡，以常染色质为主，核仁明显；胞质中细胞器少，但游离核糖体和多聚核糖体多，此特点可与原粒细胞相区别。随着原红细胞发育，细胞体积减小，核异染色质增多。至晚幼红细胞时，核被挤出细胞，发育成无核的网织红细胞。胞质中细胞器逐渐消失，充满Hb时，变为成熟的红细胞。

（二）骨髓红细胞增生活跃

MDS、红白血病以及一些红细胞系疾病，如巨真性红细胞增多症等的患者往往伴有骨髓红系细胞增生活跃，有核红细胞增多，外周血中出现有核红细胞和网织红细胞（图2-10）。这些有核红细胞与正常有核红细胞相比，细胞体积较大，不甚规则。核异形性增加，核周间隙增宽。胞质中小空泡增多，有时可见过剩铁颗粒沉积在小泡和线粒体中。常可见凋亡的红细胞，表现为核染色质凝聚，甚至核内充满凝聚的染色质。胞体缩小，胞质浓聚，空泡增多。

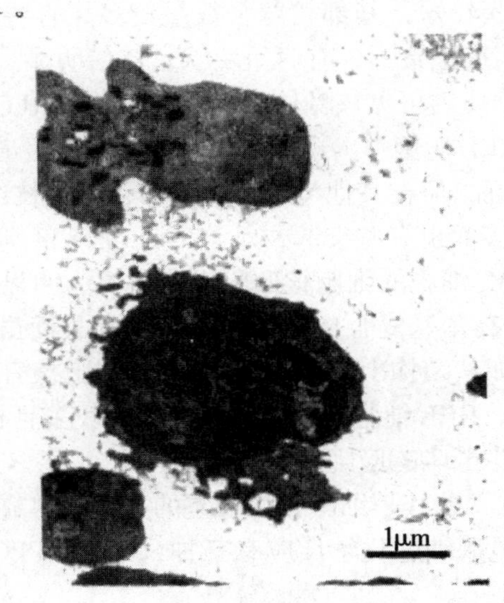

图2-10 有核红细胞

细胞体积较大，不甚规则。核异形性增加。胞质中小空泡增多。

（三）遗传性球形红细胞增多症

骨髓中红细胞系显著增生，外周血中有时网织红细胞增多，也可见有核红细胞。成熟红细胞直径减小，多数呈球形或窝头形，似圆锥，底部有小凹窝（图2-11），大部分红细胞双凹盘状消失。用透射电镜和扫描电镜皆可观察，但后者更佳。

（四）镰状细胞贫血

这是一种遗传性异常血红蛋白病。异常Hb使细胞变得僵硬，双凹盘消失，呈窝头状，顶端有时可见小突起。典型的细胞呈镰刀状或“C”字形（图2-12）。用扫描电镜较易观察。

（五）珠蛋白生成障碍性贫血

原名为地中海贫血，是因为珠蛋白肽链的一种或几种合成减少或不能合成，其中最多见的是β链合成障碍，导致过剩α链沉积于红细胞中形成α链包涵体。骨髓红细胞系增生活跃。外周血中有时可见有核红细胞和网织红细胞。有核红细胞形状不规则，有时见核异形及核周间隙增宽等改变。胞质中有大的包涵体，单层膜包裹，其中含有多个电子密度中等、形状稍不规则的球形物质，即为过剩Hb的α

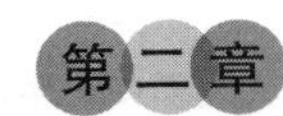

链沉积物，附近有时可见铁颗粒沉积。凋亡的红细胞（图 2-13）常可见。

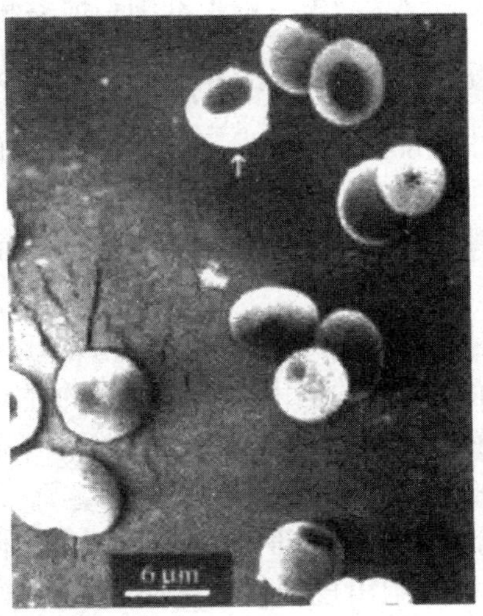

图 2-11　遗传性球形红细胞增多症患者的异常红细胞

细胞直径减小，多数呈球形或窝头形（↑），似圆锥，底部有小凹窝。大部分双凹盘状消失。

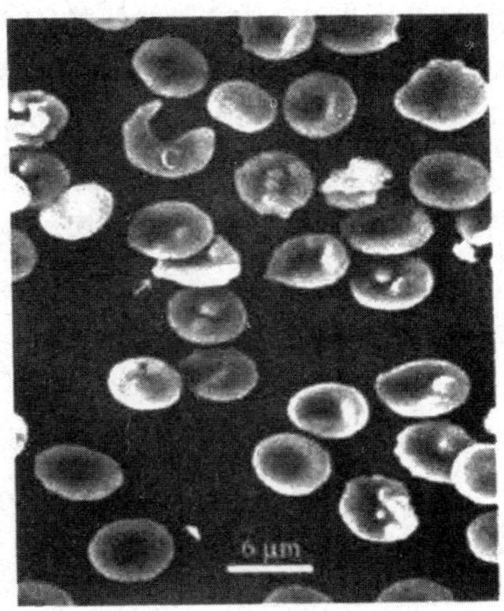

图 2-12　镰状细胞贫血患者的异常红细胞

双凹盘消失，呈窝头状，顶端有时可见小突起（→）。细胞呈镰刀状或 C 字形（C）。

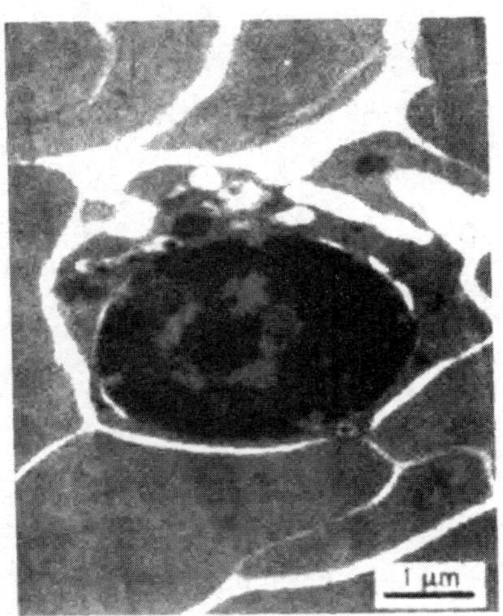

图 2-13　凋亡的红细胞

核内充满凝聚的染色质，胞体缩小，胞质浓聚，空泡增多。

另外，在多种血液病包括急性淋巴性和非淋巴性白血病、MDS以及一些红细胞系的恶性病中，会同时伴有贫血的红细胞形态变化，如双凹盘状消失、棘形红细胞增多和膜上出现多个小孔等。

三、骨髓细胞电镜检查在血液病临床中的现况和展望

骨髓细胞（包括外周血细胞）的电镜检查可使用透射电镜术（TEM）和扫描电镜术（SEM）。前者主要用于观察细胞内部形态，后者主要观察细胞外形。对一些红细胞系的血液病和HCL等，由于病变的红细胞及白细胞外形有特征性改变，所以较多使用SEM检查，而其他需要观察细胞内部细胞器结构改变的血液病则多使用TEM。

使用光镜检查血液病的骨髓细胞形态变化由来已久，效果较好。近年来，结合组织化学、免疫细胞化学和遗传学等技术，光镜在诊断血液病中的作用有更进一步的提高。但由于它的分辨率低，不能看清细胞内的细微结构，一般认为单纯依靠光镜检查作形态学诊断是不够的，如文中所述HCL与CLL的鉴别或粒细胞系、单核细胞系、淋巴细胞系以及巨核细胞系间的鉴别。又如Houwerzij 1在观察免疫性血小板减少症的样本时，指出巨核细胞分为Ⅰ、Ⅱ、Ⅲ期，即原巨核细胞、幼巨核细胞和成熟的巨核细胞，需要使用TEM进行鉴别；同时在巨核细胞出现凋亡和副凋亡（可理解为凋亡中的一种形式）时，更需要使用TEM观察。

电镜技术在临床血液病中的应用，除帮助疾病诊断外，近年来在分析药物疗效和判断疾病预后方面也展示出良好的前景。目前研究较多的是用TEM观察某种药物能否引起病变细胞凋亡，借以判定药物的疗效，并进一步研究其机制。Mukherjee报道，B-CLL上的不易治疗是因为B-CLL细胞中存在血管内皮细胞生长因子（VEGF）信号系统通路。产生对凋亡的耐受。实验中用纳米金标志的抗-VEGF抗体与B-CLL细胞共同培养。用TEM进行观察显示能诱导更多的凋亡细胞。预示纳米金标志抗-VEGF抗体的治疗思路有良好的应用前景。Ru等报道，根据单核细胞白血病细胞的超微结构分型，观察到细胞越成熟，其完全缓解率越高，预后越好。

第三章

贫血

第一节　再生障碍性贫血

一、病因和发病机制

（一）病因

约半数以上的患者无明确病因可寻，称为原发性再障。以下所述为继发性再障的可能病因。

1. 化学因素

包括种类繁多的化学物质和药物。职业暴露是继发性再障经常关联的病因。近年来苯及其相关制剂引起的再障病例有所增多，且屡有职业群体发病的情况。其他危险暴露包括除草剂和杀虫剂以及长期染发（氧化染发剂和金属染发剂）等。化学物质引发的骨髓增生不良可呈剂量相关性和剂量非相关性（个体敏感性）。药物是另一类诱发再障的可疑危险因素，但往往难以确定其因果关系。细胞毒化疗药物引起预期和可控的骨髓抑制，很少导致不可逆的骨髓衰竭和永久性再障。

2. 物理因素

γ 射线和 X 射线等高能射线产生的离子辐射能造成组织细胞损伤，阻止 DNA 复制。骨髓是放射敏感组织，其后抑制程度与放射呈剂量依赖性效应。全身放射 1 ~ 2.5 Gy 剂量可造成骨髓增生不良，4.5 Gy 半数受照者死亡，10 Gy 全部死亡。

3. 生物因素

流行病学调查和研究表明，再障发病可能与多种病毒感染有关，其中以病毒性肝炎最为重要。肝炎相关性再障（hepatitis associated aplastic anemia，HAAA）多继发于非甲非乙型肝炎，发病率 < 1.0%，约占再障患者的 3%。发病机制可能与病毒抑制造血细胞或免疫因素有关。HAAA 患者多为青年男性，在肝炎恢复期发病，常表现为重型再障，预后较差。其他可疑相关病毒尚有 EB 病毒、微小病毒 B19、巨细胞病毒、登革热病毒及 HIV 病毒等。

（二）发病机制

再障的发病机制尚未完全阐明。现有的证据表明，再障的发病机制呈明显异质性和重叠性的特征。

1. 造血干细胞缺陷

包括造血干细胞质的异常和量的减少，以后者的证据更为充分。造血干细胞（hematopoietic srem cell factor，HSC）数量减少是各型再障的恒定结果，CD34 阳性细胞和长期培养原始细胞明显减少或缺如可资证明。

2. 造血微环境缺陷和造血生长因子异常

再障造血微环境缺陷的证据主要来源于动物模型，Sl/Sld 小鼠缺乏 kit 配基也称干细胞因子（stem cell factor），出现再障表型。然而，在人类再障中并未发现 Sl/Sld 样的基因缺陷。由于造血微环境构成和功能的极端复杂性和体外不可模拟性，尽管有一些支持再障微环境异常的资料，但均不足以证实其在再障发病中居重要地位。相反，不少证据表明，再障造血微环境的功能并无明显受损。异基因干细胞移植后，患者造血重建可转换为供者型，但作为造血微环境基础的骨髓基质仍为受者型。另外，再障骨髓基质细胞分泌的大多数造血生长因子（hematopoietic growth factor）呈现升高，而非减低。

3. 免疫功能紊乱

越来越多的证据表明，再障患者T细胞异常活化，造成Th1/Th2平衡向Th1方向偏移，结果造成Th1产生的造血抑制因子或负调节因子增多，包括γ－干扰素（interferon－γ）、α－肿瘤坏死因子（tumor necrosis factor－α）和白细胞介素－2（interleukin－2）等，导致患者$CD34^+$造血干/祖细胞Fas依赖性凋亡增加。临床上直接而有说服力的证据是免疫抑制治疗对大部分患者有效。因此，目前普遍认为获得性再障是一种T细胞异常活化介导的自身免疫性疾病，免疫攻击的特定靶细胞是骨髓造血干/祖细胞，最终导致骨髓衰竭。目前对于再障异常免疫攻击的始动阶段以及造血细胞的受击靶点仍所知甚少。

4. 遗传学因素

再障的发病可能与某些遗传学背景有关。部分再障患者HLA-DR2（HLADRB1*1501）过表达，可能造成抗原递呈异常，并呈现对环孢素的耐药性；患者的细胞因子基因多态性（TNF2促进子、IFN-g编码基因）可能与免疫反应亢进有关；多数患者有调节Th1偏移的转录调节因子-Tbet的表达和穿孔素及SAP蛋白（抑制IFN-γ产生）水平降低，从而推测编码这些因子的基因是再障发病的危险因素。范可尼贫血的遗传背景异常提示干细胞的内在质量缺陷也可能参与再障的发病。

二、临床表现

非重型再障多呈慢性发病（国内以往称为慢性再障）。重型患者可呈急性发病（国内以往称为急性再障）也可由非重型再障进展而来。再障的临床表现与受累细胞系的减少及其程度有关。贫血和出血是再障就诊的常见原因。患者就诊时多呈中至重度贫血。患者的出血倾向主要因血小板计数减少所致。常见皮肤黏膜出血，如出血点、鼻出血、齿龈出血、血尿及月经过多等。严重者可发生颅内出血，是主要的死亡原因。患者如有发热，提示并发感染。感染的危险程度与粒细胞减少的程度相关，粒细胞$< 1\times10^9/L$时感染概率增加，严重者可发生系统感染如肺炎和败血症，以细菌感染为常见，也可发生侵袭性真菌感染。如无感染，再障不出现淋巴结和肝脾大。

三、实验室和辅助检查

1. 血常规

血常规的特点是全血细胞减少（pancytopenia），多数患者就诊时呈三系细胞减少。少数患者表现为二系细胞减少，但无血小板减少时再障的诊断宜慎重。网织红细胞计数降低。贫血一般为正细胞正色素性，但大细胞性者并非少见。淋巴细胞计数无明显变化，但因髓系细胞减少，其比例相对升高。血涂片人工镜检对诊断和鉴别诊断均有所帮助。

2. 骨髓检查

骨髓检查包括穿刺和活检。穿刺涂片的特点是脂肪滴增多，骨髓颗粒减少。多部位穿刺涂片增生不良，三系造血有核细胞均减少，早期细胞少见，非造血细胞成分如淋巴细胞、浆细胞、组织嗜碱细胞和网状细胞增多。骨髓颗粒细胞构成分析也属重要内容。再障一般无明显病态造血现象，偶见病态造血者，也仅见于红系且为轻度。非重型病例骨髓中仍可残存造血增生灶，该部位穿刺涂片可见有核细胞增生良好，但伴有巨核细胞减少。在判断造血功能上，骨髓活检的主要特点是骨髓脂肪变和有效造血面积减少（25%），无纤维化表现。

3. 其他检查

对疑难病例，为明确诊断和鉴别诊断，有时还需要：①细胞遗传学检查：包括染色体分析和荧光原位杂交（fluorescence in situ hybridization，FISH），有助于发现异常克隆。②骨髓核素扫描：选用不同放射性核素，可直接或间接判断骨髓的整体造血功能。③流式细胞术分析：计数$CD4^+$造血干/祖细胞，检测膜锚连蛋白。有助于区别MDS和发现血细胞膜锚连蛋白阴性细胞群体。④体外造血祖细胞培养：细胞集落明显减少或缺如。⑤其他：T 细胞亚群分析（$CD4^+/CD8^+$倒置；Th1/Th2 倒置）、粒细胞碱性磷酸酶（活性升高）以及血液红细胞生成素水平（升高）等。

四、诊断和分型

1. 诊断

病史询问中应注意既往用药史及可疑化学和物理因素接触史。根据周围血全血细胞减少，骨髓增生不良，再障的诊断不难确立，但应排除其他表现为周围血全血细胞减少的疾病。体检如发现淋巴结或脾肿大，再障的诊断宜慎重。

2. 分型

再障是一组异质性疾病，不同类型的治疗原则及预后各异，故诊断确立后应根据病情进行分型。目前，主要依靠外周血细胞计数和骨髓形态学进行分型，其标准列于表 3–1。

表 3–1 获得性再障的临床分型

特征	非重型再障	重型再障	极重型再障
临床症状	较轻	重	重
血常规★			
网织红细胞（$\times10^9$/L）	≥ 15	< 15	< 15
中性粒细胞（$\times10^9$/L）	≥ 0.5	< 0.5	< 0.2
血小板（$\times10^9$/L）	≥ 20	< 20	< 20
骨髓检查	增生低下	重度低下	重度低下
预后	较好	不良	不良

注：国内将重型再障分为 2 型；急性发病者为 SAA Ⅰ型，由非重型再障发展成重症者为 SAA Ⅱ型。

★ 3 项指标中需有 2 项达到标准

五、鉴别诊断

主要与外周血血细胞减少尤其是全血细胞减少的疾病相鉴别。

（一）阵发性睡眠性血红蛋白尿症

阵发性睡眠性血红蛋白尿症（paroxysmal nocturnal hemoglobinuria，PNH）是一种获得性克隆性红细胞膜缺陷溶血病，与再障关系密切，可相互转变。临床上可有血红蛋白尿（酱油色尿）发作，实验室检查酸溶血试验阳性。血细胞（粒细胞和红细胞）免疫表型分析出现补体调节蛋白（如 CD55 和 CD59）阴性表达细胞增多（> 10%）有助于明确诊断。部分再障患者有小的 PNH 克隆细胞群体（< 5%）。

（二）骨髓增生异常综合征

是一种造血干细胞克隆性疾病。周围血常规可呈全血细胞减少，也可为一系或二系减少。多数患者骨髓增生活跃，早期细胞增多，出现病态造血为其特点。少数 MDS 表现为外周血细胞减少伴骨髓增生低下即所谓低增生 MDS，临床酷似再障，仔细寻找病态造血和异常克隆证据有助于两者的鉴别。MDS 和再障是两种本质不同的疾病，事关治疗和预后，故应尽可能地加以鉴别。

（三）非白血性白血病

典型急性白血病外周血和骨髓可见大量白血病细胞，不难区分。部分急性白血病（尤其是急性早幼粒细胞白血病）表现为外周血全血细胞减少，幼稚细胞少见，称为非白血性白血病（aleukemic leukemia），可能与再障混淆，但骨髓中仍可见多数原始细胞，可资鉴别。值得注意的是少数急性淋巴细胞白血病发病早期表现为类似再障的骨髓衰竭，造成诊断上的困难，应予注意。患者在短期内会毫无例外地出现白血病的表现。

（四）急性造血停滞

是一种骨髓突然停止造血的现象。发病因素包括感染（尤其是微小病毒 B19）和药物。急性造血停滞（acute arrest of hematopoiesis）多见于慢性溶血性贫血的患者，称为再障危象，但也可偶见于无溶血性贫血史的患者。发病较急，贫血迅速发生或加重。血常规以贫血为主，网织红细胞明显减少或缺如，少数也可有白细胞和（或）血小板计数的减少，类似急性再障表现。骨髓增生度自活跃至减低不等，以红系减少为著，偶可伴有其他细胞系的降低，病程中可出现特征性的巨大原始红细胞。本病呈自限性经过，多数在 1 个月内恢复。

（五）范可尼贫血

范可尼贫血（Fanconi anemia，FA）又称为先天性再生障碍性贫血，系少见病，但为所有遗传性骨髓衰竭综合征（inherited bone marrow failure syndrome，IBMFS）中最常见者。FA 发病机制与范可尼基因突变有关，呈常染色体隐性遗传。FA 的主要临床特征包括：早发的进行性骨髓衰竭、发育异常或畸形（约 75%）及肿瘤易发倾向。骨髓衰竭多发生于儿童期（5 ~ 10 岁），并呈进行性加重。发生骨髓衰竭时与获得者相似，单纯形态学无法鉴别。发育异常表现形式多样，可累及各个系统，包括显性和隐性躯体畸形。患者的肿瘤发生率明显高于正常人群，包括血液系统肿瘤（MDS 和急性髓系白血病常见）和实体瘤（头颈部鳞癌、妇科肿瘤），且发病年龄较早。染色体断裂试验和流式细胞术 DNA 含量和细胞周期检测有助于确立诊断。FA 基本属于儿科范畴，其中位诊断年龄为 7 岁。有躯体发育畸形者易于早期确立诊断。获得性再障与 FA 鉴别的意义在于约 1/4 的 FA 患者无躯体畸形且至成年才发病（约 10%），易误诊。鉴于两者的预后和处理原则均有所不同，故对年轻的再障患者应仔细查找有无躯体畸形，必要时进行诊断性筛查实验，以免贻误诊断。

此外，还应与其他遗传性骨髓衰竭综合征如先天性角化不良症等迟发患者相鉴别，年轻再障患者约 10% 有遗传背景。

其他需要鉴别的疾病还有淋巴瘤伴骨髓纤维化、大颗粒淋巴细胞白血病、多毛细胞白血病、恶性肿瘤骨髓转移和分枝杆菌感染等。

六、治疗

对获得性再障应仔细查找病因并加以去除，如避免与有害因素的进一步接触。再障治疗宜采用综合措施，并应强调早期正规治疗。根据分型，按照下列治疗原则进行治疗。

（一）支持治疗

适用于所有再障患者。应强调保持个人和环境卫生，减少感染机会。对有发热（> 38.5℃）和感染征象者，应及时经验性应用广谱抗生素治疗，然后再根据微生物学证据加以调整，同时应注意系统性真菌感染的预防和治疗。粒细胞缺乏患者的感染危险度明显增加，对粒细胞计数 $< 0.5 \times 10^9$/L 者可预防性采用广谱抗生素和抗真菌药物。输血或成分输血是支持治疗的重要内容，严重贫血者给予红细胞输注。提倡采用去白细胞成分血，长期输血依赖者应注意铁过载，必要时进行祛铁治疗。血小板计数 $< 10 \sim 20 \times 10^9$/L 或有明显出血倾向者应预防性输注血小板浓缩制剂，以减少致命性出血（颅内出血）的危险。排卵型月经过多可试用雄激素或炔诺酮控制。如拟行干细胞移植，则应尽可能减少术前输血，以提高植入成功率。

（二）非重型再障的治疗

国内治疗非重型再障仍以雄激素为首选，总有效率 50 % ~ 60%。作用机制包括提高体内红细胞生成素的水平和直接促进红系造血。雄激素类药物种类繁多，多选用口服剂型，如司坦唑醇和十一酸睾酮等。司坦唑醇 2 mg 或十一酸睾酮 40 mg，口服，每日 3 次。一般需用药 6 个月才能判断疗效。部分患者可产生药物依赖性，故病情缓解后不宜突然停药，需进行维持治疗，以减少复发。雄激素治疗的主要不良反应是雄性化和肝功能损害。雄激素联合免疫抑制剂可望提高疗效，常用者为环孢素（cyclosporin），剂量 5 mg/kg，分 2 ~ 3 次口服，应较长时间的用药（> 1 年）并缓慢逐渐减量，以减少复发。部分患者对环孢素产生药物依赖性。长期应用环孢素可出现牙龈增生、手震颤和多毛症等特殊不良反应，停药后可消失。该药有肾毒性，用药期间应监测肾功能。造血细胞因子对非重型再障可能有一定的疗效。目前，临床上应用的造血细胞因子有红细胞生成素、粒细胞集落刺激因子（granulocyte colony–stimulating factor，G–CSF）、粒 – 巨噬细胞集落刺激因子（granulocyte–macrophage colony–stimulating factor，GM–CSF）、血小板生成素（thrombopoietin，TPO）和白细胞介素 11（interleukin–ll），对相应细胞系有一定的刺激作用。因为再障患者的造血干 / 祖细胞池显著萎缩，使上述造血生长因子的刺激作用大打折扣，疗效可疑或不持久，故不宜单独使用。

国内有不少应用中医药和某些改善微循环（造血微环境）的药物治疗慢性再障的报道，可能有助于改善疗效，但常缺乏严格的前瞻性随机病例对照研究资料，且多与雄激素或环孢素合用，故对其确切价值仍有待进一步评估。

（三）重型再障的治疗

重型再障病情危重，应予以及时和积极的治疗，以求挽救患者生命。单用雄激素治疗重型再障效果不佳。近年来，随着对再障发病机制认识的深入，重型再障的治疗已取得了显著进展，极大地改善了患者的预后，根据情况可采用下列治疗措施。

1. 异基因造血干细胞移植

年轻年龄（< 40 岁）的重型或极重型初诊再障患者如有 HLA 完全相合同胞供者，可考虑将异基因造血干细胞移植（allogeneic hematopoietic stem cell transplantation，allo-HSCT）作为一线治疗。约 80% 的患者移植后可获长期生存。鉴于再障是一种非恶性肿瘤性疾病和非亲缘供者移植的严重不良反应，对缺乏同胞供者的患者，考虑非亲缘供者移植作为首选治疗时宜持慎重态度。非清髓性移植毒副作用较小，已成功用于再障的治疗。影响异基因干细胞移植疗效的主要因素是排斥和移植物抗宿主病（graft versushost disease，GVHD）。反复输血增加排斥概率，故拟行 allo-HSCT 的患者应尽量减少术前输血。

2. 免疫抑制治疗

对不适用 allo-HSCT 的重型或极重型再障患者可采用免疫抑制治疗（immuno-suppressive therapy，IST）。常用的免疫抑制剂有抗胸腺细胞球蛋白（antithymocyte globulin，ATG）或抗淋巴细胞球蛋白（antilymphocyte globulin，ALG）和环孢素。单独应用任一种免疫抑制剂的有效率约为 50%。一种药物无效，换用另一种后，约半数患者仍可奏效。联合应用 ATG 或 ALG 和环孢素效果明显优于单一用药，有效率可达 70% ~ 80%，疗效多在治疗后 3 个月左右显现。ATG 或 ALG 的剂量依不同制剂而异，缓慢静脉滴注，连用 5 天。ATG 或 ALG 是异种蛋白，不良反应有变态反应和血清病等，故应在给予 ATG 或 ALG 的同时短期应用糖皮质激素，以减轻或控制血清病。应用 ATG 或 ALG 期间应给予强有力的支持，包括隔离措施、积极的成分输血（保持血小板 > 20×10^9/L）和及时处理感染等。环孢素可在应用 ATG 或 ALG 的同时给予，也可在血清病过后序贯应用，口服剂量 5 mg/kg（治疗期间谷浓度维持在 150 ~ 250 μg/L）。环孢素治疗宜维持 1 年以上，待达到最大疗效后再缓慢逐渐减量，直至停药。环孢素对肝肾有损害作用，应定期监测。ATG 或 ALG 均是强力免疫抑制剂，因此，患者应在控制感染和病情相对稳定后再行治疗。IST 的远期不良反应是获得性克隆性疾病，包括 PNH、MDS 和急性髓系白血病（acute myeloid leukemia，AML）。单独应用造血刺激因子治疗重型再障效果不确切，联合免疫抑制治疗的效果有待验证，较常使用者为 G-CSF，短期应用认为对粒系造血恢复有加速作用。

其他免疫抑制剂如麦考酚吗乙酯和他克莫司等对再障的疗效仍缺乏有意义的循证医学数据。

除重型或极重型再障外，IST 也可应用于输血依赖性或明显粒细胞减少反复感染的非重型再障患者。

七、预后

再障的预后依其分型而不同。在有效治疗出现前，重型再障的预后恶劣。主要死亡原因是颅内出血和严重感染。随着有效疗法的出现及临床应用，重型再障的预后已获得明显改善。非重型再障病情进展缓慢，经治疗后 70% ~ 80% 的患者病情可获不同程度改善，预后较好，只有部分患者的血小板难以完全恢复。再障治疗时间长，病情可出现反复，且部分患者多方治疗效果不佳，故总体来说仍属于难治性血液病的范畴。

八、预防

有病因可寻的继发性再障患者应避免对有害因素的继续接触。强化劳动保护法规，提高个人防护意识，减少或杜绝暴露于有害因素的机会。

第二节 巨幼细胞性贫血

巨幼细胞性贫血（megaloblastic anemia，简称巨幼贫）是由于细胞DNA合成障碍引起的骨髓和外周血细胞异常的贫血。其特征为细胞核发育障碍，细胞分裂减慢，与胞质发育不同步，即细胞的生长和分裂不平衡。受累细胞可波及红细胞、粒细胞及巨核细胞，使细胞体积变大，细胞形态和功能不正常，细胞未发育到成熟就可以在骨髓内破坏，导致无效生成，神经系统的细胞和髓质也因发生改变而产生神经系统症状。这些变化是由于维生素 B_{12} 和/或叶酸一种或两种缺乏引致DNA异常合成的直接结果，也可发生于接受各种抗肿瘤药物者。

一、发病情况

在我国，巨幼细胞性贫血以叶酸缺乏为主，在山西、陕西、河南及山东等北方地区较为多见，维生素 B_{12} 缺乏者较少见，以营养不良为主要原因，对造血系统影响明显，同时累及消化、神经、循环、免疫和内分泌系统。恶性贫血在我国罕见。在过去，恶性贫血主要发生在北欧老年人群，现在发现恶性贫血可以发生在20多岁的年轻人，也可发生于黑人和西班牙人。在美国约有1%的人口患恶性贫血，70岁以上的美国人约有10%有维生素 B_{12} 缺乏。

二、叶酸和维生素 B_{12} 代谢

（一）叶酸代谢

叶酸又称喋酰谷氨酸，是由喋啶、对氨基苯甲酸和谷氨酸组成的一种水溶性B族维生素。其性质不稳定，易被光和热分解，叶酸结合的谷氨酸越多越不容易溶解。正常人每天需要叶酸200 μg（孕妇和哺乳者为300～400 μg）。体内叶酸总量为5～20 mg，可供人体4个月应用，如补充不足易导致缺乏。叶酸广泛存在于植物制品中，绿叶蔬菜中含量丰富，可达1 mg/100 g干重。水果中的柠檬、香蕉和瓜类、动物内脏、香菇均大量存在叶酸，过度烹煮常使其破坏。

由于人体不能合成叶酸，必须依靠食物中供给，某些肠道细菌也能产生叶酸，但量很少。天然食物中的叶酸以多谷氨酸（含3个以上谷氨酸）形式存在，由于溶解度低必须在小肠内被γ-谷氨酰胺羧基肽酶分解为单谷氨酸盐后，才能在空肠近端被吸收。多数叶酸是以单谷氨酸形式的5-甲基四氢叶酸（5-MTHF）存在于血浆中，并与清蛋白松散地结合。叶酸在肠道吸收迅速，容易与细胞上的叶酸受体结合。5-MTHF在细胞内由甲硫氨酸合成酶催化生成四氢叶酸（THF），再转变成多谷氨酸盐形式储存于肝细胞，参加体内各种生化反应。

叶酸的吸收、转运和储存与叶酸结合蛋白（FBP）有关。FBP可分为可溶性叶酸结合蛋白（sFBP）和膜叶酸结合蛋白（mFBP）两种类型。sFBP存在于血清、乳汁、脑脊液、尿液和唾液中。sFBP的功能有：①转运叶酸至靶细胞。②储存叶酸。③与叶酸的清除有关。人乳中的sFBP还有防止还原叶酸氧化和促进叶酸吸收的作用。mFBP又分为与叶酸有高度亲和力的叶酸受体（FR）和与还原叶酸有高度亲和力的还原叶酸载体（RFC）。RFC仅在肿瘤细胞、白血病细胞和胎盘细胞中见到，与叶酸的亲和力较小，与5-MTHF及甲氨蝶呤（MTX）有较高亲和力。目前对叶酸结合蛋白的基因组成及其调控机制尚不清楚。叶酸通过一碳基团的转运参与体内氨基酸、嘧啶和嘌呤的代谢，并发挥辅酶的作用。一碳基团包括甲酰基（$-CHO$）、甲基（$-CH_3$）、羟甲基（$-CH_2OH$）、亚甲基（$-CH-$）、次甲基（$-CH=$）和亚胺甲基（$-CHNH$）等。在叶酸参与的各种生化反应中，以胸腺核苷合成和组氨酸分解为主。

1. 胸腺核苷合成

脱氧尿苷酸（dUMP）需在叶酸（N_5，N_{10}-亚甲THF）的参与下提供1个亚甲基和2个氢原子，才能转变为脱氧胸腺核苷（dTMP）。如果叶酸缺乏，使胸腺核苷合成受阻，DNA的合成会受到影响，导致细胞巨幼样改变。

2. 组氨酸分解

组氨酸转变成谷氨酸的反应中需要 THF 参加，叶酸缺乏导致亚胺甲基谷氨酸（FIGLU）增多，尿中排泄量增多，临床上常用组氨酸负荷实验作为叶酸缺乏的诊断。

叶酸及其代谢产物主要由肾排泄，排除量与口服剂量的多少有关。大部分叶酸约 3 min 内可从血浆中被清除。当每天口服量小于 0.2 mg 时，尿中几乎不排泄。每天小于 1 mg 时，排泄量约为 6%，以还原型叶酸（N^{10}– 甲酰 THF 及 MTHF）排出。每天口服 15 mg 以上，大部分叶酸以原形随尿排出。胆汁、粪便有少量叶酸排出，胆汁中的叶酸大部分由空肠再吸收。

（二）维生素 B_{12} 的代谢

维生素 B_{12} 又名钴胺（cobalamin，Cbl），由卟啉环、钴原子和一个核苷酸组成，为一种水溶性 B 族维生素。治疗性的维生素 B_{12} 为氰钴胺和羟钴胺，作为辅酶参与人体内各种的生化反应的为腺苷钴胺及甲基钴胺。钴胺仅由某些微生物合成，如丙酸菌、灰色链霉菌和金霉菌等，人体内储存钴胺有 4 ~ 5 mg，可供 3 ~ 5 年用。人体可以从肝、肾、肉类、蛋类、牛奶以及海洋生物中获得丰富的钴胺，一般情况下维生素 B_{12} 常不会缺乏，除非长期素食者。成人每天的需要量为 2 ~ 5 μg，在生长发育期、高代谢状态和妊娠时钴胺的需要量增加。婴儿时期每天需要量为 1 ~ 2 μg。食物中的维生素 B_{12} 在胃内通过盐酸和胃蛋白酶作用分离出来后，先与胃内来自唾液的 R– 蛋白在 pH 呈酸性环境时结合，进入到十二指肠后，在胰蛋白酶的参与下与胃壁分泌的内因子（IF）结合成维生素 B_{12}–IF 复合体。此种复合体对肠道消化酶有抵抗作用，不易被肠道细菌利用，也不被寄生虫所摄取。pH 为 5.0 时在钙离子、镁离子的参与下该复合体在回肠末端与肠黏膜绒毛上的特殊受体相结合，然后经胞饮作用使维生素 B_{12} 进入肠上皮细胞。在线粒体和细胞器内与转钴蛋白Ⅱ（TC Ⅱ）结合，进入门静脉，TC Ⅱ在组织中，其中一半储存于肝细胞内。血液中存有 3 种钴胺结合蛋白：转钴蛋白Ⅰ（TC Ⅰ）、转钴蛋白Ⅱ（TC Ⅱ）和转钴蛋白Ⅲ（TC Ⅲ）。TCI 来源于中性粒细胞，属于 α_1 球蛋白，在血浆中含量约为 60 μg/L，循环中的维生素 B_{12} 约 70% 与 TC Ⅰ结合，因而 TC Ⅰ可能是维生素 B_{12} 的储存蛋白。TC Ⅱ来源于巨噬细胞，是最主要的转钴蛋白，属 β 球蛋白，电泳位于 α_2 与 β 球蛋白之间。TC Ⅱ血浆中含量少，仅 20 μg/L，它能很快清除钴胺并将之运至全身各个细胞。在回肠末端，TC Ⅱ – 钴胺结合体通过胞饮作用被细胞摄取，然后大部分 TC Ⅱ被降解，钴胺转变成甲基钴胺、腺苷钴胺的形式留在细胞内。TC Ⅲ属于 β_2 球蛋白，也来源于粒细胞，可能是 TC 工的异构体，其作用机制不明。

影响维生素 B_{12} 吸收的因素有以下几点。

1. 胃酸及胃蛋白酶的影响

食物中的维生素 B_{12} 需要在胃酸及胃蛋白酶的作用下释放并吸收，若其分泌减少，即会影响维生素 B_{12} 的吸收。

2. IF 影响

IF 由胃底黏膜壁细胞分泌，属于一种耐碱不耐热的糖蛋白，IF 与维生素 B_{12} 结合后不易被蛋白酶水解。当胃酸和胃蛋白酶分泌减少而 IF 尚可足够与重吸收胆汁中的维生素 B_{12} 结合时，体内仍可有少量维生素 B_{12} 被吸收。在全胃切除患者或恶性贫血患者中 IF 完全缺乏时，这类患者胆汁中的维生素 B_{12} 不能吸收，则对维生素 B_{12} 的吸收影响较大。

3. IF 抗体

两种 IF 抗体分别为：①阻断抗体（Ⅰ型抗体），阻断 IF 与维生素 B_{12} 的结合，影响维生素 B_{12} 的吸收。②结合抗体（Ⅱ型抗体），能与 IF– 维生素 B_{12} 复合体结合，影响维生素 B_{12} 在回肠末端的吸收。某些免疫性疾病因同时存在 IF 抗体，使维生素 B_{12} 吸收受影响，如甲状腺功能减退症、萎缩性胃炎、糖尿病等。

4. 维生素 B_{12} 的肠肝循环

每天有 5 ~ 10 μg 的钴胺随胆汁排人肠腔，这些胆汁中的维生素 B_{12} 有 90% 可被重新再吸收。正常人每天仅需从食物中吸收 0.5 ~ 1 μg 的维生素 B_{12}，即可维持体内维生素 B_{12} 的平衡。因而，严格食素者可能需在 10 ~ 15 年后才能发生维生素 B_{12} 缺乏。

5. 胰蛋白酶的影响

缺乏胰腺外分泌中的胰蛋白酶，可影响 R– 蛋白钴胺复合物的降解，从而影响维生素 B_{12} 的吸收。

维生素 B_{12} 每天从尿中排出 0 ~ 0.25 μg。肌内注射的剂量与尿中排出的量成正比。在唾液、泪液及乳汁中排出少量，胆汁中的维生素 B_{12} 排入肠腔后 90% 被再吸收。

三、病因

（一）叶酸缺乏的病因

1. 摄入不足、吸收障碍

由于人体内的叶酸储存量仅为 4 个月，如食物中缺少新鲜蔬菜、过度烹煮或腌制食品均可使叶酸丢失。乙醇可干扰叶酸的吸收，酗酒者叶酸缺乏发生的速度可能增快。各类空肠病变，如炎症、肿瘤、小肠短路形成或切除术后、热带性口炎性腹泻均可导致吸收障碍使叶酸缺乏。

2. 需要量增加

孕妇、生长发育期的青少年、白血病、肿瘤、甲状腺功能亢进、反复溶血及血液透析等患者补充不足可发生叶酸缺乏。

3. 叶酸利用障碍

叶酸拮抗物如甲氨蝶呤、氨苯蝶啶、乙胺嘧啶以及乙醇抑制二氢叶酸还原酶作用，影响四氢叶酸的合成和利用。

（二）维生素 B_{12} 缺乏的病因

1. 摄入减少

体内维生素储存丰富，少有发生维生素 B_{12} 缺乏。食素者发生维生素 B_{12} 缺乏需 10 ~ 15 年。由于老年人和胃切除的患者胃酸和胃蛋白酶减少，不易将食物中与蛋白质结合的维生素 B_{12} 释放，可发生维生素 B_{12} 缺乏。

2. 吸收障碍

（1）IF 缺乏：主要见于萎缩性胃炎、全胃切除术后和恶性贫血患者。由于 IF 缺乏，使食物中的维生素 B_{12} 和胆汁中的维生素 B_{12} 均不能形成 IF–B_{12} 复合物，使维生素 B_{12} 的肠肝循环中断致重吸收障碍，仅需 3 ~ 5 年即出现维生素缺乏。IF 抗体的存在，可使患者发生特发性的胃黏膜萎缩，导致恶性贫血发生。

（2）不易吸收：由于胃酸缺乏，且胃蛋白酶分泌减少时（胃大部切除时、70 岁以上老年人），维生素 B_{12} 难以从与食物蛋白结合状态释放出来。

（3）肠道疾病：回肠是维生素 B_{12} 吸收部位，其病变包括回肠切除、节段性回肠炎、口炎性腹泻、乳糜性腹泻、淋巴瘤和系统性硬皮症等。切除回肠末端 60 ~ 100 cm 后将严重影响维生素 B_{12} 的吸收。

（4）药物性因素：新霉素、二甲双胍、苯乙双胍、氨基水杨酸、秋水仙碱等药物可致维生素 B_{12} 吸收不良。羟基脲、阿糖胞苷、硫唑嘌呤、甲氨蝶呤等药物可影响核苷酸或 DNA 的合成致巨幼细胞性贫血。

3. 严重胰蛋白酶缺乏

由于胰蛋白酶分泌不足，使空肠内维生素 B_{12}–R 蛋白复合体不能降解，维生素 B_{12} 释放受影响，不能与 IF 结合。

4. 利用障碍

接触麻醉药氧化亚氮（N_2O）可抑制甲硫氨酸合成酶（甲基转移酶）的作用，形成维生素 B_{12} 缺乏状态，导致急性巨幼细胞性贫血。

5. 细菌和寄生虫感染

小肠内异常高浓度的细菌和寄生虫、小肠手术后的盲端伴细菌生长可以大量摄取维生素 B_{12}，感染鱼绦虫也可与人竞争维生素 B_{12} 等，导致维生素 B_{12} 的缺乏。

6. 先天性转钴蛋白Ⅱ（TC Ⅱ）缺乏

影响维生素 B_{12} 的血浆转运和细胞内的转变与利用。

7. 破坏增多

大剂量的维生素 C 具有抗氧化物的作用，可破坏维生素 B_{12}。

巨幼细胞性贫血的病因分类见表 3-2。

表 3-2　巨幼细胞性贫血的病因分类

病因	疾病
维生素 B_{12} 缺乏	
摄入不足	素食者
吸收不良	内因子（IF）产量不足：如恶性贫血，胃切除，先天性 IF 缺乏或功能异常（罕见）末端回肠病：热带性脂痢，非热带性脂痢，局限性回肠炎，小肠切除，肿瘤和肉芽肿病，选择性钴胺素吸收不良（Imersland 综合征），对钴胺素竞争：鱼绦虫细菌，盲袢综合征
药物	对氨基水杨酸，新霉素，秋水仙碱
其他	转钴胺素Ⅱ缺乏（罕见）
叶酸缺乏	
摄入不足	食物不平衡（酒精中毒、青少年、婴幼儿）
需要量增加	妊娠，婴儿，肿瘤，造血增加（慢性溶贫），慢性剥脱性皮肤病，血液透析
吸收不良	热带性脂痢，非热带性脂痢，药物性（苯妥英钠、巴比妥类，乙醇）
代谢紊乱	甲氨蝶呤，乙胺嘧啶，氨苯蝶呤，乙醇，二氢叶酸还原酶抑制剂，二氢叶酸还原酶（罕见）
其他病因	
损害 DNA 代谢的药物	嘌呤拮抗剂（6- 巯基嘌呤、硫唑嘌呤等），嘧啶拮抗剂（5- 氟尿嘧啶、阿糖胞苷等）
其他	甲基苄肼，羟基脲，无环鸟苷（阿昔洛韦）
代谢性病（罕见）	遗传性乳清酸尿症，其他
病因未明的巨幼贫，难治性巨幼贫，红血病，先天性造血不良性贫血	

四、发病机制

叶酸和维生素 B_{12} 都是 DNA 合成过程中的重要辅酶，如果缺乏会导致 DNA 合成障碍。在脱氧尿嘧啶核苷（dUMP）转变成脱氧胸腺嘧啶核苷（dTMP）时，需要亚甲基四氢叶酸提供 1 个亚甲基和 2 个氢原子。如果叶酸缺乏，会影响上述反应的进行，影响 DNA 的合成。

维生素 B_{12} 在使高半胱氨酸转变成甲硫氨酸的过程中，促使甲基四氢叶酸去甲基，转变成四氢叶酸和亚甲基四氢叶酸，并促使四氢叶酸进入细胞内。四氢叶酸是叶酸参与体内各种生化活动的主要形式，亚甲基四氢叶酸是 DNA 合成过程中的重要辅酶。因而，凡是维生素 B_{12} 缺乏可直接影响叶酸进入细胞内和各种生化反应。

维生素 B_{12} 的第二个作用是腺苷钴胺能使甲基丙二酰辅酶 A 转变成琥珀酰辅酶 A。当维生素 B_{12} 缺乏时，大量的甲基丙二酰辅酶 A 堆积，影响神经鞘的形成，导致神经系统的症状出现。

因此，当叶酸和维生素 B_{12} 缺乏时，细胞核的 DNA 合成速度减慢，胞质内的 RNA 仍继续成熟，RNA 与 DNA 的比例失调，造成细胞质发育不平衡，细胞体积大而发育较幼稚。同时，叶酸和维生素 B_{12} 的缺乏，也可导致粒细胞和血小板减少，与骨髓内粒细胞及巨核系也有类似的 DNA 合成障碍和成熟障碍有关，表现无效生成。叶酸和维生素 B_{12} 缺乏对非造血组织细胞的合成是会受到影响，尤其对更新较快的各种上皮细胞影响明显，如胃肠黏膜、口腔和阴道黏膜细胞，临床上会出现症状。

五、临床表现

（一）贫血

起病大多缓慢，特别是维生素 B_{12} 缺乏者。由于叶酸在体内的储存量少，贫血发生较快。当有胃肠道疾病者、孕妇、某些接触氧化亚氮者、ICU 室患者、长期胃肠道外营养者和血液透析的患者，也会急性发作。临床表现为中度至重度贫血。除一般慢性贫血的症状外，可有乏力、头晕、活动后气短、心悸，部分患者伴有轻度黄疸。同时有白细胞和血小板计数减少，偶有感染和出血倾向。

（二）胃肠道反应

表现为反复发作的舌炎，舌面光滑，舌质红，舌乳头萎缩呈表面光滑（牛肉样舌），味觉消失。伴食欲缺失、腹胀、腹泻和便秘等。

（三）神经系统

维生素 B_{12} 缺乏者神经系统症状明显，特别是恶性贫血的患者。有时神经系统症状早于贫血之前出现，主要是由于周围神经和脊髓后束、侧束受损。表现为手足对称性麻木、深感觉障碍、共济失调、部分腱反射消失、锥体束征阳性和下肢步态不稳与行走困难。小儿及老人常表现脑神经受损的精神异常、抑郁、嗜睡或精神错乱。甚至人格变态、精神失常以及企图自杀。

巨幼细胞性贫血患者以上 3 种症状可同时出现，也可单独发生，同时存在时其症状严重程度也可不一致。

六、临床类型

（一）营养性巨幼细胞性贫血

其大多数原因是膳食质量不佳，缺乏新鲜绿色蔬菜或肉、蛋类食物，也可由于膳食烹煮时间过长，叶酸遭到破坏；或需要量增加，如常年素食者、哺乳等。

（二）非热带性口炎性腹泻或特发性脂肪下痢

该病见于温带地区，特点为谷胶所致小肠黏膜的微绒毛萎缩，上皮细胞由柱状变成骰状，黏膜层有淋巴细胞浸润。谷胶是麦类中的一种高相对分子质量的蛋白质。其谷胶代谢产物可能引起小肠上皮的免疫性损伤，近端小肠损伤较严重，可能与遗传有关。患者表现有严重吸收不良、脂肪泻、腹胀、腹痛、恶心、呕吐、食欲缺失和舌炎，可伴胰腺功能减退，并导致脂肪、蛋白质、碳水化合物、维生素以及矿物质等多种营养物质的吸收障碍。

（三）热带性口炎性腹泻（热带营养性巨幼细胞性贫血）

本病病因不清，见于东南亚、印度、中美洲以及中东等热带地区的居民和旅游者，可能与感染有关。血清叶酸和红细胞叶酸水平降低。给予叶酸、维生素 B_{12} 加广谱抗生素治疗能使症状缓解，纠正贫血，疗程应持续 2 年。

（四）恶性贫血

因胃黏膜萎缩或胃液中缺乏 IF，因而不能吸收维生素 B_{12} 导致巨幼细胞性贫血。国外多见，国内罕见。多数人的血清、胃液和唾液中可查出抗自己胃壁细胞的抗体，血清中还可检出 2 种（阻断和结合）特异性抗 IF 抗体，目前认为恶性贫血是一种自身免疫性疾病。其发病可能与遗传和自身免疫因素之间复杂的相互作用有关。

（五）先天缺陷性巨幼细胞性贫血

包括：①选择性维生素 B_{12} 吸收不良：一种少见的遗传性疾病，由于回肠黏膜上皮细胞有选择性维生素 B_{12} 吸收不良，表现为苍白、乏力、生长发育迟缓，可伴持续性蛋白尿。多见于婴幼儿，也有在 10 岁以上发病者。血清维生素 B_{12} 浓度低，Schilling 试验示尿排出维生素 B_{12} 很低，胃酸分泌正常，胃及小肠黏膜组织学未发现改变。注射维生素 B_{12} 能纠正贫血，但蛋白尿存在。②先天性内因子缺乏：系常染色体隐性遗传，壁细胞不能产生具有正常功能的内因子，所以维生素 B_{12} 不能吸收。本病多于出生 6 个月至 2 年时发病，少数在 10 余岁才发病。患者胃酸分泌正常，胃黏膜组织学完好。异常的 Schilling 试验可经口服内因子纠正，注射维生素 B_{12} 为有效治疗。

（六）遗传性乳清酸尿症

系一种少见的常染色体隐性遗传性嘧啶代谢异常的疾病。除有巨幼细胞性贫血，尚有精神发育迟缓，因免疫缺陷而易感染。大多数患者缺乏乳清苷酸脱羧酶，尿中有大量乳清酸排出。血清叶酸和维生素 B_{12} 的浓度并不低，用叶酸和维生素 B_{12} 治疗无效，口服尿苷治疗有效。

（七）钴胺素传导蛋白Ⅱ（TC Ⅱ）缺乏

此系常染色体隐性遗传性疾病，常于婴儿期发病，也有晚发者。TC Ⅱ为输送维生素 B_{12} 到组织的转钴胺蛋白，TC Ⅱ缺乏的婴儿组织中维生素 B_{12} 缺乏，但血清维生素 B_{12} 浓度正常（TC Ⅰ和 TC Ⅲ存在）。患者全血细胞减少、口腔溃疡、呕吐、腹泻，血清维生素 B_{12} 及叶酸浓度正常。骨髓呈巨幼变。应用大剂量维生素 B_{12} 有效，每星期给维生素 B_{12} 1 000 μg。

（八）药物性巨幼细胞性贫血

某些抗肿瘤药及抗病毒药可干扰核苷酸的生物合成与转变，或影响二氢叶酸还原酶的作用，使二氢叶酸还原为四氢叶酸的过程受抑，影响 DNA 的合成。这些药物有甲氨蝶呤、羟基脲、阿糖胞苷、硫鸟嘌呤、阿昔洛韦、苯妥英钠和乙胺嘧啶等。

七、实验室检查

（一）血常规

属大细胞性贫血，MCV 大于 100 fl。可呈全血细胞计数减少，血片中红细胞大小不等，以大卵圆形红细胞为主。中性粒细胞分叶过度，可伴 6 叶或更多的分叶。网织红细胞计数正常或轻度增多。

（二）骨髓检查

骨髓增生活跃，红系为明显。各系均可见“巨幼变”，细胞体积增大，核发育明显落后于胞质（幼核老浆特点）。巨核细胞减少，也可见体积增大与分叶过度。骨髓铁染色增多。

（三）生化检查

1. 血清胆红素

可稍增高。

2. 血清叶酸和维生素 B_{12} 水平测定

两者均可用放射免疫法，分别低于 6.81 nmol/L（3 ng/mL）及低于 74 pmol/L（100 ng/mL）。单纯的叶酸测定或维生素 B_{12} 测定不能作为叶酸或维生素 B_{12} 缺乏的诊断依据。

3. 红细胞叶酸水平测定

红细胞叶酸不受短期内叶酸摄入的影响，能准确地反映体内叶酸储备量，其水平低于 227 nmol/L（100 ng/mL）时表示叶酸缺乏。

4. 血清铁及转铁蛋白饱和度

正常或高于正常。

5. 血清高半胱氨酸和甲基丙二酸水平测定

用以鉴别和诊断叶酸和维生素 B_{12} 缺乏。血清半胱氨酸正常值为 5 ～ 16 μmol/L，叶酸缺乏或维生素 B_{12} 缺乏时均增高，可达 50 ～ 70 μmol/L。血清甲基丙二酸正常值为 70 ～ 270 nmol/L，仅见于维生素 B_{12} 缺乏时，其水平可增高至 3 500 nmol/L。

6. 维生素 B_{12} 吸收试验

用于诊断维生素 B_{12} 缺乏的病因。恶性贫血 IF 抗体阳性时，也应做维生素 B_{12} 吸收试验。方法：肌内注射维生素 B_{12} 1 000 μg，同时或 1 h 后口服 0.5 μCi ^{57}Co 标志的维生素 B_{12}。收集 24 h 尿液，测定尿中 ^{57}Co 维生素 B_{12} 的含量。正常人大于 8%，巨幼细胞贫血患者及维生素 B_{12} 吸收不良者小于 7%，恶性贫血患者小于 5%。在 5d 后重复此试验，同时口服 IF 60 mg，尿中 ^{57}Co 维生素 B_{12} 的排出量恢复正常，为 IF 缺乏导致的维生素 B_{12} 缺乏，否则是其他原因所致。在给患者服用抗生素 7 ～ 10 d 后该试验得以纠正，是由于肠道细菌过量繁殖，引起维生素 B_{12} 吸收障碍导致其缺乏。该试验受尿量影响，应于试验前测定肾功能并准确收集 24 h 尿液。

八、诊断与鉴别诊断

根据病史及临床表现，血常规呈大细胞性贫血（MCV 大于 100 fl），中性粒细胞分叶过度（5 叶者占 5% 以上或有 6 叶以上者）应考虑有巨幼细胞性贫血可能，骨髓细胞出现典型的巨幼型改变就可肯定诊断。

为进一步确定是叶酸缺乏还是维生素 B_{12} 缺乏，应做下列检查。

（一）血清及红细胞叶酸水平测定

血清叶酸水平小于 6.81 nmol/L、红细胞叶酸小于 227 nmol/L，应考虑叶酸缺乏。

（二）血清维生素 B_{12} 水平测定

如小于 74 pmol/L、红细胞叶酸小于 227 nmol/L，提示维生素 B_{12} 缺乏。

（三）血清甲基丙二酸水平测定

正常值为 70 ~ 270 μmol/L，在维生素 B_{12} 缺乏时增高。

（四）试验性治疗

如无条件做上述各项试验，可给患者试用口服叶酸或肌内注射维生素 B_{12} 共 10 d。如果是叶酸或维生素 B_{12} 缺乏，用药后患者的临床症状、血常规和骨髓检查会有改善。叶酸（或维生素 B_{12}）只对叶酸（或维生素 B_{12}）缺乏有效，可用这种方法进行两者之间的鉴别（表 3–3）。

表 3–3　叶酸和维生素 B_{12} 缺乏的鉴别

病史体征	叶酸缺乏	维生素 B_{12} 缺乏
缺乏原因	摄入不足，需要量增加补充不足	胃肠道疾病，内因子抗体
神经系统症状及体征	少见，多为末梢神经炎	多见，为脊髓后束与侧束联合病变
血清叶酸	↓	正常或↑
血清维生素 B_{12}	正常	↓
红细胞叶酸	↓	↓
血清甲基丙二酸	无	↑
维生素 B_{12} 吸收试验	正常	↓

注：↑表示增高，↓表示减低

九、治疗

（一）一般治疗

（1）治疗基础疾病，去除病因。

（2）加强营养知识教育，纠正偏食及不良的烹饪习惯。

（二）药物补充

（1）补充叶酸：口服叶酸 5 ~ 10 mg，每日 3 次，对胃肠道不能吸收的患者可肌内注射四氢叶酸钙 5 ~ 10 mg，每日 1 次，直至血红蛋白恢复正常。通常不需要维持治疗。

（2）维生素 B_{12} 缺乏：肌内注射维生素 B_{12} 100 μg，每日 1 次（或 200 μg，隔日 1 次），直至血红蛋白恢复正常。恶性贫血或胃全部切除者需终生采用维持治疗，每月 1 次，注射 100 μg。

维生素 B_{12} 缺乏伴有神经症状者对治疗的反应不一，有时需大剂量（每周 1 次性给予 500 ~ 1 000 μg），长时间（半年以上）的治疗。对于单纯维生素 B_{12} 缺乏的患者，不宜仅用叶酸治疗，否则会加重维生素 B_{12} 的缺乏，尤其要特别警惕单用叶酸使神经系统症状的发生和加重。

严重的巨幼细胞性贫血患者补充治疗以后，由于贫血恢复的过程中，大量血钾向新生的细胞内转移，会突然出现低血钾。对老年人和有心血管疾病、食欲差的患者应注意补充钾盐。

（3）一般患者在进行适当的治疗后可很快产生反应，临床症状迅速改善，神经系统症状恢复较慢或不恢复。网织红细胞一般于治疗后 5 d 升高，血细胞比容和血红蛋白渐增高，可在 1 ~ 2 个月内恢复正常。粒细胞和血小板计数及其他实验室检查常一般在 7 ~ 10 d 内恢复正常。

第三节　缺铁性贫血

缺铁性贫血是指由于体内储存铁消耗殆尽、不能满足正常红细胞生成的需要而发生的贫血。在红细胞的产生受到限制之前，体内的铁储存已耗尽，此时称为缺铁。缺铁性贫血的特点是骨髓及其他组织中缺乏可染铁，血清铁蛋白及转铁蛋白饱和度均降低，呈现小细胞低色素性贫血。

一、流行病学

缺铁性贫血在生育年龄的妇女和婴幼儿中发病较多。据 WH0 1985 年报告，全球约 30% 的人患有贫血，其中至少半数（即 5 亿 ~ 6 亿）为缺铁性贫血。在大多数发展中国家里约有 2/3 的儿童和育龄妇女缺铁，其中 1/3 为缺铁性贫血。在发达国家也有 20% 的育龄妇女及 40% 左右的妊娠妇女患缺铁性贫血。北京协和医院于 1986—1990 年对河北、陕西、广东三省 1 851 名 7 岁以下儿童的调查发现缺铁及缺铁性贫血的发生率分别为 49.0% 和 15.3%。

二、铁的代谢

铁是人体必需的微量元素，存在于所有细胞内。在体内除主要参与血红蛋白的合成与氧的输送外，还参加体内的一些生物化学过程，包括线粒体的电子传递、儿茶酚胺代谢及 DNA 的合成。此外，约半数参加三羧酸循环的酶和辅酶均含有铁或需铁的存在。如铁缺乏，将会影响细胞及组织的氧化还原功能，造成人体多方面的功能紊乱。

（一）铁的分布

人体内铁的分布如表 3–4。

表 3–4　正常人体内铁的分布

铁存在的部位	铁含量（mg）	占全部铁（%）
血红蛋白铁	2 000	67.0
储存铁（铁蛋白及含铁血黄素）	1 000（男）400（女）	27.0
肌红蛋白铁	130	3.5
易变池铁	80	2.2
组织铁	8	0.2
转运铁	3	0.1
	3221（男）2 621（女）	100

正常人体内铁的总量为 3 ~ 5 g（男性约为 50 mg/kg，女性约为 40 mg/kg）。其中近 2/3 为血红蛋白铁，与肌红蛋白、各种酶和辅酶因子中含的铁和血浆中运输的铁均是执行生理功能的铁。

1. 血红蛋白铁

血红蛋白的功能是将氧从肺运送到体内各组织中及将各组织中的二氧化碳运送到肺。血红蛋白铁约占体内全部铁的 67.0%。铁在血红蛋白中的重量约占 0.34%，每 2 mL 血约含 1 mg 铁。

2. 肌红蛋白铁

肌红蛋白铁约占全部铁的 4%。肌红蛋白的结构类似血红蛋白，见于所有的骨骼肌和心肌。肌红蛋白作为氧的储存所，保护肌细胞免受缺氧的损伤。

3. 转运铁

转运中的铁是全身量最少（总量为 4 mg）然而也是最活跃的部分。转铁蛋白（Tf）24 h 内至少转运 8 ~ 10 次。转铁蛋白是由肝细胞及单核—巨噬细胞合成的 β_1 球蛋白，相对分子质量约为（75 000 ~ 80 000）×10，其 678 个氨基酸序列已被阐明，基因位于 3 号染色体上。每个转铁蛋白可结合 2 个铁原子（Fe^{3+}）。正常情况下，仅 1/3 转铁蛋白的铁结合点被占据。血浆中所有转铁蛋白结合点构成血浆总铁结合力（TIBC）。转铁蛋白的功能是将铁输送到全身各组织，将暂不用的铁送到储存铁处。

4. 各种酶及辅酶因子中的铁

包括细胞色素 C、细胞色素 C 氧化酶、过氧化氢酶、过氧化物酶、色氨酸吡咯酶、脂氧化酶等血红素蛋白类以及铁黄素蛋白类，包括细胞色素 C 还原酶、NADH 脱氢酶、黄嘌呤氧化酶、琥珀酸脱氢酶和酰基辅酶 A 脱氢酶等。这部分铁虽然含量仅 6 ~ 8 mg，但对每一个细胞的代谢至关重要。这些酶的功能大多是可逆的转运或接受电子，是维持生命所需的重要物质。

5. 易变池铁

易变池铁指铁离开血浆进入组织或细胞间，短暂结合于细胞膜或细胞间蛋白的铁容量。正常人易变池中铁的含量为 80 ～ 90 mg，占全部铁的 2.2%。

6. 储存铁

包括铁蛋白和含铁血黄素。其功能是储存体内多余的铁，当身体需要时，仍可动用为功能铁。

铁蛋白为水溶性的氢氧化铁磷酸化合物与去铁蛋白结合而成，呈球形结构共 6 条通道使铁原子能出入，其内部可容纳 2 000 个铁原子。当铁最大饱和时其重量约为 800 000。去铁蛋白单体分重（H）型（分子量为 21 000）和轻（L）型（相对分子质量为 19 000）两种，混合组成去铁蛋白壳。H 型单体的去铁蛋白摄取铁较 L 型为快，但保留较少。血浆中、心脏及胎盘的去铁蛋白是以 H 型为主。L 型单体的去铁蛋白则相反，摄取铁较慢而保留较久，在肝及脾内的去铁蛋白主要是由 L 型单体组成。目前，人类铁蛋白的 H 型单体和 L 型单体的氨基酸序列均已被确定，其染色体位置分别在 11 号染色体及 19 号染色体上。铁蛋白的基因 DNA 位置也已阐明。

含铁血黄素是变性式聚合的铁蛋白，在显微镜下呈金黄色折光的颗粒或团块状，也可用瑞氏或普鲁氏蓝染色。含铁血黄素难溶于水，主要存在于单核—巨噬细胞中，其含铁量占其重量的 25% ～ 30%，如果含铁血黄素大量堆积于体内其他的组织内，会损伤各系统组织的功能。

（二）铁的吸收

正常情况下，人体铁主要来源于食物。多数食物中都含有铁，以海带、木耳、香菇、肝、肉类、血制品及豆类中较丰富。成年人每天应从食物中摄取 1 ～ 2 mg 铁（食物铁的含量应为 10 ～ 20 mg）。铁的吸收部位主要在十二指肠和空肠上段的黏膜。当缺铁时，空肠远端也可以吸收。

铁经肠黏膜上皮的吸收是主动的细胞内运转。但当口服大量铁剂时，铁也可被动地弥散进入肠黏膜，故在误服大量铁剂时，肠道对铁的吸收会失去控制而发生急性铁中毒。极少量的肌红蛋白或血红蛋白铁可被直接吸收。大部分的血红蛋白须先经血红素加氧酶分解成铁及四吡咯后才被吸收。非血红素铁以二价的铁离子（Fe^{2+}）形式或与铁螯合物结合（防止铁变成不易溶解的沉淀）而被吸收。这种与铁螯合物结合的铁在进入碱性环境中会重新解离出来而被吸收。

目前，对铁在肠道黏膜如何被吸收还不是十分清楚。一般认为食物进入肠道后，肠道黏膜细胞内的转铁蛋白分泌至肠腔内先与食物中的铁结合后，再与肠黏膜微绒毛上的转铁蛋白受体结合而进入肠黏膜细胞。在黏膜细胞内，Fe^{2+} 被铜蓝蛋白及其他亚铁氧化酶氧化为 Fe^{3+} 后，与细胞内的转铁蛋白结合，越过肠黏膜细胞膜进入毛细血管网，剩余部分铁与细胞内的去铁铁蛋白结合形成铁蛋白，存留于细胞中。3 ～ 5 天后随肠黏膜细胞的更新脱落而排出体外（图 3–1）。最近的研究认为，铁的吸收可能通过 DMT1（十二指肠金属转移蛋白，或 DCT1，十二指肠阳离子转移蛋白，负责将铁及其他重金属从肠腔转移到肠黏膜细胞内）及 HFE（位于十二指肠隐窝细胞膜上的转铁蛋白，与转铁蛋白受体结合存在，负责将铁从肠黏膜细胞转移到血浆）。

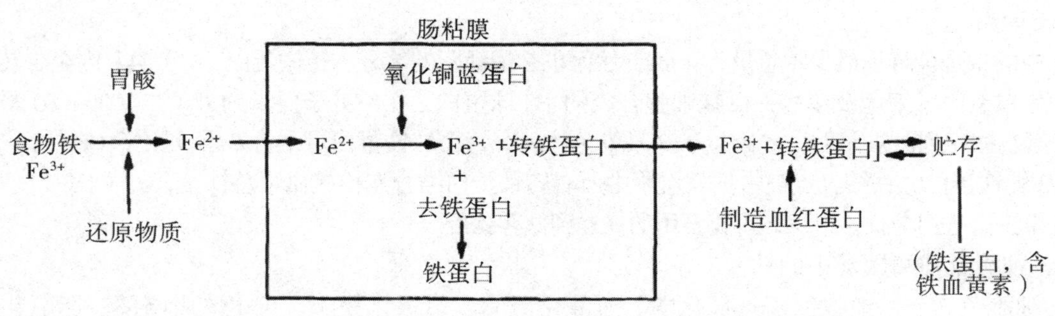

图 3–1 铁代谢示意图

影响铁吸收的因素有以下几点。

1. 体内铁储存量

当铁的储存量多时，血浆铁的运转率降低，铁的吸收减少。当铁缺乏时则相反，铁的吸收量增加。当红细胞生成的速度加快时，铁吸收也增加。体内铁储存量对肠黏膜的调节机制尚不清楚。目前的研究资料证实，血清铁浓度、转铁蛋白饱和度、血浆铁清除率及血浆红细胞生成素（EPO）水平均可能是体液调节因素。每个单独的因素均不足解释如何影响肠黏膜细胞铁的吸收量和吸收速度。估计如此精确的铁吸收调节是由多个体液因素来完成的。这些因素通过什么机制来影响铁的吸收也尚未阐明。

2. 胃肠道的分泌

铁在酸性环境中易于保持游离状态，利于被吸收。胃酸有利于食物中铁的游离。胃肠道分泌的黏蛋白及胆汁对铁有稳定和促进吸收的作用。碱性的胰腺分泌液中的碳酸氢盐可与铁形成不易溶解的复合物，不利于铁的吸收。但胰腺分泌的蛋白酶可使铁与蛋白分离，易被吸收。

3. 食物的组成

肉类食物中的肌红蛋白、血红蛋白经蛋白酶消化后，游离出的血红素铁可以直接进入肠黏膜细胞。蛋白质类食物分解后的氨基酸、酰胺及胺类均可与铁形成易于溶解的亚铁（Fe^{2+}）螯合物，使铁易被吸收，故在食谱中应有一定量的肉类，以利于铁的吸收。而蔬菜及谷类食物中的铁则多为高铁（Fe^{3+}），易与植物中的植酸、草酸、磷酸等结合形成不溶解的铁复合物，不易被吸收。

4. 药物的影响

还原剂如维生素 C、枸橼酸、乳酸、丙酮酸及琥珀酸等均可使 Fe^{3+} 还原成 Fe^{2+}以利于吸收。氧化剂、磷酸盐、碳酸盐及某些金属制剂（如铜、镓、镁）则延缓铁的吸收。

（三）铁的运转

进入血浆中的铁，与转铁蛋白结合后被带到骨髓及其他组织中去。血浆转铁蛋白是由肝细胞合成的 β_1 球蛋白，在血浆中的半衰期为 8 ~ 10.4 天。血中浓度为 2.5 g/L。转铁蛋白在氨基酸及碳酸盐的协同作用下，当 pH > 7 时才能与铁结合。每个转铁蛋白有两个结合铁的位点，可结合 1 个或 2 个铁离子（Fe^{3+}）。带高铁的转铁蛋白在幼红细胞表面与转铁蛋白受体结合，通过胞饮作用进入细胞内。在 pH 条件改变成酸性（pH=5）时，再度还原成 Fe^{2+}，与转铁蛋白分离。Fe^{2+}在线粒体上与原卟啉、珠蛋白合成血红蛋白，多余的铁以铁蛋白形式存干细胞内，可用亚铁氰化钾染成蓝色，这类幼红细胞称为铁粒幼细胞。与铁分离后的转铁蛋白及转铁蛋白受体接着被排出细胞外（图 3-2）。转铁蛋白回到血浆后可再度行使转运铁的功能。转铁蛋白携带的是单铁或双铁，钙离子、细胞的磷酸化、细胞膜的胆固醇含量均可影响转铁蛋白与转铁蛋白受体的结合。

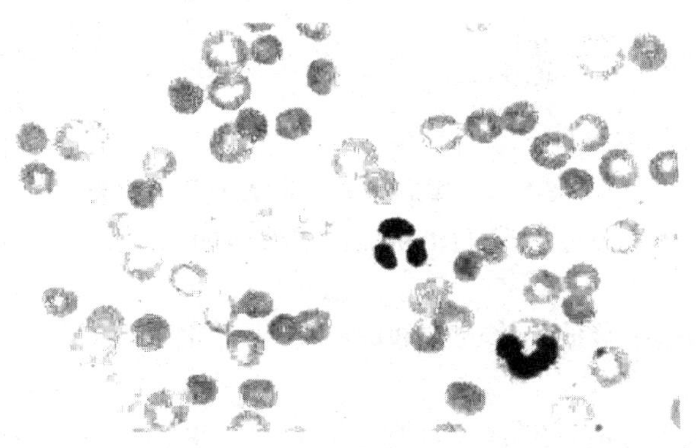

图 3-2 幼红细胞与铁结合及形成血红蛋白示意图

转铁蛋白受体（TfR）是一种细胞膜受体，在调节细胞铁的摄取中发挥着关键的作用，目前已可以用酶联法检测，是了解骨髓红系细胞增生的重要指标。正常人 80% 以上的 TfR 存在于骨髓红系细胞上，红系各阶段细胞所表达的 TfR 数各不相同。原红细胞上可有 800 000 个 TfR，到网织红细胞逐渐减少到每个细胞上只有 100 000 个，成熟红细胞上则无 TfR。TfR 是由二硫键联结的双链跨膜糖蛋白，相对分子质量约为 18 000。其基因位于第 3 号染色体的长臂。TfR 与转铁蛋白的亲和力与转铁蛋白所结合的铁原子数量和 pH 有关。当 pH 为 7.0 时，转铁蛋白结合两个铁原子时，TfR 对转铁蛋白的亲和力最大，

目前已知参与对 TfR 调节的因素有以下几种。

1. 细胞的分化状态

干细胞较少表达 TfR。BFU-E 和 CFU-E 所表达的 TfR 均较少，而 CFU-E 表达 TfR 较 BFU-E 为多。在细胞内出现血红蛋白合成后，TfR 明显增多，到红细胞成熟后，就全部消失。

2. 细胞内的血红素含量

在细胞内游离血红素含量增高时，可抑制 TfR 的表达；反之，则 TfR 的表达增加。

3. 细胞内的铁代谢

细胞内的铁调节蛋白（包括：铁反应元件结合蛋白 IRP-1，IRP-2，铁调节因子，铁抑制蛋白和 p90）为 mRNA 结合蛋白，能调节细胞内 TfR、铁蛋白和其他重要铁代谢蛋白。这些蛋白均已被离析、纯化和鉴定，氨基酸序列及基因定位已被确定。

当细胞内铁过多时，胞质内的铁调节因子（IRF）与 TfR mRNA 3´ 译区的铁反应元件（IRE）亲和力下降，TfR mRNA 的降解增加，细胞内 TfR mRNA 减少，TfR 合成减少，使细胞摄取铁减少；当细胞处于铁缺乏时，IRF 与 IRE 结合增强，使 TfR mRNA 稳定，不被降解，TfR mRNA 数量增加，TfR 合成增多，细胞摄取铁增加。

铁蛋白的合成也受 IRF（铁调节因子）的协调，当体内铁减少时，IRF 与铁蛋白 mRNA 上的 IRE（铁反应元件）结合，使铁蛋白 mRNA 停止运转，铁蛋白的合成减少（铁储存减少），以扩大细胞内铁的利用。反之，当体内铁过多时，铁蛋白的合成增加（图 3-3）。

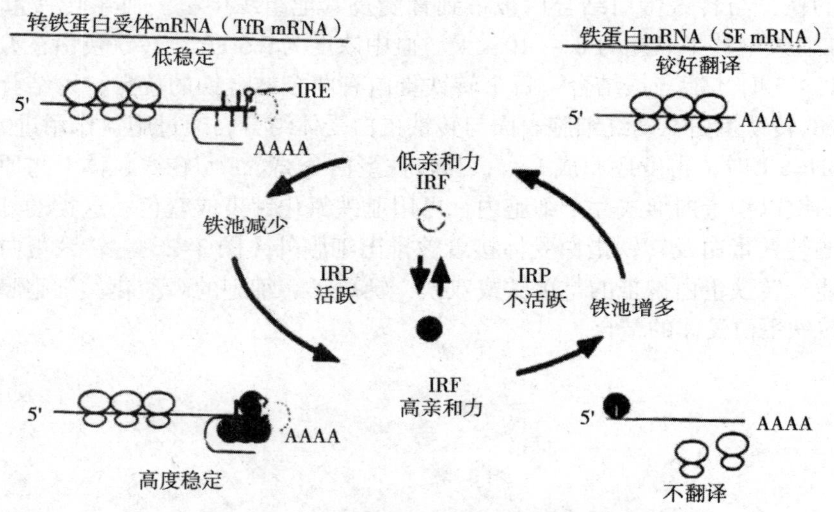

图 3-3 细胞内铁代谢的调节示意图

目前对 IRF 与 IRE 结合后如何稳定 TfR mRNA 免被降解以及细胞内铁如何调节 IRF 的机制尚不清楚。

红细胞衰老后，从红细胞中释放出来的铁 80% 以上可被重新再利用。

（四）铁的储存

铁以铁蛋白和含铁血黄素的形式储存在骨髓、肝和脾的单核巨噬细胞中。在铁代谢平衡的情况下，每天进入和离开储存池的铁量很少。铁蛋白的铁（Fe^{3+}）当机体需要时，先还原成 Fe^{2+}，与络合剂结合后，从铁蛋白中释放出来。当体内铁负荷过多时，则以含铁血黄素的形式存在。含铁血黄素内的铁是以缓慢而不规则的方式重新返回细胞内铁代谢循环。

巨噬细胞有两型：一是肺泡型，它吞噬红细胞后即改变其中铁的储存形式，但不能把铁返回血液循环。这些铁永久储存或从肠道排出；另一种是网状内皮细胞型，多存在于肝、脾等器官中，这类吞噬细胞在吞噬红细胞后，红细胞中的铁很快又进入血浆中。

（五）铁的排泄

铁每天主要随胃肠道上皮细胞、胆汁等排出，泌尿生殖道及皮肤、汗液、脱落细胞也可丢失极少量的铁，总量约为 1 mg。生育年龄妇女每天排出的铁为 1.5 ~ 2 mg。当体内铁负荷过多时，每天可排出 4 mg

的铁。而在缺铁时，铁的排泄可减少 50%。

三、病因

人体内的铁是呈封闭式循环的。正常情况下，铁的吸收和排泄保持着动态的平衡，人体一般不会缺铁，只在需要增加、铁的摄入不足及慢性失血等情况下造成长期铁的负平衡才致缺铁。造成缺铁的病因可分为铁摄入减少和丢失过多两大类（表 3–5）。

表 3–5 产生缺铁的原因

一、铁摄入减少
1. 膳食不足
2. 吸收减少
胃酸缺乏
胃部手术后
二、铁丢失增多
1. 胃肠道失血
肿瘤
胃、十二指肠溃疡
膈疝
胃炎（药物及毒素引起）
憩室炎
溃疡性结肠炎、局限性回肠炎
钩虫感染
痔
动静脉畸形
2. 月经过多
3. 多次献血
4. 多次妊娠
5. 慢性血管内溶血引起血红蛋白尿（如 PNH）
6. 遗传性毛细血管扩张症
7. 原发性肺含铁血黄素沉着症
8. 止血凝血障碍性疾病或服用抗凝剂 –

（一）铁摄入不足

成年男人及绝经后妇女每天铁的需要量约为 1 mg，生育年龄的妇女（2 ~ 3 mg）及生长发育的青少年（1.5 ~ 2 mg）铁的需要增多。如膳食中铁含量丰富而体内储存铁量充足，一般极少会发生缺铁。铁摄入不足最常见的原因是食物中铁的含量不足、偏食或吸收不良。食物中的血红素铁容易被吸收，且不受食物组成及胃酸的影响。非血红素铁则需要先变成 Fe^{2+}才能被吸收。蔬菜、谷类、茶叶中的磷酸盐、植酸、丹宁酸等可影响铁的吸收，如膳食中的结构不合理，容易造成铁摄入不足。

造成铁摄入不足的其他原因是药物或胃肠疾患影响了铁的吸收，某些金属如镓、镁的摄入，制酸剂中的碳酸钙和硫酸镁，溃疡病时服用的 H_2 受体抑制剂等，均可抑制铁的吸收。萎缩性胃炎、胃及十二指肠手术后胃酸减少影响铁的吸收等，均是造成铁摄入不足的原因。

（二）铁丢失过多

正常人每天从胃肠道、泌尿道及皮肤上皮细胞中丢失的铁约为 1 mg。妇女在月经期、分娩和哺乳时有较多的铁丢失。临床上铁丢失过多在男性常是由于胃肠道出血，而女性则常是由于月经过多。

胃肠道出血常见原因是膈疝、食管静脉曲张、胃炎（药物及毒素引起）、溃疡病、溃疡性结肠炎、痔、动静脉畸形、息肉、憩室炎、肿瘤及钩虫感染。酗酒、服用阿司匹林及类固醇和非类固醇消炎药者以及少见的血管性紫癜、遗传性毛细血管扩张症及坏血病等，也常会有胃肠道的小量慢性失血。

其他系统的出血，见于泌尿系肿瘤、子宫肌瘤、反复发作的阵发性睡眠性血红蛋白尿症和咯血、止血凝血障碍性疾病或服用抗凝剂等。

此外，妊娠期平均失血 1 300 mL（约 680 mg 铁）需每天补铁 2.5 mg。在妊娠的后 6 个月，每天需要补铁 3 ～ 7 mg。哺乳期铁的需要量增加 0.5 ～ 1 mg/d。如补充不足均会导致铁的负平衡。如多次妊娠则铁的需要量更要增加。

献血员每次献血 400 mL 约相当于丢失铁 200 mg。约 8% 的男性献血员及 23% 女性献血员的血清铁蛋白降低。如在短期内多次献血，情况会加重。

四、发病机制

铁是人体必需的微量元素，存在于所有生存的细胞内。铁除参与血红蛋白合成外，还参加体内的一些生物化学过程，如缺乏，将影响细胞的氧化还原功能，造成多方面的功能紊乱。

含铁酶的活性下降，影响细胞线粒体的氧化酵解循环。使更新代谢快的上皮细胞角化变性，消化系统黏膜萎缩，胃酸分泌减少。缺铁时，骨骼肌中的 2，3- 磷酸甘油脱氢酶减少，易引起运动后乳酸堆积增多，使肌肉功能及体力下降。含铁的单胺氧化酶对一些神经传导剂（如多巴胺、去甲肾上腺素及 5-羟色胺等）的合成、分解起着重要的作用。缺铁时，单胺氧化酶的活性降低，可使神经的发育及智力受到影响。缺铁时过氧化氢酶和谷胱甘肽过氧化物酶活性降低，易致细胞膜氧化损伤，红细胞的变形性差，寿命缩短。此外，缺铁时血小板的黏附功能降低，抗凝血酶Ⅲ和纤维蛋白裂解物增加，严重时可影响止血功能。

发育中的红细胞需要铁、原卟啉和珠蛋白以合成血红蛋白。血红蛋白合成不足造成低色素性贫血。

五、临床表现

缺铁性贫血的临床表现是由贫血、缺铁的特殊表现及造成缺铁的基础疾病所组成。

（一）贫血症状

贫血的发生是隐伏的。症状进展缓慢，轻症患者常能很好地适应，并能继续从事工作。贫血的常见症状是头晕、头痛、乏力、易倦、心悸、活动后气短、眼花、耳鸣等。

（二）非贫血症状

缺铁的非贫血症状表现：儿童生长发育迟缓或行为异常，表现为烦躁、易怒、上课注意力不集中及学习成绩下降。异食癖是缺铁的特殊表现，也可能是缺铁的原因，其发生的机制不清楚。患者常控制不住地仅进食一种“食物”，如冰块、黏土、淀粉等。铁剂治疗后可消失。

（三）缺铁的特殊表现

缺铁的特殊表现有：口角炎、舌乳突萎缩、舌炎，严重的缺铁可有匙状指甲（反甲），食欲减退、恶心及便秘。欧洲的患者常有吞咽困难、口角炎和舌异常，称为 Plummer-Vinson 或 Paterson-Kelly 综合征，这种综合征可能与环境及基因有关。吞咽困难是由于在下咽部和食管交界处有黏膜网形成，偶可围绕管腔形成袖口样的结构，束缚着食管的开口。常需要手术破除这些网或扩张狭窄，单靠铁剂的补充无济于事。

（四）体征

体征除皮肤黏膜苍白、毛发干枯、口唇角化、指甲扁平、失光泽、易碎裂外，约 18% 的患者有反甲，约 10% 的缺铁性贫血患者脾脏轻度肿大，其原因不清楚，患者脾内未发现特殊的病理改变，在缺铁纠正后可消失。少数严重贫血患者可见视网膜出血及渗出。

六、实验室检查

（一）血常规

呈现典型的小细胞低色素性贫血（MCV ＜ 80 fl、MCH ＜ 27 pg、MCHC ＜ 30%）。红细胞指数改变的程度与贫血的时间和程度相关。红细胞宽度分布（RDW）在缺铁性贫血的诊断中意义很难定，正常为 13.4 ± 1.2%，缺铁性贫血为 16.3%（或 ＞ 14.5%），特殊性仅为 50% ～ 70%。血片中可见红细胞染色浅淡，中心淡染区扩大，大小不一。网织红细胞大多正常或轻度增多。白细胞计数正常或轻度减少，分类正常。血小板计数在有出血者常偏高，在婴儿及儿童中多偏低。

（二）骨髓检查

骨髓检查不一定需要，除非是需要与其他疾患的贫血相鉴别时。骨髓涂片表现增生活跃，幼红细胞明显增生。早幼红及中幼红细胞比例增高，染色质颗粒致密，胞质少，血红蛋白形成差。粒系和巨核细胞系正常。铁粒幼细胞极少或消失。细胞外铁缺如。

（三）生化检查

1. 血清铁测定

血清铁降低 [< 8. 95 μmol/L（50 μg/dL）]，总铁结合力增高 [> 64.44 μmol/L（360 μg/dL）]，故转铁蛋白饱和度降低。由于血清铁的测定波动大，影响因素较多，在判断结果时，应结合临床考虑。在妇女月经前 2 ~ 3 天、妊娠的后 3 个月，血清铁和总铁结合力均会降低，但不一定表示缺铁。

2. 血清铁蛋白测定

血清铁蛋白低于 14 μg/L。但在伴有炎症、肿瘤及感染时可以增高，应结合临床或骨髓铁染色加以判断。缺铁性贫血患者骨髓红系细胞内及细胞外铁染色均减少或缺如。

3. 红细胞游离原卟啉（FEP）测定

FEP 增高表示血红素合成有障碍，用它反映缺铁的存在，是较为敏感的方法。但在非缺铁的情况如铅中毒及铁粒幼细胞贫血时，FEP 也会增高。应结合临床及其他生化检查考虑。

4. 红细胞铁蛋白测定

用放射免疫法或酶联免疫法可以测定红细胞碱性铁蛋白，反映体内铁储存的状况，如 < 6.5 ag/ 红细胞，表示铁缺乏。此结果与血清铁蛋白相平行，受炎症、肿瘤及肝病的影响较小是其优点。但操作较复杂，尚不能作为常规使用。

（四）其他检查

为明确贫血的病因或原发病，尚需进行：多次大便潜血、尿常规检查，必要时还应进一步做肝肾功能检查，胃肠 X 线检查、胃镜检查及相应的生化、免疫学检查等。

七、诊断及鉴别诊断

（一）诊断

仔细询问及分析病史，加上体格检查可以得到诊断缺铁性贫血的线索，确定诊断还须有实验室证实。临床上将缺铁及缺铁性贫血分为：缺铁、缺铁性红细胞生成及缺铁性贫血 3 个阶段。其诊断标准分别如下。

1. 缺铁或称潜在缺铁

此时仅有体内储存铁的消耗。符合下列（1）再加上（2）或（3）中任何一条即可诊断。

（1）有明确的缺铁病因和临床表现。

（2）血清铁蛋白 < 14 μg/L。

（3）骨髓铁染色显示铁粒幼细胞 < 15%，细胞外铁缺如。

2. 缺铁性红细胞生成

缺铁性红细胞指红细胞摄入铁较正常时为少，但细胞内血红蛋白的减少尚不明显。符合缺铁的诊断标准，同时有以下任何一条者即可诊断。

（1）转铁蛋白饱和度 < 15%。

（2）红细胞游离原卟啉 > 0.9 μmol/L 或 > 4.5 μg/g Hb。

3. 缺铁性贫血

红细胞内血红蛋白减少明显，呈现小细胞低色素性贫血。诊断依据包括以下几点。

（1）符合缺铁及缺铁性红细胞生成的诊断。

（2）小细胞低色素性贫血。

（3）铁剂治疗有效。

（二）鉴别诊断

主要与其他小细胞低色素性贫血相鉴别。

1. 珠蛋白生成障碍性贫血（海洋性贫血）

常有家族史，血片中可见多数靶形红细胞，血红蛋白电泳中可见胎儿血红蛋白（HbF）或血红蛋白 A_2（HbA_2）增加。患者的血清铁及转铁蛋白饱和度、骨髓可染铁均增多。

2. 慢性病性贫血

血清铁虽然降低，但总铁结合力不会增加或有降低，故转铁蛋白饱和度正常或稍增加。血清铁蛋白常有增高。骨髓中铁粒幼细胞数量减少，巨噬细胞内铁粒及含铁血黄素颗粒明显增多。转铁蛋白受体（TfR）正常或减少（缺铁性贫血时是增多的）。

3. 铁粒幼细胞性贫血

临床上不多见，好发于老年人，主要是由于铁利用障碍，常为小细胞正色素性贫血。血清铁增高而总铁结合力正常，故转铁蛋白饱和度增高。骨髓中铁颗粒及铁粒幼细胞明显增多，可见到多数环状铁粒幼细胞。血清铁蛋白的水平也增高。

八、治疗

（一）病因治疗

应尽可能地去除导致缺铁的病因，单纯的铁剂补充只能使血常规恢复。如对原发病忽视，贫血不能得到彻底的治疗。

（二）补充铁剂

铁剂的补充治疗以口服为宜，每天元素铁 150 ~ 200 mg 即可。常用的是亚铁制剂（琥珀酸亚铁或富马酸亚铁）。于进餐时或餐后服用，以减少药物对胃肠道的刺激。铁剂忌与茶同服，否则易与茶叶中的鞣酸结合成不溶解的沉淀，不易被吸收。钙盐及镁盐也可抑制铁的吸收，应避免同时服用。

患者服铁剂后，自觉症状可以很快地恢复。网织红细胞一般于服后 3 ~ 4 d 上升，7 d 左右达高峰。血红蛋白于 2 周后明显上升，1 ~ 2 月后达正常水平。在血红蛋白恢复正常后，铁剂治疗仍需继续服用，待血清铁蛋白恢复到 50 μg/L 再停药。如果无法用血清铁蛋白监测，则应在血红蛋白恢复正常后，继续服用铁剂 3 个月，以补充体内应有的储存铁量。

如果患者对口服铁剂不能耐受，不能吸收或失血速度快须及时补充者，可改用胃肠外给药。常用的是右旋糖酐铁或山梨醇铁肌内注射。治疗总剂量的计算方法是：所需补充铁 mg 数 =［150 – 患者 Hb（g/L）］×3.4（按每 1 000 Hb 中含铁 3.4 g）× 体重（kg）×0.065（正常人每 kg 体重的血量约为 65 mL）×1.5（包括补充储存铁）。上述公式可简化为所需补充铁的 mg =［150 – 患者 Hb（g/L）］× 体重（kg）×0.33。首次给注射量应为 50 mg，如无不良反应，第 2 次可增加到 100 mg，以后每周注射 2 ~ 3 次，直到总剂量用完。有 5% ~ 13% 的患者于注射铁剂后可发生局部肌肉疼痛，淋巴结炎、头痛、头晕、发热、荨麻疹及关节痛等，多为轻度及暂时的。偶尔（约 2.6%）可出现过敏性休克，会有生命危险，故给药时应有急救的设备（肾上腺素、氧气及复苏设备等）。

北京协和医院曾对各类铁剂（口服剂，缓释剂及肌内注射剂）治疗后血清铁蛋白恢复到正常所需的天数进行了比较，口服琥珀酸亚铁片，口服硫酸亚铁缓释片及肌内注射右旋糖酐铁的结果分别是：94.1 ± 7.9 d，99.9 ± 12.6 d 及 116.3 ± 21.6 d，故认为治疗缺铁性贫血应首先选用口服铁剂，疗程应在 3 个月以上。

如果治疗一个月后血红蛋白上升不满意，应该检查原因。治疗失败的原因常为：①诊断错误：贫血不是由缺铁所致。②合并慢性疾病（如感染、炎症、肿瘤或尿毒症等）干扰了铁剂的治疗。③造成缺铁的病因未消除，铁剂的治疗未能补偿丢失的铁量。④同时合并有叶酸或维生素 B_{12} 缺乏，影响血红蛋白的恢复。⑤铁剂治疗中的不恰当（包括每天剂量不足，疗程不够，未注意食物或其他药物对铁吸收的影响等）。

九、预后

缺铁性贫血的预后取决于原发病是否能治疗。治疗原发病、纠正饮食习惯及制止出血后，补充铁剂治疗可使血红蛋白较快地恢复正常。

十、预防

缺铁性贫血大多是可以预防的。主要是重视营养知识教育及妇幼保健工作，如改进婴儿的喂养，提倡母乳喂养和及时添加辅食，妊娠及哺乳期妇女适当补充铁剂等；在钩虫流行区应进行大规模的寄生虫防治工作；及时根治各种慢性消化道出血的疾病等。

第四章

白血病

第一节　急性早幼粒细胞白血病

急性早幼粒细胞白血病（APL）是急性髓系白血病（AML）的一种特殊类型，被 FAB 协作组定为急性髓细胞白血病 M_3 型。

一、病因和发病机制

该疾病的发病可能与环境因素、物理因素、化学因素等相关。APL 是白血病中对诱导分化治疗反应较好的一种类型，这与 APL 细胞中表达的维 A 酸受体（RARα）融合蛋白诱导的染色质的改变有关。已报道的 APL 的 5 种染色体易位均累及 17 号染色体上的 RARα 基因。该基因全长 39 398 bp，包含 9 个外显子和 8 个内含子。t（15；17）易位见于绝大多数 APL 患者。PML 正常位于一个称为 POD（PML oncogenic domain）的结构（又称核小体多蛋白核器）中。近来的研究认为，PML 通过转录共激活作用，具有抑制肿瘤生长的活性，在多种凋亡途径中 PML 也可能起重要作用。在 M_2 型 AML（急性早幼粒细胞白血病）中，17 号染色体上的 RARα 与 15 号染色体上的 PML 相互易位即发生 t（15；17）（q22；q21）PML 和 RARα 的相互易位而造成以下后果。

（1）PML-RARα 融合蛋白通过显性负抑制作用抑制早幼粒细胞分化成熟。

（2）PML 去定位形成上百个细小颗粒分布在核及胞质中，使 POD 的结构破坏，PML 的正常抑制增殖和促凋亡功能发生障碍导致细胞增殖，凋亡减少。

（3）RARα 正常时能与转录共抑制复合物（N-CoR/Sin3a/HDAC-1）（N-CoR：核受体共抑制物。HDAC：组蛋白去乙酰化酶）结合，在生理剂量的维 A 酸作用下，RARα 可以与共抑制复合物解离，起转录激活作用，即激活所调节的靶基因 PML-RARα，促进 RARα 与共抑制复合物的结合，抑制 RARα 所调节的靶基因，从而抑制早幼粒细胞的分化成熟，并使其增殖引起 M_3 型 AML，在治疗剂量下 ATRA 可降解 PML-RARα。此外，ATRA 还可使共抑制复合物与 RARα 分离，进而募集共激活复合物，包括 CBP/P300、P/CAF、Nc oA-1/SRC-IP/CIF 等蛋白质，其中 CBF/P300 和 P/CAF 有强烈的组蛋白乙酰化酶活性，可使组蛋白、乙酰化组蛋白乙酰化后，转录激活靶基因的功能，恢复早幼粒细胞至分化成熟。1% ~ 2% 的 APL 有变异型 t（11；17）（q23；q21），它使 11 号染色体上的早幼粒细胞白血病锌指基因（PLZF）与位于 17 号染色体上的 RARα 基因融合。据报道，t（11；17）（q23；q21）APL 发病可能需要 RARot-PLZF 融合蛋白发挥相应的作用，t（11；17）（q23；q21）APL 对 ATRA 不敏感。更少见的变异性染色体易位有 t（5；17）（q35；q21）。它可导致 NPM 与 RARα 基因融合；t（11；17）（q13；q21）产生 NuMA-RARα 融合基因；dup（17）（q21.3 ~ q23）产生 STAT5b-RARα 融合基因。前两种易位的患者对 ATRA 敏感，但 ATRA 对 STAT5b-RARα 融合基因阳性患者无效。APL 融合基因的致白血病作用已在转基因动物模型得到证实。hMRP8 或人组织蛋白酶 G 微基因调控下表达 PML-RARα 的 hCG-PML-RARα 转基因小鼠在出生后约 1 年发生 APL 样白血病，而 hCG-PLZF-

RARα 转基因小鼠在出生后 3 ~ 12 个月发生慢性粒细胞白血病样病变，伴骨髓内早幼粒细胞增多；同时表达 PLZF-RARα 和 RARα-PLZF 的转基因小鼠发生类似人类的 APL； NPMR-ARa 转基因小鼠在出生后 1 年出现典型 APL 或慢性粒细胞白血病样病变。

二、临床表现

急性早幼粒细胞白血病的临床表现：正常骨髓造血功能衰竭相关的表现，如贫血、出血感染；白血病细胞的浸润有关的表现，如肝大、脾大和淋巴结增大、骨痛等。除一般白血病表现外，APL 患者还具有一些特殊表现，其最显著的临床表现为出血倾向，如皮肤瘀斑、鼻出血，牙龈出血、咯血、消化系统出血，最严重的是颅内出血。出血是 APL 早期死亡主要原因，有 10% ~ 20% 的患者死于早期出血，其中弥散性血管内凝血（DIC）的发生率高是出血的主要原因，大约 60% 的患者发生 DIC。

初诊的 APL 患者发生白血病细胞髓外浸润者少见，但随着目前有效治疗手段的出现，APL 患者生存期明显延长，发生髓外浸润的概率也随之增加。而 APL 患者复发的主要原因是中枢神经系统白血病细胞浸润，因此需要定期进行鞘内注射化疗药。

三、辅助检查

1. 外周血计数检查

APL 典型的血常规显示贫血，白细胞计数常为（3.0 ~ 15.0）$\times 10^9$/L，如外周血白细胞计数大于 10×10^9/L，称为高白细胞血症，治疗风险大，预后差，该类型主要见于 M_{3V} 型。APL 血小板大多减少，常表现为全血减少。

2. 细胞形态学检查

外周血涂片可见较多异常早幼粒细胞和其他阶段幼稚细胞，合并 DIC 时可发现红细胞碎片。

3. 骨髓检查

以异常的颗粒增多的早幼粒细胞增生为主，比例大于 30%，多数大于 50%，且细胞形态较一致。原始细胞在以下各阶段都较少，细胞核形态多不规则，有内外浆，外浆中无颗粒，内浆中有大小不均的颗粒，根据颗粒的大小可分为如下两种。

（1）M_{3a}（粗颗粒型）：胞质中充满粗大的嗜苯胺蓝颗粒，且密集融合分布。

（2）M_{3b}（细颗粒型）：胞质中嗜苯胺蓝颗粒细小，而密集分布。

4. 细胞免疫学检查

白血病细胞表面表达 CD33 且呈强阳性，CD13 表达具有异质性，往往表达不均一，而 HLA-DR 及 CD34 阴性，CD15 常为阴性或有弱表达，但不与 CD34 共表达，常伴有 CD2 和 CD9 的表达。

5. 细胞遗传学及分子生物学检查

98% 的 APL 患者有染色体异常，t（15；17）（q22；q21），少数为 t（11；17）（q23；q21）、t（5；17）（q35；q21）、t（11； 17）（q12； q21）或 l7q11 ~ l7q21 的中间缺失。它们的分子生物学基因分别是 PML-RARα、PLZF-RARα、NPM-RARα、NuMA-RARα 和 STAT5b-RARα。

6. 其他检查

由于 APL 细胞破坏释放促凝物质引发 DIC，因此出凝血时间、凝血因子 I 含量、纤溶酶原含量及活性 ATPP（活化部分凝血活酶时间）、PT（凝血酶原时间）均为阳性。如 3P 阳性、纤维蛋白降解产物（FDP）阳性及 D- 二聚体阳性可以诊断纤溶系统亢进。

7. 生化及电解质检查、肝肾功能检查。

四、诊断

APL 患者的临床治疗较为特殊，因此及时、正确的诊断尤为重要。根据患者临床表现、血常规、骨髓检查（有典型的早幼粒细胞及柴捆样的棒状小体）PML-RARα 融合基因、t（15；17）（q22；q21）染色体改变、骨髓免疫分型检查即可诊断为急性早幼粒细胞白血病。对于 APL 诊断，较为重要的实验室检查指标有以下四个。

（1）骨髓细胞学检查中骨髓中的颗粒增多的异常早幼粒细胞增多，占非红系 30% 以上，如有 t（15；17）或者 PML-RARα 基因，骨髓中的早幼粒细胞可小于 30%。

（2）白血病细胞免疫表型检测主要表现为常表达 CD33、CD13 等髓系抗原，CD15、HLA-DR 和 CD34 常为阴性，常有 CD2、CD9 共表达。

（3）细胞遗传学检测可见特异的染色体易位或融合基因，如特异性 t（15；17）（q22；q21）或其他变异型，如 t（11；17）（q23；q21）、t（11；17）（q13；q21）、t（5；17）（q35；q21）、del（17）。

（4）分子生物学检测可见到 PML-RARα 基因（FISH）及其转录本（QT-PCR/Q-PCR）或融合蛋白（PML 抗体进行的直接免疫荧光检测 PML 癌基因结构域形成的弥漫性的微颗粒荧光），或者可以检测到变异型 PLZF-RARα 基因、NuMA-RARα 基因、NPM-RARα 基因、STAT5b-RARα 基因。

以上四个指标中，符合（1）和（3）条或（1）和（4）条者即可诊断为 APL

危险度分层：根据发病时白细胞数及血小板数将 AML-M3 分为标危组、中危组及高危组。白细胞计数大于 10×10^9/L，定为高危组；白胞计数低于 10×10^9/L，且血小板计数低于 10×10^9/L，定为中危组；白细胞计一数低于 10×10^9/L，血小板计数高于 10×10^9/L 定为标危组。

五、鉴别诊断

根据以上诊断标准，APL 诊断一般不困难，但是对于一些特殊情况必须进行鉴别诊断，以免误诊。

（1）伞血减少的疾病，应仔细阅读外周血和骨髓涂片，以免误诊为 MDS 或再生障碍性贫血等。

（2）APL 形态易与急性单核细胞白血病（AMML）相混淆，特别是胞质颗粒减少的 M_{3V}。APL 的核常扭曲、折叠或呈分叶状，我国过去称其为“脏单核细胞”，但 M_{3V} 的少数白血病细胞仍具有典型的 M_3 形态特点，也可以有柴束状 Auer 小体，POX、SBBH 和 CE 染色叫显强于 AMML。AMML 的 NES 染色常为阳性，且可被氟化钠抑制，而仅有 15% ~ 20% 的 APL NES 染色呈弱阳性。

（3）APL 的其他形态，如 t（11；17）常无 Auer 小体，可见假 Pelger-Huet 核细胞增多，MPO 阳性，t（15；17）复发时细胞形态也不典型，可能与获得性其他染色体异常有关。

（4）具有典型 APL 形态学表现而遗传学和分子生物学阴性者，一种情况是由于凝血机制异常，抽髓时易出现凝固，进行遗传学检查时分裂象少或染色体结构微小异常而导致假阳性，同时 PML-RARα 基因假阴性；另外一种情况是，可能存在目前尚未认识的变异性 APL。

（5）需要与急性髓系 / 自然杀伤细胞白血病（MNKL）鉴别。MNKL 的临床特点：骨髓细胞形态为相对成熟的髓系特点，类似 APL，表现为细胞体相对较大，大小不一，胞核不规则，核仁明显，胞质染色较浅，嗜苯胺蓝颗粒不明显或较多。细胞 MPO 阳性，免疫表型为 HLA-DR 阴性，而 CD56 阳性、CD16 阴性。

六、治疗

1. 明确诊断

具有典型的 APL 细胞形态学表现，细胞遗传学检查 t（15；17）阳性，或分子生物学检查 PML-RARα 融合基因阳性（或少见的 PLZF-RARα、NPM-RARα、STAT5b-RARα 融合基因）。

2. 诱导治疗

初治 AML 患者一旦怀疑 APL 即应尽早开始全反式维 A 酸（ATRA）治疗，遗传学检查未能证明为 APL 时调整治疗，按一般 AML 进行治疗。

APL 的诱导治疗方案主要分为两类：① ATRA 和以蒽环类 [包括去甲氧柔红霉素（IDA）、柔红霉素（DNR）等为主的化疗]；②不能耐受以蒽环类为基础化疗者，给予 ATRA+ 砷剂 [如三氧化二砷（ATO），口服砷剂] 治疗。

APL 诱导治疗中的骨髓检测问题：ATRA 的诱导分化作用可以维持较长时间，在诱导治疗后较早地评价骨髓可能不能反映实际情况。因此，骨髓评价一般在第 4 ~ 6 周，血细胞遗传学一般正常；分子学缓解一般在巩固治疗 2 个疗程后判断。

3. APL 完全缓解后患者的巩固治疗

（1）ATRA+ 蒽环类药物达完全缓解者予以蒽环类药物（包括 IDA、DNR 等）为主的化疗，坚持 2 个疗程，每疗程同时予以 ATRA 1 ~ 2 周。高危组患者巩固治疗时使用中大剂量阿糖胞苷（Ara-C ≥ 1 g/m^2）或 ATO 可提高疗效。

（2）ATRA + 砷剂达完全缓解者予以 ATRA + 砷剂（如 ATO，口服砷剂）巩固治疗 6 个疗程。

4. APL 初始诱导失败患者的治疗

（1）ATRA- 蒽环类药物诱导失败者可选择：①砷剂（如 ATO，口服砷剂）再诱导治疗；③异基因造血干细胞移植。

（2）ATRA- 砷剂诱导失败者可选择：①加入临床试验；②异基因造血干细胞移植；③ CD33 单克隆抗体（GO）。

5. APL 完全缓解患者的巩固后治疗

采用 PCR 方法检测患者骨髓细胞的融合基因（主要是 PML-RARα），证实是否达到分子水平缓解。

（1）融合基因阴性者（分子学缓解），予以 ATRA ± 巯嘌呤（6-MP）+ 甲氨蝶呤（MTX），维持治疗 1 ~ 2 年。2 年内每 3 个月检测融合基因，融合基因持续阴性者，继续维持治疗。

（2）融合基因转阳性者，4 周内复查核实。复查阴性者，继续维持治疗；确实阳性者，按复发处理。

6. 首次复发 APL 患者的治疗

首次复发 APL 患者一般采用砷剂进行再诱导治疗。

（1）达二次缓解（细胞形态学）者进行融合基因检测。融合基因阴性者：行自体造血干细胞移植；不适合移植者砷剂巩固治疗 6 个疗程。融合基因阳性者：行异基因造血干细胞移植；加入临床试验；给予 CD33 单克隆抗体治疗。

（2）再诱导未缓解者，给予 CD33 单克隆抗体治疗。此后，可加入临床试验，或行异基因造血干细胞移植挽救性治疗。

7. 中枢神经系统白血病（CNSL）的预防

诊断时高白细胞计数患者、复发患者发生 CNSL 的风险增加，对这些患者应进行预防性鞘内注射治疗。

8. 维 A 酸治疗及维 A 酸综合征的处理

维 A 酸是一类视黄醇（即维生素 A）的衍生物，应用于 APL 的维 A 酸为全反式维 A 酸（ATRA），国外也有用 13- 顺式维 A 酸。关于用于 APL 的剂量，初诊患者通常为 ATRA 45 mg/（m^2·d），但临床试验发现，ATRA 采用 2.5 mg/（m^2·d），在疗程小变的情况下，完全缓解率相同而不良反应相对减少。

ATRA 治疗时，尤其是诱导治疗过程中，可见皮肤、黏膜干燥，高甘油三酯血症，头痛、骨痛或关节痛，消化道症状或转氨酶增高等不良反应。最严重的不良反应是维 A 酸综合征（RAS），发生率为 15% ~ 25%，主要表现为发热、呼吸窘迫和肺浸润，其他不良反应有体重增加、身体下垂部位水肿、胸膜渗液、肾功能损害，偶见心包积液、心力衰竭或低血压。RAS 中位发生时间为治疗后 7（2 ~ 21）日，病死率一般低于 2.5%。部分患者因严重的呼吸困难需机械辅助通气治疗，死亡的主要原因是呼吸衰竭，尸解可见弥漫性肺间质粒细胞浸润。RAS 的发作可能与 ATRA 诱导大量白血病细胞分化或细胞因子的大量释放有关。多数患者发生 RAS 前外周血白细胞计数明显增高，中位数白细胞计数为 31×10^9/L，但也有患者白细胞不增高。白细胞分选去除、停用 ATRA 或改用联合化疗均不能使 RAS 病情逆转，但及时应用大剂量糖皮质激素，如地塞米松 10 mg 静脉注射，每日 2 ~ 4 次，连用 3 日，可使 3/4 的患者症状迅速好转。因此，ATRA 治疗时应注意观察病情变化，如出现发热、呼吸困难等，立即怀疑 RAS，一般应停用 ATRA，给予大剂量糖皮质激素治疗，等症状消失后再继续用 ATRA 治疗，此后患者一般不会再出现 RAS 的表现。欧洲 APL 协作组报道采用 ATRA 联合化疗可明显降低 RAS 的发生率。

七、预后

APL由于早期合并DIC，出血导致的早期病死率比较高，若能避免早期死亡则预后良好，多可治愈，目前急性白血病长期无病生存的几乎均是急性早幼粒细胞白血病患者。

第二节　急性淋巴细胞白血病

急性淋巴细胞白血病（ALL）是一种骨髓和淋巴组织中不成熟淋巴细胞在体内异常增生和聚集，正常造血被取代，并侵袭其他器官和系统（如肝、脾等），使患者出现贫血、感染、出血和浸润等临床症状的一种恶性血液病，属于急性白血病的一种类型。

根据美国1973—1996年间SEER的资料，淋巴细胞白血病占全部白血病的47%（急性占17.3%）。急性淋巴细胞白血病的发病高峰为0～9岁，之后于30岁前随年龄增长，发病率下降。1974—1976年与1989—1995年各类型白血病的生存情况均有所改善，其中ALL患者的差别最显著：0～14岁儿童5年相对生存率为81.1%，65岁以上人群仅为5.8%。故有成人急性淋巴细胞白血病和儿童急性淋巴细胞白血病诊疗之分。

一、病因和发病机制

（一）病因

急性淋巴细胞白血病的明确病因至今不明，但目前较一致的意见认为，其病因研究实际上是危险因素的研究。急性淋巴细胞白血病发生相关危险因素归纳起来可分为三大类，即生物因素、物理因素和化学因素。

1. 生物因素

多方面证据表明，遗传因素在白血病发生中起重要作用，另外还有家族聚集倾向；另有研究证明，反转录病毒与白血病的发生相关联；最后有报道，免疫缺陷或免疫抑制可增加患白血病的风险。

2. 物理因素

主要是放射线与白血病的发生息息相关。

3. 化学因素

如药物应用史、职业环境、环境因素、饮酒、吸烟等不良生活习惯。

（二）发病机制

研究表明，白血病发病机制与白血病干细胞有关，白血病干细胞是白血病的起始和维持细胞，现有证据显示，具有自我更新能力的白血病干细胞存在于$CD34^+$ $CD38^-$的细胞群。白血病的发生是多个基因突变，多种机制参与的。其中，与ALL相关的主要有以下四个方面。

1. 细胞分子遗传学异常

（1）E2A基因重排：E2A基因重排，如t（1；19）（q23；p13）发生在5%～6%的儿童ALL和更小比例的成人前B-ALL中。t（1；19）易位使位于19p13的E2A和1q23上的PBX1相融合。t（17；19）是一种少见的同样涉及E2A的染色体易位，与早期前B-ALL有关，具有易发生弥散性血管内凝血的临床特点。

（2）C-myc过度表达：C-myc过度表达可见于FAB的L3型ALL。

（3）T-ALL转录因子突变。

（4）ABL基因异常：t（9；22）（q34；q11）染色体易位成为Ph染色体。5%儿童ALL及15%～30%成人ALL伴有t（9；22）。Ph染色体为9号染色体长臂上的ABL基因与22号染色体上的BCR基因发生融合。这是人类白血病染色体易位中发现的第一个融合基因。

2. 表观遗传学异常

不改变DNA核苷酸序列，而对基因表达水平进行调控的机制称为表观遗传学，主要包括四种：

① DNA 甲基化，在 ALL 患者发现了存在 p57KIP2 和 p21WAF1 的甲基化，且后者的甲基化提示预后不良；②组蛋白共价修饰；③核小体重塑；④ MicroRNA。

3. 反转录病毒与成人 T 细胞白血病的发生相关。

4. 人类基因多态性与白血病的发生也相关

影响白血病发生的内在因素大体上分为两大类：一类是参与化学毒物代谢的各种酶类，如细胞色素 P450 和谷胱甘肽 S 转移酶等；另一类是致癌毒物存在时参与细胞对这些毒物及毒物的损伤进行反应的各种蛋白质，如 p53、DNA 修复的蛋白和 MDR1 等。

二、临床表现

ALL 患者起病一般急骤，往往以感染、出血、骨痛等为首要表现，起病慢时则以贫血为主，进行性加重，主要与白血病细胞无控性增殖引起骨髓正常造血受抑制和髓外组织器官浸润有关。

常见的症状和体征有以下几个方面。

1. 发热和感染

疾病本身起病时多有感染，化疗后的骨髓抑制期感染也很常见。感染部位多样，以口腔、牙龈、鼻咽、肺、消化道、肛门及泌尿系统等开放部位为主，也可迅速发展为菌血症或败血症。白细胞减少、中性粒细胞功能异常、皮肤黏膜屏障功能减低、长期使用广谱抗生素导致菌群失调、自身免疫功能低下和应用免疫抑制剂增加感染机会等是引起感染的主要原因。以细菌感染最为多见，也可合并真菌感染及病毒感染。

2. 出血

主要为皮肤和黏膜出血，也可见消化道、呼吸道、泌尿系统、眼底甚至中枢神经系统出血，严重时威胁生命。血小板减少和功能异常、凝血异常和血管壁白血病细胞浸润等是引起出血的主要原因。

3. 贫血

少数患者早期可无贫血，但随着疾病进展，必然发生红细胞、血红蛋白进行性减少。化疗期间可出现短暂贫血，表现为头晕、乏力、苍白、耳鸣、心悸、胸闷、消化不良等，严重时可见双下肢水肿。主要原因是白血病细胞浸润和化疗致骨髓红细胞造血抑制，失血、溶血、造血原料缺乏和 EPO 生成减少等也可加重贫血。

4. 肝脾大、淋巴结增大及胸腺增大

肝大、脾大见于 70% 以上的 ALL，ALL 常有淋巴结和胸腺增大，胸腺增大见于 7% ~ 10% 的儿童和 15% 的成人患者，并可引起上腔静脉阻塞综合征。

5. 皮肤损害

ALL 仅 1% 有皮肤浸润，也可见瘀斑、荨麻疹、瘙痒和多形性红斑等非特异性皮肤损害，还可有皮肤疖、痈、丹毒、蜂窝织炎或疱疹等皮肤感染性表现。

6. 中枢神经系统及神经根浸润

ALL 的中枢神经系统浸润明显多于 AML，儿童多于成人。约 1/3 的儿童 ALL 初诊时有中枢神经系统白血病（CNSL），以 Burkitt 淋巴瘤或白血病和 T 系 ALL 多见。病程中如未经 CNSL 预防，70% 以上的 ALL 可出现 CNSL，轻者无症状或仅有轻微头痛，重者可出现头痛加剧、喷射性呕吐、视物模糊和精神改变，甚至发生脑疝，出现呼吸和心血管中枢抑制等。腰椎穿刺检查可发现脑脊液压力升高，白细胞计数和蛋白质增加，糖和氯化物可减低. 还可能发现白血病细胞。

7. 骨和关节疼痛

体格检查常可出现胸骨压痛，骨和关节疼痛在 ALL 多于 AML，尤以儿童 ALL 多见，甚至成为初诊时的主要表现。骨和关节疼痛与白血病细胞大量增殖致骨髓腔内压力增高和白血病侵蚀骨实质、骨膜和关节腔有关。

8. 白血病各器官浸润

白血病各器官浸润，如消化道、口、眼、耳、鼻、乳腺、心血管、泌尿生殖系统等。

9. 电解质及代谢紊乱

大量白血病细胞破坏可致高尿酸血症，大量尿酸盐结晶可损害肾小管和输尿管，引起急性肾衰竭，应及时给予水化、碱化和别嘌醇治疗。

三、诊断与分型

（一）ALL 基本诊断依据

1. 临床症状和体征

有发热、苍白、乏力、出血、骨关节疼痛、有肝大、脾大、淋巴结增大等浸润灶表现。

2. 血常规改变

血红蛋白及红细胞计数降低，血小板减少、白细胞计数增高、正常或减低，分类可发现不等数量的原、幼淋巴细胞或未见原、幼淋巴细胞。

3. 骨髓形态学改变

骨髓形态学改变是确诊本病的主要依据。骨髓涂片中有核细胞大多呈明显增生或极度增生；仅少数呈增生低下，均以淋巴细胞增生为主，增生的有核细胞主要是原始和幼稚淋巴细胞，它们必须达到20% 才可确诊为 ALL。除了对骨髓涂片做瑞特染色分类计数并观察细胞形态改变外，还应该做过氧化酶（POX）、糖原（PAS）、非特异性酯酶（NSF）和酯酶氟化钠（NaF）抑制试验等细胞化学染色检查，以进一步确定异常细胞性质并与其他类型的白血病相鉴别。不同于 AML。ALL 缺乏特异性细胞化学染色检查. POX、SB 染色在 ALL 为阴性，可用于与 AML 的鉴别，非特异性酯酶阴性，可以和急性单核细胞白血病鉴别。ALL 过碘酸—雪夫染色（PAS）反应阳性. 形态多为粗大颗粒，或呈小珠状、团块状，但 PAS 染色特异性不强，在红白血病和其他类型白血病中也可以为阳性。末端脱氧核苷酸转移酶（TdT，一种核酶，住所有不成熟淋巴细胞和少数髓系祖细胞中表达）可用于 Burkitt 白血病与其他亚型 ALL 的鉴别。骨髓活体组织检查可辅助诊断，尤其是发生在骨髓穿刺干抽时，骨髓活体组织检查意义更大。

4. 电镜检查

随着现代试验技术的进步，电镜在 ALL，诊断中的地位已下降。目前仅仅用于与急性巨核细胞白血病（ANLL-M_7）相鉴别，后者在电镜下血小板过氧化酶阳性。

5. 免疫学检查

由于使用方便、诊断准确，目前流式细胞仪检测已成为首选的鉴别细胞系的方法。根据免疫表型，ALL 分为前体 B 细胞（precursor-B-cell）ALL 成熟 B 细胞（mature-B-cell）ALL 和 T 细胞（T-lineage）ALL。详见 MICM 分型诊断。

（二）MICM 分型诊断

除了临床及细胞形态学（morphology，M）诊断之外，还应该用单克隆抗体做免疫分型（immunophenotypc，Ⅰ）及细胞遗传学（cytogenetics，C）检查，即 MIC 分型诊断，尽可能做分子遗传学 / 融合基因（molecular genetics，M）检测，即 MICM 分型。最低标准应进行细胞形态学、免疫表型检查，以保证诊断的可靠性。骨髓中原始和幼稚淋巴细胞比例达到 20% 以上才可以诊断为 ALL。具体分型如下。

1. 细胞形态学分型

淋巴细胞型按 FAB 分型标准分为 L_1 L_2 和 L_3 型，但 L_1、L_2 型之间已不具有明显的预后意义。

2. 免疫分型

免疫分型分为 T 型、B 型两大系列。免疫分型应采用多参数流式细胞术. 最低诊断分型建议参考 EGIL 标准（表 4-1），同时应参考欧洲白血病免疫学分型协作组（EGIL）诊断标准以排除混合表型急性白血病（表 4-2）。

表 4-1　欧洲白血病免疫学分型协作组（EGIL）急性淋巴细胞白血病的免疫学分型（1998）

1.B 系 ALL（CD19、CD79a、CD22 至少两个阳性）	
早期前 B-ALL（B-Ⅰ）	无其他 B 细胞分化抗原表达

续 表

1.B 系 ALL（CD19、CD79a、CD22 至少两个阳性）	
普通型 ALL（B-Ⅱ）	CD10$^+$
前 B-ALL（B-Ⅲ）	胞质 IgM$^+$
成熟 B-ALL（B-Ⅳ）	胞质或胞膜 κ 或 λ$^+$
2.T 系 ALL（胞质/膜 CD3$^+$）	
早期前 T-ALL（T-Ⅰ）	CD7$^+$
前 TALL（T-Ⅱ）	CD2$^+$和（或）CD5$^+$和（或）CD8$^+$
皮质 T-ALL（T-Ⅲ）	CD1a$^+$
成熟 T-ALL（T-Ⅳ）	膜 CD3$^+$，CD1a$^-$
α/β$^+$T-ALL（A 组）	抗 TCRα/β$^+$
γ/ζ$^+$T-ALL（B 组）	抗 TCRγ/ζ$^+$
3. 伴髓系抗原表达的 ALL（My$^+$ALL）	表达 1 个或 2 个髓系标志，但未满足混合表型急性白血病的诊断标准

注：α/β$^+$T-ALL，γζ$^+$T-ALL，以及 T-ALL 是根据膜表面 T 细胞受体的表达情况进行的分组。

表 4-2 欧洲白血病免疫学分型协作组（EGIL）混合表型急性白血病诊断积分系统（1998）

积分	B 细胞系	T 细胞系	髓系
2.0	cCD79a	c/ mCD3	MPO
	cIgM、cCD22	抗 TCR	
1.0	CD19	CD2	CD117
	CD20	CD5	CD13
	CD10	CD8	CD33
	CD10	CD65	
0.5	TdT	TdT	CD14
	CD24	CD7	CD15
	CD1a	CD64	

注：每一系列达到 2 分以上才可以诊断

3. 细胞遗传学改变

（1）染色体数量改变：有小于或等于 45 条染色体的低二倍体和大于或等于 47 条染色体的高二倍体。

（2）染色体核型改变：与 ALL 预后有利的核型异常有 t（12；21）/AMLLTEL（ETV6.CBFA2）融合基因。与 ALL 预后不利的核型异常有 t（9；22）/BCR-ABL 融合基因、t（4；11）/MLL-AF4 融合基因及其他 MLL 基因重排。

（三）儿童 ALL 临床危险度分型

1. 与预后确切相关的危险因素

（1）年龄在 12 个月以下的婴儿白血病或 10 岁以上的年长儿童。

（2）诊断时外周血白细胞计数达到 50×10^9/L。

（3）诊断时已发生中枢神经系统白血病（CNSL）或睾丸白血病（TL）者。

（4）免疫表型为 T 细胞白血病。

（5）不利的细胞遗传学特征：染色体数目小于 45 的低二倍体，t（4；11）/MLL-AF4 融合基因或其他 MLL 基因重排，或 t（9；22）/BCR-ABL 融合基因异常。

（6）早期治疗反应不佳者：泼尼松诱导试验 60 mg/（$m^2 \cdot d$），连用 7 日，第 8 日外周血幼稚淋巴细胞计数达到 1×10^9/L，定为泼尼松不良效应者（PPR），和（或）标准方案联合化疗（包括泼尼松诱导试验）第 19 日骨髓幼稚淋巴细胞占 5% 以上者。

（7）初治诱导治疗失败者（标准诱导方案联合化疗 6 周未获完全缓解）。

2. 根据上述危险因素，临床危险度分型分为三型

（1）低危 ALL（LR-ALL）：不具备上述任何一项危险因素者。

（2）中危 ALL（MR-ALL）：具备以下任何一项或多项者：①年龄在 10 岁或 10 岁以上；②诊断时外周血白细胞计数大于或等于 50×10^9/L；③诊断时已发生 CNSL 和（或）TL；④免疫表型为 T 细胞白血病；⑤染色体数目为 45 以下的低二倍体，或 t（12；21）、t（9；22）核型以外的其他异常染色体核型，或 t（4；11）外的其他 MLL 基因重排。

（3）高危 ALL（HR-ALL）：具备以下任何一项或多项者：①年龄小于 12 个月的婴儿白血病；②诊断时外周血白细胞计数大于或等于 100×10^9/L；③染色体核型为 t（9；22），有 BCR-ABL 融合基因，t（4；11），有 MLL-AF4 融合基因；④早期治疗反应不佳者；⑤初治诱导缓解治疗失败者。

（四）中枢神经系统白血病的诊断标准

1. 中枢神经系统白血病的表现

（1）诊断时或治疗过程中脑脊液白细胞计数大于或等于 5×10^9/L。

（2）同时在 CSF 沉淀制片标本中有形态学可确定的原始、幼稚淋巴细胞。

（3）有或无中枢神经系统症状或体征。

2. 排除其他病因引起的中枢神经系统病变。

（五）睾丸白血病的诊断标准

睾丸单侧或双侧肿大，质地变硬或呈结节状，缺乏弹性，透光试验阴性，超声波检查可发现睾丸呈非均质性浸润灶，活组织检查可见白血病细胞浸润。

（六）鉴别诊断

根据临床表现、血常规、骨髓检查结合免疫表型及细胞遗传学和分子生物学检查，ALL 诊断并不困难。应与下列疾病相鉴别。

1. 再生障碍性贫血

少数 ALL，患者在发生 ALL 前，有一段时间内出现全血细胞减少，此时应注意与再生障碍性贫血相鉴别。部分 ALL 病例对糖皮质激素极其敏感，如诊断前给予地塞米松等糖皮质激素治疗，外周血可出现全血细胞减少，骨髓检查可表现为增生低下。因此，在获得检查所需标本前慎用糖皮质激素。

2. 急性双表型白血病（HAL）

成人 ALL 伴髓系表面标志表达并不罕见，尤其是 Ph 阳性 ALL 更是如此。ALL 细胞可以是 CD13 和（或）CD33，这种情况称为 ALL 伴髓系表达。HAL 是指急性白血病中两系或两系以上共同累及的一组疾病，常见的为淋巴系和髓系。“ALL 伴髓系表达”需要与 HAL 相鉴别，鉴别的意义在于选择 ALL 还是 AML 的治疗方案。

3. 慢性粒细胞白血病急淋变

Ph 阳性 ALL 不容易与无慢性期的 CML 急淋变相鉴别。CML 急淋变免疫分型与 ALL 相同，因此免疫分型对鉴别没有帮助。部分学者指出 Ph 阳性 ALL 的 Ph 染色体仅见于淋巴系白血病细胞克隆，而 CML 的 Ph 染色体累及多能干细胞，见于所有细胞系。因此全血细胞 BCL/ABL 融合基因荧光原位杂交（FISH）有助于诊断，在 CML 异常的融合基应既可出现于淋巴系骨髓细胞，又可以出现在髓系骨髓细胞，而 Ph 阳性 ALL 异常融合基因一般局限于淋巴系骨髓细胞。

四、治疗

ALL 患者确诊后应尽快根据疾病分型给予合适的治疗。

（一）预治疗

确诊 ALL（Ph 阴性或 Ph 阳性）的患者，若白细胞大于等于 50×10^9/L，或者肝、脾、淋巴结明显增大，则进行预治疗，以防止肿瘤溶解综合征的发生。预治疗方案：糖皮质激素（如泼尼松、地塞米松等）口服或静脉给药，连续 3 ~ 5 日。可以和 CTX 联合应用 [200 mg/（$m^2 \cdot d$），静脉滴注，连续 3 ~ 5 日]。

（二）Ph 阴性 ALL 的治疗

1. 诱导治疗

至少予以长春新碱（VCR）或长春地辛、蒽环或蒽醌类药物［如柔红霉素（DNR）、去甲氧柔红霉素（IDA）、多柔比星、米托蒽醌等］、糖皮质激素（泼尼松、地塞米松等）为基础的方案（VDP）诱导治疗。推荐采用 VDP 联合 CTX 和左旋门冬酰胺酶（L-Asp）组成的 VDCLP 方案，鼓励开展临床研究。诱导治疗时蒽环或蒽醌类药物可以连续应用（连续 2 ~ 3 日，第 1、3 周或仅第 1 周用药），也可以每周用药 1 次。参考剂量：DNR 30 ~ 60 mg/（m^2·d），连用 2 ~ 3 日；IDA 8 ~ 12 mg/（m^2·d），连用 2 ~ 3 日；米托蒽醌 6 ~ 10 mg/（m^2·d）（每支 5 mg）或 6 ~ 8 mg/（m^2·d）（每支 2 mg），连用 2 ~ 3 日。单次应用 CTX 剂量超过 1 g 可给予美司钠解救。诱导治疗第 14 日复查骨髓，根据骨髓情况调整第 3 周的治疗。诱导治疗第 28 ± 7 日判断疗效，未达 CR 的患者进入挽救治疗。

2. CR 后的巩固强化治疗

（1）治疗分层：达 CR 后应根据患者的危险度分组情况判断是否需要行 allo-HSCT，需行 allo-HSCT 者积极寻找供体。

（2）达到 CR 后应尽快进入缓解后（巩固强化）治疗：缓解后强烈的巩固治疗可提高疗效（尤其是高危组患者），最常用的方案包括 6 ~ 8 个疗程的治疗：含大剂量 MTX、Ara-C、L-Asp 的方案 2 ~ 4 个疗程，再诱导方案 1 ~ 2 个疗程。在整个治疗过程中应强调非骨髓抑制性药物（糖皮质激素、VCR、L-Asp 等）的应用。①一般应含有 HD-MTX 方案：MTX 1 ~ 3 g/m^2（T-A LL 可以用到 5 g/m^2）。应用 HD-MTX 时心争取进行血清 MTX 浓度监测，注意甲酰四氢叶酸钙的解救，解救至血清 MTX 浓度 0.1 μmol/L（至少应低于 0.25 μmol/L）可停止解救。②可选择 Ara-C（标准剂量或大剂量）为基础的方案。③可继续用含 L-Asp 的方案。④缓解后 6 个月左右参考诱导治疗方案再给予诱导强化 1 次。

（3）造血干细胞移植：有合适供体的患者（尤其是高危组患者、微小残留病监测持续阳性的标危组患者）建议行 allo-HSCT 治疗。尤合适供体的高危组患者（尤其是微小残留病持续阴性者）、标危组患者可以考虑在充分的巩固强化治疗后进行自体造血干细胞移植（auto-HSCT）。auto-HSCT 后的患者应继续给予维持治疗。无移植条件的患者、持续属于低危组的患者可以继续巩固强化治疗。

3. 维持治疗

ALL 患者强调维持治疗。维持治疗的基本方案：巯嘌呤（6-MP）60 ~ 100 mg/（m^2·d），MTX 15 ~ 30 mg/m^2，每周 1 次。注意事项：① 6-MP 夜间用药效果较好。可以用硫鸟嘌呤（6-TG）替代 6-MP，维持治疗期间根据血常规和肝功能调整用药剂量。② ALL 的维持治疗既可以在完成巩固强化治疗之后单独连续应用，也可与巩固强化方案交替序贯进行。③取得 CR 后总的治疗周期至少为 2 年。

（三）Ph 阳性 ALL 的治疗

1. 非老年人（55 岁以下）Ph 阳性 ALL 的治疗

（1）诱导治疗：开始治疗和一般 Ph 阳性 ALL 相同，建议予以 VCR 或长春地辛、蒽环或蒽醌类药物、糖皮质激素为基础的方案（VDP）诱导治疗；鼓励进行临床研究。一旦融合基因或染色体核型 / 荧光原位杂交（FISH）结果证实为 Ph/BCR-ABL 阳性，ALL 则进入 Ph 阴性 ALL 治疗序列，可以不再应用 L-Asp。自第 8 日或第 15 日开始加用伊马替尼等酪氨酸激酶抑制剂，伊马替尼用药剂量每日 400 ~ 600 mg，持续应用。若粒细胞缺乏（ANC $< 0.2 \times 10^9$/L）持续时间超过 1 周、出现感染发热等并发症，可以暂停伊马替尼。建议于诱导化疗结束第 28 ± 7 日复查骨髓和细胞遗传学（诊断时有异常者）、BCR-ABL 融合基因定量检测以判断疗效。有造血干细胞移植条件者，行 HLA 配型，寻找供体。白细胞计数大于等于 1×10^9/L，血小板计数大于等于 50×10^9/L 者可进行鞘内注射。

（2）缓解后治疗：Ph 阳性 ALL，的缓解后治疗原则上参考一般 ALL，但可以不再使用 L-Asp。伊马替尼应尽量持续应用至维持治疗结束。无条件应用伊马替尼的患者按一般 ALL 的治疗方案进行，维持治疗可以改为干扰素为基础的方案。有供体的患者可以在一定的巩固强化治疗后，尽早行 allo-HSCT；伊马替尼持续口服至 allo-HSCT。allo-HSCT 后应定期监测 BCR-ABL 融合基因表达，伊马替尼至少应用至

2 次融合基因检测结果为阴性。无供体、无条件或其他原因不能行 allo-HSCT 治疗者，继续接受巩固强化化疗和伊马替尼的联合治疗。分子学检查阴性的患者可选择 auto-HSCT，应用 auto-HSCT 后的患者口可继续予以伊马替尼（无条件者用干扰素）维持治疗。无条件应用伊马替尼者按计划化疗，化疗结束后给予干扰素为基础的维持治疗。CNSL 的预防性治疗参考一般 ALL 患者。

（3）维持治疗：有条件者采用伊马替尼维持治疗至 CR 后 2 年，可以联合 VCR、糖皮质激素。不能坚持伊马替尼治疗者，给予干扰素 300 万 U、隔日 1 次维持治疗，可以联合 VCR、糖皮质激素，缓解后至少治疗 2 年。维持治疗期间每 3 ~ 6 个月复查 1 次，包括血常规、骨髓检查、染色体核型和（或）融合基因（BCR-ABL）。

2. 老年人（55 岁以下）Ph 阳性 ALL 的治疗

可以在确诊后采用伊马替尼 +V（D）P 为基础的治疗。伊马替尼连续应用，V（D）P 方案间断应用，整个治疗周期至缓解后至少 2 年。

（四）微小残留病的监测

ALL 整个治疗期间应强调微小残留病的监测。①早期监测：诱导治疗期间（第 14 日）和（或）结束时（第 28 日左右）。②缓解后定期监测：应保证缓解后第 16、22 周的残留病监测。残留病水平高的患者具有较高的复发危险，应进行较强的缓解后治疗，以改善长期疗效。微小残留病的检测一般采用流式细胞术，表达特殊融合基因者（如 BCR-ABL）可结合基因表达来分析。

（五）CNSL 的诊断、预防和治疗

CNSL 是急性白血病（尤其是 ALL）复发的主要根源之一，严重影响白血病的疗效。

1. CNSL 的诊断标准

目前 CNSL 尚无统一诊断标准。1985 年在罗马讨论 ALL 预后危险因素时提出脑脊液白细胞计数大于等于 0.005×10^9/L、离心标本证明细胞为原始细胞者，即可诊断为 CNSL。

2. CNSL 的预防

任何类型的成人 ALL 均应强调 CNSL 的早期预防。预防措施可以包括鞘内化疗、放疗、大剂量全身化疗以及多种措施联合应用。①鞘内化疗：诱导治疗过程中没有中枢神经系统症状者可以在外周血已没有原始细胞、白细胞计数大于等于 1×10^9/L、血小板计数大于等于 50×10^9/L 时行腰椎穿刺、鞘内注射。鞘内注射主要药物包括地塞米松、MTX、Ara-C 用法为 MTX（10 ~ 15 mg）或 MTX + Ara-C（30 ~ 50 mg）+ 地塞米松三联或两联用药。巩固强化治疗时也应进行积极的 CNSL，预防，主要是腰椎穿刺、鞘内注射（一般应达 6 次以上，高危组患者可达 12 次以上），鞘内注射频率一般不超过每周 2 次。②预防性头颅放疗：18 岁以上的高危组患者或 35 岁以上的患者可进行预防性头颅放疗。

（六）支持治疗及积极防治感染

（1）尽可能清除急（慢）性感染灶。对疑似结核病者需用抗结核等保护性治疗。

（2）加强营养，不能进食或进食极少者可用静脉营养；加强口腔、皮肤和肛周的清洁与护理；加强保护隔离；预防和避免院内交叉感染。

（3）强烈化疗期间可酌情用成分输血，用少浆红细胞悬液或单采血小板悬液；有条件者还可预防性地应用大剂量静脉丙种球蛋白输注，还可酌情应用粒细胞集落刺激因子（G.CSF 或 GM.CSF）等。

（4）骨髓抑制时应用抗菌优（SMZco）25 mg/（kg · d），每周连用 3 日预防卡氏囊虫肺炎，积极治疗细菌、病毒、真菌等感染。

（5）预防高尿酸血症。在诱导化疗期间充分水化及碱化尿液，白细胞计数大于 25×10^9/L 时必须同时服用别嘌醇 200 ~ 300 mg/（m^2 · d），共 7 ~ 10 日。

（七）化疗的注意事项

（1）每个疗程化疗完成后，一旦血常规恢复（白细胞计数大于等于 3×10^9/L，中性粒细胞计数绝对值大于 1.5×10^9/L）、肝肾功能无异常，需及时行下一阶段化疗，尽量缩短两个疗程之间的间隔时间（一般是 2 ~ 3 周）。

（2）在每一化疗疗程中，一旦疗程未完成时出现白细胞计数低下，尤其是诱导过程中出现骨髓抑制

时，不能轻易终止化疗，应该做积极支持治疗的同时，继续完成化疗。一旦出现严重感染，应减缓或暂时中断化疗，待积极控制感染后继续尽快完成化疗。

（3）维持化疗期间，尤其是维持化疗早期，应根据白细胞计数控制在 3×10^9/L、中性粒细胞计数绝对值在 1.5×10^9/L 左右，及时调整（增或减）MTX 和 6-MP 的剂量；若白细胞计数始终大于 4×10^9/L，不能下降者，易复发；若中性粒细胞计数绝对值过早或长时间小于 1×10^9/L，则易发生严重感染。

（4）遇严重出血时，及时大力止血，注意防治 DIC。血小板极低（在 20×10^9/L 以下）时，及时输注足量单采血小板悬液，以免发生致死性颅内出血。

（5）每个疗程前后必须检查肝肾功能，尤其是做 HD MTX 和 HD Ara-C 治疗前后。肝肾功能异常时，须及时积极治疗，以期尽早恢复。10 岁以上的年长患儿在做 HD MTX 治疗前宜做肾图检查，以排除肾隐匿性的分泌和排泄功能障碍。

（6）在缓解后治疗过程中，如遇不能用与化疗相关、感染相关解释的不明原因的白细胞和（或）血小板低下时，并迟迟不能恢复者，要警惕早期复发，应及时做骨髓涂片检查，追查原因。不能盲目等待和延长休疗时间。

（7）用 DNR 前后必须做心电图检查，注意维护心功能正常。须密切注意，DNR 累积量不得大于 300 mg/m2，以避免不可回逆性的心肌损害。CTX 累计剂量不宜大于 6.0 g/m，以免发生继发性肿瘤和影响生育功能。

五、预后

成人 ALL 的预后分组：标危组，年龄 35 岁以下，白细胞计数小于 30×10^9/L（B-ALL）或小于 100×10^9/L（T-ALL），4 周内达 CR；高危组，年龄 35 岁或 35 岁以上，白细胞计数大于等于 30×10^9/L（BALL）或大于等于 100×10^9/L（T-ALL），免疫分型为 pro-B-ALL、早期或成熟 T-ALL，伴 t（9；22）/BCR-ABL 或 t（4；11）/MLL-AF4，达 CR 时间超过 4 周。

第三节　慢性淋巴细胞白血病

慢性淋巴细胞白血病（CLL）是一种单克隆性小淋巴细胞疾病，其特征是成熟的小淋巴细胞在外周血、骨髓、淋巴结、脾和其他器官中大量聚集，最终导致正常造血功能衰竭的低度恶性疾病。95% 的 CLL 细胞来源于 B 细胞，5% 的 CLL 细胞来源于 T 细胞。CLL 是北美和欧洲一种常见的白血病，在我国发病率低。

一、病因和发病机制

1. 遗传因素

尽管大多数 CLL 是散发的，但也有在同一家庭中发现多个病例的报道。到目前为止，已有多个关于家族多名成员发生 CLL 的报道，患者的一级亲属发生 CLL 或其他淋巴肿瘤的风险比一般人群高 3 倍。这些家族受累的成员通常较其他散发人群在更早的年龄发病，提示在家族性 CLL 中，基因因素在白血病早期形成中起较大作用。有证据表明，CLL 的发病与种族和遗传有关。本病白种人与黑种人的发病率高，黄种人则低，且不因人种的迁居而变化。

2. 环境因素

目前尚未发现与 CLL 发病有关的独立的环境危险因素，但有研究发现在农村某些地区，CLL 的发病率升高，提示农业、畜牧业相关的环境可能参与 CLL 的发病。此外，另有几项研究发现，长期接触电磁辐射、接触除锈剂的人群 CLL 发病率增高。一些研究显示 CLL 患者的 HCV 感染率较普通人群明显升高，提示 HCV 感染可能是 CLL 的发病原因之一。

3. 细胞遗传学

绝大多数 CLL 的白血病细胞表达全 B 细胞表面抗原，如 CD19 和 CD20，提示该白血病细胞起源于

B 细胞系。典型的 CLL 白血病细胞，其 CD20 表达水平远远低于正常循环中 B 细胞的表达。B 细胞 CLL 同样表达 CD27，后者是肿瘤坏死因子受体家族成员之一，最长表达于记忆 B 细胞。应用基因表达谱分析的研究证实，CLL 细胞起源于抗原活化的记忆 B 细胞。事实是，CLL 细胞共同表达多种基因，且基因表达谱不同于其他 B 细胞恶性肿瘤，或正常的非恶性的成人外周血 B 细胞，甚至与同样共同表达 CD5 的新生的骨髓 B 细胞也不同。

4. 免疫球蛋白表达

90% 以上的 CLL 患者的白血病细胞低水平表达单克隆表面免疫球蛋白 κ 或 λ 轻链，其中 60% 的患者表达 κ 轻链，其余 40% 的患者表达 λ 轻链。对于同种型重链，50% 以上的患者表达表面免疫球蛋白 IgM 和 IgD（55%），25% 的患者表达 IgM 而不表达 IgD，近 7% 的患者表达除 IgM 和 IgD 外的同种种型免疫球蛋白（通常是 IgG 或 IgA）。小于 5% 的表达 IgD 而未检测到 IgM。B-CLL 表达的免疫球蛋白常常与自身抗原起反应，最常见的是人 IgG 恒定区。这些自身抗体的重要特征就是多反应性或对两个或多个不相关的自身抗原的结合活性。这种多反应性是早期 B 细胞发育过程中产生的某抗体的特征，随后这些抗体被清除或经历进一步的免疫球蛋白基因重排和突变。B-CLL 的免疫球蛋白表达可能在白血病生成中起一定的作用。

5. 细胞遗传学异常

CLL 的细胞遗传学研究较困难，因其淋巴细胞不易受有丝分裂原刺激而增生，较易得到分裂象细胞。近年来，通过改进刺激 CLL 细胞分裂技术，应用染色体 R 显带和原位杂交（FISH）法，发现约 50%CLL 患者有克隆染色体异常，而其余正常核型患者可能是正常 T 细胞核型而未检测到 CLL 的 B 细胞异常核型。

（1）13 号染色体异常：13 号染色体长臂缺失是 CLL 最常见的遗传学异常，可发生于近 50% 的 CLL 患者中。这些缺失通常在无染色体易位的情况下发生。伴易位的 CLL 细胞通常累及 13 号染色体长臂和任意一条其他染色体。正是这些易位导致 13q14 的缺失，而不是易位本身产生遗传学的损害。

典型的 13 号染色体长臂缺失发生在 13q14.3，为视网膜母细胞瘤 RB 基因端粒区和含 D13S25 标 f 已的着丝粒 1 天。核区域有数种基因，如 DLEU1、DLEU2、RFP2、KCNRG、DLEU6、DLFU7 和 DLEU8。LEU2 基因的高度保守可变区第一个外显子，从邻近 D13S272 标记的 G + G 区起源，引起转录本编码 fas 超家族的新成员，即 ARLTS1，该基因的功能类似肿瘤抑制基因，在 CLL 中如此，在其他肿瘤中也同样如此，如结肠癌或乳腺癌。

在 13 号染色体的这个区域也存在编码 microRNA 的基因，即 miR15- Ⅰ和 miR16- Ⅰ。这些 miRNA 隶属于高度保守的非编码基因家族，散在分布于全基因组，在自身免疫系统疾病与肿瘤的发病中起重要作用。miRs 作为短的发夹结构前体被转录（约 70 个核苷酸），然后被 Dicer 酶切成具有活性的 21 ~ 22 个核苷酸的 RNAs，Dicer 是一种经由碱基对互相作用而识别靶信使 RNAs 的核糖核酸酶。这些具有活性的 miRNA 能倒过来抑制基闪的表达，引起靶信使 RNA 的降解或阻碍其转录，由此米州节影响疾病发生和发展的基因表达。

对染色体基因缺失和表达的分析提示，miR15- Ⅰ和 miR16- Ⅰ位于 CLL 丢失的一段 30 kb 大小的区域之内，这两条基因的丢失或下调可见于大多数 ELL 患者（约 68%）。miR15- Ⅰ和 miR16- Ⅰ的丢失可能导致白血病的生成，且为 CLL 患者 13q14.3 中常见的缺失、这些 miRNAs 是第一个被发现参与肿瘤生成的因素。

（2）12 号染色体异常：约 20% 的 CLL 患者存在 12 号染色体三体，该遗传学异常可以是唯一的，也可以合并其他染色体异常。12 号染色体三体的白血病细胞多复制 1 条 12 号染色体，同时保留其他的同源性。这种遗传损害并不是隐性的，不同于肿瘤抑制基因的丢失，而是反映了基因剂量效应。更多关于伴有 12 号染色体三体患者的研究结果与此观点一致，提示 12 号染色体三体反映了位于 12q13 和 12q22 之间基因的剂量效应。伴 12 号染色体三体的白血病细胞与无 12 号染色体三体的 CLL 细胞相比，DNA 非整倍体的发生频率更高，且高表达 CD19、CD20、CD22、CD24、CD25、CD27、CD79b、CD38、表面 Ig 以及低表达 CD43，尽管这些基因编码的许多表面蛋白并不位于 12 号染色体。

12 号染色体三体通常仅在 CLL 患者的白血病细胞群中发现．在初诊的 CLL 中有可能检测不到该异常，但是常见于疾病进展或 Richter 转化中的患者。最后研究提示有 12 号染色体三体的白血病细胞群可能是在疾病进展期进行扩增的。总之，这些研究提示 12 号染色体三体是疾病进展中获得的，而不是 CLL 发生的遗传学要素。

（3）11 号染色体异常：使用 FISH，可在约 20% 的 CLL 患者的白血病细胞中检测到 11 号染色体长臂的缺失（即 11q－）。比较基因组杂交芯片技术可检测到另一些 CLL 患者也可能存在该染色体异常，具有 11q－染色体异常的患者年龄多在 55 岁以下，临床进程更具侵袭性．更易形成巨大的颈部淋巴结增大。而且，伴 11q－的 CLL 患者 CD38、FMC7、CD25 和表面免疫球蛋白的表达更高，CD11a/CD18、CD11c/CD18、CD31、CD48 和 CD58 的表达则比没有 11q－的 CLL 患者更低，提示这些细胞可能有特征性的生物学功能。基因芯片技术比较了具有 11q－和没有 11q－两类 CLL 患者的白血病细胞，发现有近 30 条基因表达有差异，伴 11q－的 CLL 细胞有明显的 ATF5 的表达和 CDC16、PCDH8、SIAM、MNDA 和 ATF2 基因表达下调。11q－的患者有明显的 miRNA 标记和特征性的 miR–29 和 mir–181 的低水平表达，这两种 miRNAs 可以下调重要的原癌基因 TCL 的表达，参与 CLL 的发病机制。

11 号染色体的缺失通常发生在 11q14 ～ 11q24 之间，尤其在 11q22.3 ～ q23.1 区带，这一区域由酵母人工染色体（YAC）克隆 801e11、975h6 和 755b11 而确定。该区域的重要基因是共济失调－毛细血管扩张症突变基因（ATM）。ATM 的正常基因产物在激活肿瘤抑制基因产物 P53 方面起重要作用，P53 可以引起细胞周期停滞、影响 DNA 修复或细胞死亡，对于治疗 CLL 的某些抗肿瘤药物（如苯丁酸氮芥或氟达拉滨）的敏感性亦是必需的。相对于侵袭性高，对许多标准治疗耐药的 CLL 患者，其白血病细胞可见丢失或突变所致的 ATM 基因缺失。某些 CLL 患者携带 ATM 的缺陷基因，提示 ATM 的突变可能参与侵袭性 CLL 的发病。但越来越多的研究表明，除 ATM 外，尚有其他基因共同参与了有潜在 11q– 遗传学异常患者的发病。

（4）6 号染色体异常：另一个再现性的染色体异常涉及 6 号染色体短臂。但尚未发现受到改变的基因。6 号染色体最常见的异常包括 6q23 的缺失，其次为 6q25 ～ 27 和（或）6q21 的缺失。存在 6q21 和 6q24 异常的患者血液中，幼淋巴细胞比例更高，CD38 的表达高于平均水平，且较正常核型或仅有 13q14.3 缺失的患者疾病进展更快。在某些患者的白血病细胞中发现．含 6 号染色体长臂 6p24 ～ 25 缺失．这可能与不典型的白血病细胞形态有关。但是这类缺失发生的频率远低于 6q23 及其周围的缺失。

（5）17 号染色体异常：采用 FISH 方法可发现约 10% 的患者的染色体分裂中期存在 17 号染色体短臂 17p13.1 的缺失。该区域的缺失即包括关键基因 TP53 的缺失。TP53 编码 P53 蛋白，后者是一种 53 kDa 的磷酸化蛋白，当细胞在基因毒性应激（如电离辐射）的损伤下，可以诱导参与细胞周期阻滞和凋亡蛋白的表达。含 17p13.1 缺失的白血病细胞通常有 TP53 的等位基因缺失和（或）TP53 等位基因的高度保守外显子 5、7 或 8 的单碱基失活突变。

17p– 和（或）TP53 突变的 CLL 患者通常疾病进展较快，白血病细胞增殖率较高，生存期更短和对一线治疗耐药率更高。故白血病细胞 TP53 的缺失和（或）突变成为 CLL 生存期差异的独立因素。CLL 患者中含 17p13.1 缺失的白血病细胞的比例随时间而升高，尤其经烷化剂或嘌呤类似物治疗后，约 50% 伴 Richter 转化或 B 细胞幼淋巴细胞白血病患者的肿瘤细胞可能含 TP53 失活突变。疾病过程中 TP53 基因的突变是获得性的，它导致白血病细胞对标准抗肿瘤治疗和电离辐射的耐受性增强。

（6）14 号染色体异常：位于 14 号染色体的 l4q32 条带是编码免疫球蛋白重链基因的区域。这一条带为 B 细胞恶性疾病常见的染色体易位的位置，断裂点通常发生在免疫球蛋白重链 J 片段微小基因或免疫球蛋白重链同型转化区域内或周围。14q11.2 同时包含编码人类 T 细胞受体 α 链和 δ 链的基因。伴 14 号染色体倒置的白血病细胞大部分起源于 T 细胞系和表达 T 细胞分化抗原。这类染色体异常更易见于 T 细胞幼淋巴细胞白血病。这些位点的任何一处易位均反映了异常免疫球蛋白或 T 细胞受体基因重排，进而激活位于易位的另一条染色体上的原癌基因。

t（14；18）B 细胞 CLL 的白血病细胞极少见 t（14；18）易位，这种易位更常见于低度恶性结节性 B 细胞淋巴瘤。该易位使免疫球蛋白重链基因和 BCL–2 基因并联。

t（14；19）（q32；q13.1）最初在 30 例 CLL 患者中仅检测到 3 例存在 t（14；9）（q32；q13.1），随后对 4 487 例惰性淋巴增殖性疾病的患者进行细胞遗传学分析，其中包括 CLL 患者，结果显示仅有 6 例患者存在 t（14；9），到目前为止也仅有 23 例 CLL 患者报道有 t（14；19）。这种易位常常累及 14 号染色体 IgA 同种型转换区，它可引起 BCL3 转录的增加，BCL3 基因位于 19 号染色体断裂点附近，编码 IKB 转录因子家族的一种蛋白 209，210。t（14；19）与 12 号染色体三体有很强的相关性，这种相关性及其他 CLL 相关特征表明伴 t（14；19）的患者并非患有不同于 CLL 的淋巴增殖性疾病。t（14；9）可能是 CLL 进展过程中获得性的细胞遗传学异常。

t（11；4）（q13；q32）涉及 14 号染色体 14q32 条带和 11 号染色体 11q13 条带的易位，即 t（11；4）（q13；q32），是首个被报道的 CLL 染色体易位 211-214。这种易位使得重链免疫球蛋白基因和 B 细胞白血病 1（即 BCL-1）原癌基因并联 214，215，即 PRAD1，该基因编码 cyclinD1216，217。PRAD1 的过表达导致细胞转化，可能参与某些 B 细胞 CLL 的发生。但是，套细胞淋巴瘤是 t（11；14）发生率最高和（或）PRAD1 过表达最常见的淋巴恶性肿瘤。因为套细胞淋巴瘤的肿瘤性 B 细胞和 CLL 的白血病 B 细胞有一些共同的表型特征，原先被认为 t（11；14）（q13；q32）的 CLL 可能就是套细胞淋巴瘤的白血病阶段。

（7）18 号染色体异常：约 5% 的 CLL 患者的白血病细胞存在伴 BCL-2 原癌基因的异常免疫球蛋白基因重排，BCL-2 原癌基因位于 18 号染色体长臂（18q21）204，205，227。与结节性 B 细胞淋巴瘤的 BCL-2 基因重排不同，B-CLL 的重排通常发生在 BCL-2 基因 5′ 末端断裂点，并分别涉及位于 2 号染色体的 X 免疫球蛋白轻链基因和位于 22 号染色体的人免疫球蛋白轻链基因。但是，几乎所有的 B-CLL 患者的白血病细胞都表达高水平的 BCL-2 蛋白，甚至与伴 t（14；18）（q32；q21）易位的淋巴瘤细胞表达相同的 228，229。考虑可能与 BCL-2 位点的低甲基化有关。应用脉冲场凝胶电泳检测到 10 000 ~ 50 000 kb 长度 DNA 片段中的 BCL-2 基因重排，结果发现每 9 个 CLL 患者中就有 1 个存在体细胞的 BCL-2 基因重排，而传统的方法无法检测这种重排。这就使部分 CLL- 患者有 BCL-2 基因高表达，却没有检测到 18 号染色体基因异常得到了解释。

二、病理及分期

CLL 常用分期标准包括 Rai 分期和 Binet 分期，两者分别见表 4-3、表 4-4。

表 4-3 Rai 分期系统

分期	特征	预后
0 期	淋巴细胞增多，外周血淋巴细胞 > 15 000/μL，骨髓中淋巴细胞 > 40%	好
Ⅰ期	0 期伴肿大淋巴结	中危
Ⅱ期	0- Ⅰ期伴脾大、肝大或两者均增大	中危
Ⅲ期	0- Ⅱ期伴 Hgb < 11.0 g/dL 或血细胞比容 < 33%	高危
Ⅳ期	0- Ⅲ期伴血小板 < 100 000/μL	高危

表 4-4 Binet 分期系统

分期	特征
A 期	淋巴细胞 > 15 000/μL 骨髓中淋巴细胞 > 40%，无贫血，无血小板减少，淋巴结增大少于三个部位
B 期	A 期伴 3 个或更多淋巴结增大，包括肝和脾
C 期	血红蛋白男性小于 11.0 g/dL，女性小于 10.0 g/dL；或血小板 < 100 000/μL

三、临床表现

患者多是老年人，50 ~ 55 岁是本病的好发年龄，男性较女性多见，比例约为 2 ∶ 1 起病缓慢，多无自觉症状，有时可能有乏力、疲倦，而后出现食欲下降、消瘦、发热、盗汗等全身症状。以慢性、进行性、无痛性淋巴结增大及肝脾大为主要临床表现，以颈部和锁骨上淋巴结受累较多见，腋窝和腹股沟淋巴结其次。增大的淋巴结较硬，无压痛，可移动。CT 扫描可发现肺门、腹膜后、肠系膜淋巴结增大。

偶因增大的淋巴结压迫胆道或输尿管而出现阻塞症状。脾大常轻至中度。患者可表现为轻度肝大，但胸骨压痛较少见。晚期患者骨髓造血功能及免疫功能受损，可出现贫血、血小板减少和粒细胞减少，常易并发感染。CLL 终末期可发生幼淋变或混合慢淋 / 幼淋细胞变、Richter 变、急淋变和第二肿瘤。

四、辅助检查

1. 血常规

持续淋巴细胞增多，白细胞计数大于 10×10^9/L，淋巴细胞占 50% 以上，绝对值达到 5×10^9/L 持续 4 周以上，大多数患者白血病细胞形态与成熟小淋巴细胞相同，胞质少，胞核染色质呈凝块状。少数患者淋巴细胞形态异常，胞体较大，不成熟，胞核有深切迹。多数患者外周血涂片中可见破损细胞（涂抹细胞或篮细胞）。中性粒细胞比例降低，随病情发展，渐出现贫血和血小板减少。

2. 骨髓检查

增生活跃至极度活跃，以成熟淋巴细胞增生明显，占 40% 以上，原淋细胞不足 2%、幼稚淋巴细胞不足 10%。红系、粒系相对减少，巨核细胞正常或减少。伴有溶血时幼红细胞可代偿性增生。骨髓活体组织检查白血病细胞对骨髓的浸润可呈弥漫型、结节型、间质型和结节与间质混合型. 后三种情况下骨髓内常残存部分正常造血功能。

3. 淋巴结活体组织检查

淋巴结累及时表现为肿瘤性小淋巴细胞弥漫浸润，其间散在分布一些由幼淋巴细胞和副免疫母细胞组成的界限不清的区域，称为假滤泡结构或增殖中心。肿瘤性小淋巴细胞比正常小淋巴细胞稍大，核圆或稍不规则，染色质凝块状，偶见单个小核仁。

4. 免疫表型检测

淋巴细胞具有单克隆性，源于 B 细胞者，其轻链只有 κ 或 λ 链中的一种。小鼠玫瑰花结试验阳性，SmIg 弱阳性，CD5、CD19、CD23、CD43、CD79a 阳性，CD11、CD20、CD22 弱阳性，FMC7、CD79β 阴性或弱阳性，CD10、cyclinD1 阴性，60% 患者有低 γ 球蛋白血症。

5. 染色体检查和 FISH

常规显带 1/3 ~ 1/2 的患者有克隆性核型异常，由于 CLL 白血病细胞有丝分裂相较少，染色体异常检出率低，FISH 技术能明显提高异常检出率，80% 的患者有染色体异常。一组特定的染色体异常对患者病程和顶后具有价值，包括 del（13q）、tri12、del（11q）和 del（17p）。del（13q14）是 CLL 最常见的遗传学异常，单纯 13q –和正常核型预后较好，12 号染色体三体、11q– 和 17p– 预后较差。

6. 基因突变

免疫球蛋白重链（IgVH）基因突变状态是决定疾病预后最重要的一个独立的预后因子。无 IgVH 基因突变的 CLL 临床预后较差。

四、诊断

本病诊断需结合临床和实验室检查，主要依据外周血淋巴细胞增多、特征性淋巴细胞形态学以及免疫表型检测。诊断本病，淋巴细胞计数需达到 5×10^9/L 以上。淋巴细胞计数介于（3 ~ 5）$\times10^9$/L，形态学为成熟小淋巴细胞者，骨髓和淋巴结活体组织检查发现大量小淋巴细胞浸润也可诊断 CLL。

五、鉴别诊断

1. 感染性疾病

主要为病毒感染，如流行性腮腺炎、传染性单核细胞增多症、传染性淋巴细胞增多症、流行性出血热、巨细胞病毒感染等，另外，还有结核感染及弓形虫感染等。此类感染多为急性起病，其中，畏寒、发热等感染的中毒症状较明显，白细胞计数多为轻、中度增高，淋巴细胞绝对值很少超过 15×10^9/L。

2. 慢性淋巴细胞增生性疾病

常见的有幼稚淋巴细胞白血病（PLL）、毛细胞白血病（HCL）、原发性巨球蛋白血症。此三者皆为老年人的疾病，均可伴有淋巴结、肝脾大及外周血淋巴细胞显著增高。

（1）PLL：一种罕见的淋巴细胞增生性疾病，浅表淋巴结不增大或仅轻度增大，淋巴细胞计数绝对值增高。周围血涂片中可见大量幼稚淋巴细胞，骨髓内幼稚淋巴细胞占 17% ~ 80%，因此大量幼稚淋巴细胞是确诊 PLL 的必要条件。

（2）HCL：一种罕见的以慢性淋巴样细胞增生紊乱为特征的疾病. 临床上以脾大最为突出，而浅表淋巴结增大较少见，仅约 10% 的患者有浅表淋巴结增大。外围血 2/3 患者全血细胞减少，且骨髓由于毛细胞的浸润而使网状纤维增生，1/4 ~ 1/2 的表现为骨髓干抽，血涂片中见到毛细胞是最重要和突出的发现。

（3）原发性巨球蛋白血症：淋巴细胞和浆细胞无限制地恶性增殖的 B 细胞恶性病变。周围血常规中淋巴细胞绝对值增高，有时可见少数不典型幼浆细胞，但通常白细胞总数不高甚或减少。骨髓中淋巴样浆细胞增多浸润，血清中单克隆 IgM 显著增高（IgM > 10 g/L），这是诊断原发性巨球蛋白血症的必要依据。

六、治疗

根据临床分期、症状和疾病活动情况而定。CLL 为一慢性惰性病程，随访结果表明早期治疗并不能延长患者生存期，所以患者确定 CLL 诊断后，首要问题不是选择治疗方案，而是考虑何时开始治疗。

（一）治疗指征

2010 年及 2011 年中华医学会血液学分会发表了 CLL 诊断与治疗专家共识及指南，提出了 CLL 开始治疗的标准至少应该满足以下一个条件的治疗指征。

（1）贫血或血小板减少甚至恶化是骨髓进行性衰竭的证据。

（2）巨脾（超过左肋缘下 6 cm）或脾脏进行性增大或有症状的脾大。

（3）巨块型淋巴结增大或直径大于 10 cm 或进行性、有症状的淋巴结增大。

（4）进行性淋巴细胞增生，如 2 个月内增加 50% 以上或淋巴细胞倍增时间在 6 个月以内。

（5）淋巴细胞计数绝对值超过 $200 \times 10^9/L$ 或有白血病细胞淤滞症状。

（6）自身免疫性贫血和（或）血小板减少对皮质类固醇或其他标准治疗反应不佳。

（7）至少存在下列一种疾病相关症状：①6 个月内体重减少 10% 以上；②严重疲乏（ECOG）；体能状态≥ 2；不能工作或不能进行常规活动；③无其他感染症状，发热（体温≥ 38℃），病程 2 周以上，夜间盗汗 1 个月以上。

（8）患者愿意。

（9）临床试验决定开始治疗后，就要决定选择何种治疗方案。这主要取决于患者因素和疾病特征。目前常用 CIRS 及肾功能决定患者是否适合强烈治疗（如 FCR 等化学免疫治疗），当 CIRS ≥ 6 及 Ccr > 70 mL/min 时定义为适合。患者及家属愿意，另外经济条件也是影响治疗策略的重要因素。疾病特征：11q- 及 17p- 用于治疗方案的选择，国外也将 P53 基因突变作为治疗选择的依据，具有 17p- 或 P53 基因突变的患者，中位数生存期常少于 2 ~ 3 年，定义为超高危 CLL，需要新药临床试验、阿伦单抗或异基因移植。11q -、无 IgVH 基因突变、高 β_2-MG、无最高危因素者应用 FCR+ 研究性药物。另外必须强调的是，CLL 细胞 CD20 阳性才可考虑使用美罗华。

（二）治疗方法

CLL 的治疗手段有化疗、放疗、生物制剂治疗和造血干细胞移植等。

1. 药物治疗

CLL 的药物治疗包括对症治疗（如抗感染和止血等）和疾病治疗（如糖皮质激素、烷化剂、嘌呤拟似物、联合化疗等）。

（1）苯丁酸氮芥（CLB）：①小剂量连续用药：以 0.1 ~ 0.2 mg/kg 每日口服，持续 3 ~ 6 周，然后根据周围血淋巴细胞数调整，当淋巴细胞下降 50% 时减半量，直至淋巴细胞计数等于 $10 \times 10^9/L$ 采用短期维持量。②间断用药：以 0.4 ~ 2.0 mg/kg 每日口服，连续 4 日，每 4 周重复 1 个疗程。CLB 的不良反应主要为骨髓抑制、胃肠道反应、皮疹等。

（2）糖皮质激素：糖皮质激素对免疫的多个环节有抑制作用，主要是抑制细胞免疫，促进对淋巴细胞的破坏。尤其适用于 Coombs 试验阳性的免疫性溶血或免疫性血小板减少或疾病进展期，常与 CLB、CTX 联合使用。通常泼尼松 1 ～ 2 mg/kg 每日口服，持续 3 ～ 4 周；无效则在 12 周内停药，有效则每周递减 25%。

（3）氟达拉滨（FDR）：氟达拉滨为腺苷类似物，对难治性 CLL 有效。用法：25 ～ 30 mg/（m^2·d），静脉滴注 30 min，5 日为 1 个疗程，间隔 3 ～ 4 周，通常用 4 ～ 6 个疗程，总有效率为 56%。不良反应主要是骨髓抑制和末梢神经病变。

（4）2- 氯脱氧腺苷（2-CDA）：2- 氯脱氧腺苷为嘌呤类似物，有强大的抑淋作用，可用于对常规化疗耐药或难治的慢淋。剂量为 0.1 mg/（kg·d），静脉注射，连用 7 日为 1 个疗程，间隔 4 周，一般用 1 ～ 4 个疗程。此药不良反应轻微，可出现轻度骨髓抑制，可引起血小板减少。

（5）联合化疗常用于 CLL，尤其是进展期患者，常用方案有如下四种。

① FCR 方案或 FCR 样方案：氟达拉滨 + 环磷酰胺 + 利妥昔单抗。

② FC 方案：氟达拉滨 50 mg + 环磷酰胺 400 mg，第 1 ～ 3 日。

③ COP：CTX 300 mg/m^2 × 5 日 +VCR 1 mg/m^2 × 1 日 + 泼尼松 40 mg/m^2 × 5 日。

④ CHOP：COP 方案十多柔比星（ADR）25 mg/m^2 静注，第 1 日。

（6）免疫治疗：干扰素一般疗效有限，且仅限于早期初治患者。目前 Campath-1H（针对细胞表面 CD52 抗原的人源化单克隆抗体）也有应用。

2. 放射治疗

有明显淋巴结增大（包括纵隔或巨脾）、神经侵犯、重要器官或骨骼浸润现象有局部症状者可考虑放疗，包括全身放疗、全淋巴照射和局部照射。

3. 造血干细胞移植

血液系统肿瘤的一种主要的治疗手段。由于 CLL 患者年龄一般较大（60 岁以上），且自然病程较长，因此移植治疗一般不作为本病的首选治疗措施，而是将其应用于难治或复发的患者中。自体造血干细胞移植已经开展了较长的时间，但随访结果发现，接受该方法治疗的患者几乎无一幸免地最终出现疾病复发，因此自体造血于细胞移植不是治愈疾病的手段。异基因造血干细胞移植被证明是治愈 CLL 的一种有效方法。但在选用该治疗方法前，应该充分评估患者治疗风险、费用和可能从中获得的在生存方面的益处。年轻的基因分层处于高危的 CLL 患者应该选用这种积极的治疗方法。

4. CLL 的靶向治疗

（1）LYN 抑制剂：达沙替尼可作用于 SRC 和 ABL 激酶。最近发现，达沙替尼在极小量浓度下不仅抑制 LYN 而且抑制 BTK，在体外达沙替尼不仅对 CLL 细胞可诱导不同程度的凋亡，且与 LYN 发生磷酸化反应。一项关于达沙替尼 140 mg，每日一次的Ⅱ期临床实验招募了 15 例难治 / 复发 CLL 患者，结果 OS 为 20%，无疾病生存时间（PFS）为 7.5 个月。

（2）SYK 抑制剂：Fostamatinib（R788，R406 活性代谢产物的口服药物）是一种能够抑制其他一些激酶的 ATP 竞争性激酶抑制剂，虽然 SYK 抑制剂最初开发用于炎症疾病，但是，体外和体内的前期临床研究证实，SYK 作为一种极有希望的靶向药物可用于治疗 CLL 和其他 B 细胞恶性疾病。SYK 抑制剂的首个临床实验是在一个 1/2 期研究中用 Fostamatinib 治疗复发或难治性非霍奇金淋巴瘤和 CLL 的患者，Ⅰ期部分建立了剂量 200 mg 口服，每日 2 次，剂量限制性毒性包括腹泻、中性粒细胞减少和血小板减少。Ⅱ期副作用是可逆性血细胞减少、乏力、腹泻和高血压。11 例 CLL 患者，6 例（55%）达到部分缓解（PR）。

（3）PI3K 抑制剂：GS-1101（CAL-101）是 PI3Kδ 异构体的高度选择剂，能够在体外诱导 CLL 细胞的凋亡，并抑制很多微环境因素的支持效果，包括与“保姆样细胞”共培养，BCR、CD40L、BAFF、TNF-α 或纤维连接蛋白的活化。GS-1101 抑制 AKT 和 ERK 的活化，下调 MCLL，体外和体内抑制细胞因子和趋化因子的分泌，应用于 CLL，患者使血清中的趋化因子 CCL3 和 CCL4 水平快速下降。一项临床实验关于 GS-1101 治疗恶性血液病Ⅰ期研究，设计剂量 150 mg，每日 2 次，招募了 54 例 CLL 患者，根据 CLL 国际工作组（IWCLL）标准，OR 达 26%，但是 80% 患者淋巴结缩小了 50% 以上，大于Ⅲ级不良反应的包括肺炎（24%）、中性粒细胞减少症（24%）、血小板减少症（7%）、中性粒细胞减少导致的发热（7%）、贫血（6%）以及 ALT/AST 升高（6%）。

（4）BKT 抑制剂：Ibrutinib 是一种口服的不可逆的 BKT 特异性抑制剂，尽管半衰期短，它与 Cys-481 共价结合由此抑制 BTK 达 24 h 以上。研究发现，Ibrutinib 在体外肿瘤微环境模型中能抑制 CLL 细胞生存、增殖和迁移。还有研究证实，Ibrutinib 能够抑制 BCR 信号、扰乱基质细胞、抑制 CD40、抑制 BAFF、抑制 TLR 和抑制细胞因子信号，也有阻断活化的 T 细胞分泌细胞因子的作用，同时对 CLL 细胞 CL3 和 CL4 的分泌产生抑制。而 AVL-292 是另一种口服的不可逆的 BTK 抑制剂，最近进入临床实验。此外，达沙替尼不仅抑制 LYN，而且抑制 BTK。Ibrutinib Ⅰ期剂量爬坡研究报道，不同种 B 细胞恶性疾病有效率为 60%，CLL 14 例，OR 79%，包括 CR 2 例。CLL 1b/2 期研究招募两组，治疗组 65 岁以上初治患者和复发难治患者，后组 PR 66%，61 例患者 1 例达到 CR 且与剂量无关，23% 的患者淋巴结缩小 50% 以上，12 个月的 PES 达 86%，在未经治疗老年患者中，73% 的患者达到 IWCLL 的标准的 PR，12 个月 PES 达 93%。该药耐受性好，常见不良反应是腹泻、恶心、乏力、上呼吸道感染、肌肉痉挛、关节痛、外周水肿和发热，不到 10% 的患者出现 3 级或 4 级血细胞减少，使用剂量为每日 420 mg。

5. CLL 常见并发症的治疗

由于全血细胞减少而可能引起的感染和出血是 CLL 患者常见的并发症，并且是造成患者死亡的主要原因。尤其是接受氟达拉滨或 Campath-1H 治疗者，感染是最常见的并发症，其中以卡氏肺囊虫肺炎、疱疹和 CMV 感染为多见，预防性抗感染治疗显得有一定的必要性，但具体选用何种预防药物有待明确，定期静脉注射丙种球蛋白可能有益。对于接受氟达拉滨或 Campath-1H 治疗者，建议对患者 $CD4^+$ 细胞计数进行密切随访，另外应用 PCR 检测方法对 CMV 进行监测。并发 AIHA 或 ITP 者可用糖皮质激素治疗，无效且脾大明显者，可考虑脾切除。

小儿造血系统疾病

第一节　小儿造血和血常规特点

一、造血特点

（一）胚胎期造血

造血是血细胞形成的过程。根据造血组织发育和造血部位发生的先后，可将此期分为 3 个不同的阶段。

1. 中胚叶造血期

在胚胎第 3 周开始出现卵黄囊造血，之后在中胚叶组织中出现广泛的原始造血成分，其中主要是原始的有核红细胞。在胚胎第 6 周后，中胚叶造血开始减退。

2. 肝脾造血期

自胚胎第 6 ~ 8 周时开始，肝脏出现活动的造血组织，并成为胎儿中期的主要造血部位，4 ~ 5 个月时达高峰，6 个月后逐渐减退。胎肝造血主要产生有核红细胞，在此期间胎盘也是一个造血部位。

约于胚胎第 8 周脾脏开始造血，以生成红细胞占优势，稍后粒系造血也相当活跃，至 12 周时出现淋巴细胞和单核细胞。胎儿 5 个月之后，脾脏造红细胞和粒细胞的功能逐渐减退，至出生时成为终生造血淋巴器官。

胸腺是中枢淋巴器官，胚胎第 6 ~ 7 周已出现胸腺，并开始生成淋巴细胞。来源于卵黄囊、肝脏或骨髓的淋巴干细胞在胸腺中经包括胸腺素在内的微环境诱导分化为具有细胞免疫功能的前 T 细胞和成熟 T 淋巴细胞，并迁移至周围淋巴组织，在相应的微环境中分化为不同的亚群，这种功能维持终生。此外，胚胎期胸腺还有短暂的生成红细胞和粒细胞的功能。

自胚胎第 11 周淋巴结开始生成淋巴细胞，从此，淋巴结成为终生造淋巴细胞和浆细胞的器官。胎儿期淋巴结也有短暂的红系造血功能。

3. 骨髓造血期

胚胎第 6 周开始出现骨髓，但至胎儿 4 个月时才开始造血活动，并迅速成为主要的造血器官，直至出生 2 ~ 5 周后成为唯一的造血场所。

（二）生后造血

1. 骨髓造血

出生后主要是骨髓造血。婴幼儿期所有骨髓均为红髓，全部参与造血，以满足生长发育的需要。5 ~ 7 岁开始，脂肪组织（黄髓）逐渐代替长骨中的造血组织，因此年长儿和成人红髓仅限于肋骨、胸骨、脊椎、骨盆、颅骨、锁骨和肩胛骨，但黄髓仍有潜在的造血功能，当造血需要增加时，它可转变为红髓而恢复造血功能。小儿在出生后头几年缺少黄髓，故造血代偿潜力小，如果造血需要增加，就会出现髓外造血。

2. 骨髓外造血

在正常情况下，骨髓外造血极少。出生后，尤其在婴儿期，当发生感染性贫血或溶血性贫血等造血需要增加时，肝、脾和淋巴结可随时适应需要，恢复到胎儿时的造血状态，出现肝、脾、淋巴结肿大。同时外周血中可出现有核红细胞和（或）幼稚中性粒细胞。这是小儿造血器官的一种特殊反应，称为骨髓外造血，感染及贫血纠正后即恢复正常。

二、血常规特点

不同年龄儿的血常规有所不同。

（一）红细胞数和血红蛋白量

由于胎儿期处于相对缺氧状态，红细胞生成素合成增加，故红细胞数和血红蛋白量较高，出生时红细胞数约为（5.0 ~ 7.0）$\times 10^{12}$/L，血红蛋白量约为 150 ~ 220 g/L。未成熟儿与足月儿基本相等，少数可稍低。生后 6 ~ 12 h，因进食较少和不显性失水，其红细胞数和血红蛋白量往往比出生时高些。生后随着自主呼吸的建立，血氧含量增加，红细胞生成素减少，骨髓造血功能暂时性降低，网织红细胞减少；胎儿红细胞寿命较短，且破坏较多（生理性溶血）；由于婴儿生长发育迅速，循环血量迅速增加等因素，红细胞数和血红蛋白量逐渐降低，至 2 ~ 3 个月时（早产儿较早）红细胞数降至 3.0×10^{12}/L 左右，血红蛋白量降至 100 g/L 左右，出现轻度贫血，称为生理性贫血。生理性贫血呈自限性，3 个月以后，红细胞数和血红蛋白量又缓慢增加，于 12 岁时达成人水平。此外，初生时外周血中可见到少量有核红细胞，生后 1 周内消失。

网织红细胞数在初生 3 d 内为 0.04 ~ 0.06，于生后第 7 天迅速下降至 0.02 以下，并维持在较低水平，约 0.003，以后随生理性贫血恢复而短暂上升，婴儿期以后约与成人相同。

（二）白细胞数与分类

初生时白细胞数为（15 ~ 20）$\times 10^9$/L，生后 6 ~ 12 h 达（21 ~ 28）$\times 10^9$/L，然后逐渐下降，1 周时平均为 12×10^9/L，婴儿期白细胞数维持在 10×10^9/L 左右，8 岁以后接近成人水平。

白细胞分类主要是中性粒细胞与淋巴细胞比例的变化。出生时中性粒细胞约占 0.65，淋巴细胞约占 0.30。随着白细胞总数的下降，中性粒细胞比例逐渐下降，生后 4 ~ 6 天时两者比例约相等；至 1 ~ 2 岁时淋巴细胞约占 0.60，中性粒细胞约占 0.35，之后中性粒细胞比例逐渐上升，至 4 ~ 6 岁时两者比例又相等；以后白细胞分类与成人相似。此外，初生儿外周血中也可出现少量幼稚中性粒细胞，但在数天内即消失。

（三）血小板数

血小板数与成人相似，为（150 ~ 300）$\times 10^9$/L。

（四）血红蛋白种类

血红蛋白分子由两对多肽链组成，构成血红蛋白分子的多肽链共有 6 种，分别为 α、β、γ、δ、ε 和 ξ 链，不同的血红蛋白分子由不同的多肽链组成。正常情况下可有 6 种不同的血红蛋白分子：胚胎期的血红蛋白为 Gower1（$\xi_2\varepsilon_2$）、Gower2（$\alpha_2\varepsilon_2$）和 Portland（$\xi_2\gamma_2$）；胎儿期的胎儿血红蛋白（HbF，$\alpha_2\gamma_2$）；成人血红蛋白分为 HbA（$\alpha_2\beta_2$）和 HbA_2（$\alpha_2\delta_2$）两种。

血红蛋白 Gower1、Gower2 和 Portland 在胚胎 12 周时消失，并为 HbF 所代替。胎儿 6 个月时 HbF 占 0.90，而 HbA 仅占 0.05 ~ 0.10 以后 HbA 合成逐渐增加，至出生时 HbF 约占 0.70，HbA 约占 0.30，$HbA_2 < 0.01$。出生后 HbF 迅速为 HbA 所代替，1 岁时 HbF 不超过 0.05，2 岁时 HbF 不超过 0. 02。成人的 HbA 约占 0.95，HbA_2 占 0.02 ~ 0.03，HbF 不超过 0.02。

（五）血容量

小儿血容量相对较成人多，新生儿血容量约占体重的 10%，平均为 300 mL；儿童占体重的 8% ~ 10%；成人血容量占体重的 6% ~ 8%。

第二节　小儿贫血总论

贫血是指外周血中单位容积内的红细胞数或血红蛋白量低于正常。婴儿和儿童的红细胞数和血红蛋白量随年龄不同而有差异。根据世界卫生组织的资料，血红蛋白（Hb）的低限值在 6 ~ 59 个月者为 110 g/L，血细胞比容（Hct）为 0.33；5 ~ 11 岁 Hb 为 115g/L，Hct 为 0.34；12 ~ 14 岁 Hb 为 120g/L，Hct 为 0.36，海拔每升高 1 000 m，血红蛋白上升 4%；低于此值为贫血。6 个月以下的婴儿由于生理性贫血等因素，血红蛋白值变化较大，目前尚无统一标准。我国小儿血液会议（1989 年）建议：血红蛋白在新生儿期 < 145 g/L，1 ~ 4 个月时 < 90 g/L，4 ~ 6 个月时 < 100 g/L 为贫血。

一、贫血的分类

（一）按程度分类

根据外周血血红蛋白含量或红细胞数可分为四度：①血红蛋白从正常下限至 90g/L 者为轻度。② 61 ~ 90 g/L 者为中度；③ 31 ~ 60 g/L 者为重度；④ < 30 g/L 者为极重度。新生儿 Hb 为 144 ~ 120 g/L 者为轻度，90 g/L ≤血红蛋白 < 120 g/L 者为中度，60 g/L ≤血红蛋白 < 90 g/L 者为重度，< 60 g/L 者为极重度。

（二）按病因分类

根据造成贫血的原因将其分为红细胞或血红蛋白生成不足、溶血性和失血性 3 类。

1. 红细胞和血红蛋白生成不足

（1）造血物质缺乏：如铁缺乏（缺铁性贫血）、维生素 B_{12} 和叶酸缺乏（巨幼红细胞性贫血）、维生素 A 缺乏、维生素 B_6 缺乏、铜缺乏、维生素 C 缺乏、蛋白质缺乏等。

（2）骨髓造血功能障碍：如再生障碍性贫血、单纯红细胞再生障碍性贫血。

（3）感染性及炎症性贫血：如流感嗜血杆菌、金黄色葡萄球菌、链球菌等感染。

（4）其他：慢性肾病所致贫血、铅中毒所致贫血、癌症性贫血等。

2. 溶血性贫血

可由红细胞内在异常或红细胞外在因素引起。

（1）红细胞内在异常。①红细胞膜结构缺陷：如遗传性球形红细胞增多症、遗传性椭圆形红细胞增多症、棘状红细胞增多、阵发性睡眠性血红蛋白尿等；②红细胞酶缺乏：如葡萄糖 -6- 磷酸脱氢酶（G-6-PD）缺乏、丙酮酸激酶（PK）缺乏等；③血红蛋白合成或结构异常：如海洋性贫血、血红蛋白病等。

（2）红细胞外在因素。①免疫因素：体内存在破坏红细胞的抗体，如新生儿溶血症、自身免疫性溶血性贫血、药物所致的免疫性溶血性贫血等；②非免疫因素：如感染、物理化学因素、毒素、脾功能亢进、弥散性血管内凝血等。

3. 失血性贫血

包括急性失血和慢性失血引起的贫血。

（三）按形态分类

根据红细胞数、血红蛋白量和血细胞比容计算平均红细胞容积（MCV）、平均红细胞血红蛋白量（MCH）、平均红细胞血红蛋白浓度（MCHC），将贫血分为四类。

二、临床表现

贫血的临床表现与其病因、程度轻重、发生急慢等因素有关。急性贫血，如急性失血或溶血，虽贫血程度轻，也可引起严重症状甚至休克；慢性贫血，若机体各器官的代偿功能较好，可无症状或症状较轻，当代偿不全时才逐渐出现症状。红细胞的主要功能是携带氧气，故贫血时组织与器官缺氧而产生一系列症状。

（一）一般表现

皮肤、黏膜苍白为突出表现。贫血时皮肤（面、耳轮、手掌等）、黏膜（睑结膜、口腔黏膜）及甲床呈苍白色；重度贫血时皮肤往往呈蜡黄色，易误诊为轻度黄疸；相反，伴有黄疸、青紫或其他皮肤色素改变时可掩盖贫血的表现。此外，病程较长的患儿还常有易疲倦、毛发干枯、营养低下、体格发育迟缓等症状。

（二）造血器官反应

婴幼儿期的骨髓几乎全是红髓，贫血时，骨髓不能进一步代偿而出现骨髓外造血，表现为肝脾和淋巴结肿大，外周血中可出现有核红细胞、幼稚粒细胞。

（三）各系统症状

1. 循环和呼吸系统

贫血时可出现呼吸加速、心率加快、脉搏加强、动脉压增高，有时可见毛细血管搏动。重度贫血失代偿时，则出现心脏扩大、心前区收缩期杂音，甚至发生充血性心力衰竭。

2. 消化系统

胃肠蠕动及消化酶分泌功能均受影响，出现食欲减退、恶心、腹胀或便秘等。偶有舌炎、舌乳头萎缩等。

3. 神经系统

常表现为精神不振、注意力不集中、情绪易激动等。年长儿可有头痛、昏眩、眼前有黑点或耳鸣等。

三、诊断要点

贫血是综合征，必须查清贫血的原因，才能进行合理和有效的治疗。因此，详细询问病史、全面的体格检查和必要的实验室检查是作出贫血病因诊断的重要依据。

（一）病史

1. 发病年龄

可提供诊断线索。不同年龄发生贫血的病因不同。出生即有严重贫血者要考虑产前或产时失血；生后 48 h 内出现贫血伴有黄疸者，以新生儿溶血症可能性大；婴儿期发病者多考虑营养缺乏性贫血、遗传性溶血性贫血；儿童期发病者多考虑慢性出血性贫血、再生障碍性贫血、其他造血系统疾病、全身性疾病引起的贫血。

2. 病程经过和伴随症状

起病快、病程短者，提示急性溶血或急性失血；起病缓慢者，提示营养性贫血、慢性失血、慢性溶血等。如伴有黄疸和血红蛋白尿提示溶血；伴有呕血、便血、血尿、瘀斑等提示出血性疾病；伴有神经和精神症状，如嗜睡、震颤等提示维生素 B_{12} 缺乏；伴有骨痛提示骨髓浸润性病变，肿瘤性疾病多伴有发热、肝脾及淋巴结肿大。

3. 喂养史

详细了解婴幼儿的喂养方法及饮食的质与量对诊断和病因分析有重要意义。单纯乳类喂养未及时添加辅食的婴儿，易患营养性缺铁性贫血或巨细胞性贫血；幼儿及年长儿饮食质量差或搭配不合理者，可能为缺铁性贫血。

4. 过去史

询问有无寄生虫病，特别是钩虫病史；询问其他系统疾病，包括消化系统疾病、慢性肾病、严重结核、慢性炎症性疾病（如类风湿病）等可引起贫血的有关疾病。此外，还要询问是否服用对造血系统有不良影响的药物，如氯霉素、磺胺等。

5. 家族史

与遗传有关的贫血，如遗传性球形红细胞增多症、G-6-PD 缺乏、海洋性贫血等，家族（或近亲）中常有同样患者。

（二）体格检查

1. 生长发育

慢性贫血往往有生长发育障碍。某些遗传性溶血性贫血，特别是重型 β 海洋性贫血，除发育障碍外，还表现有特殊面貌，如颧、额突出，眼距宽、鼻梁低、下颌骨较大等。

2. 营养状况

营养不良常伴有慢性贫血。

3. 皮肤、黏膜

皮肤和黏膜苍白的程度一般与贫血程度成正比。小儿因自主神经功能不稳定，故面颊的潮红与苍白有时不一定能正确反映有无贫血，观察甲床、结合膜及唇黏膜的颜色比较可靠。长期慢性贫血者皮肤呈苍黄，甚至呈古铜色；反复输血者皮肤常有色素沉着。如贫血伴有皮肤、黏膜出血点或瘀斑，要注意排除出血性疾病和白血病。伴有黄疸时提示溶血性贫血。

4. 指甲和毛发

缺铁性贫血的患儿指甲菲薄、脆弱，严重者扁平甚至呈匙状甲。巨幼红细胞性贫血患儿头发细黄、干稀、无光泽，有时呈绒毛状。

5. 肝脾和淋巴肿大

是婴幼儿贫血的重要体征。肝脾轻度肿大多提示髓外造血；如肝脾明显肿大且以脾肿大为主者，多提示遗传性溶血性贫血。贫血伴有明显淋巴结肿大者，应考虑造血系统恶性病变（如白血病、恶性淋巴瘤）。

除上述病史与体检资料外，还应注意贫血对各系统的影响，如心脏扩大和心尖部收缩期杂音等，以及各系统可能的其他损害与贫血的因果关系。

（三）实验室检查

血液检查是贫血鉴别诊断不可缺少的措施，临床上应由简而繁进行。一般根据病史、体征和初步的实验室检查资料，通过综合分析，对大多数贫血可作出初步诊断或确定诊断；对一些病情复杂暂时不能明确诊断者，也可根据初步线索进一步选择必要的检查。

1. 外周血常规

这是一项简单而又重要的检查方法。根据红细胞和血红蛋白量可判断有无贫血及其程度，并可根据形态分类协助病因分析。仔细观察血涂片中红细胞的大小、形态及染色情况，对贫血的病因诊断有帮助。如红细胞较小、染色浅、中央淡染色区扩大，多提示缺铁性贫血；红细胞呈球形，染色深，提示遗传性球形红细胞增多症；红细胞大小不等，染色浅并有异形、靶形和碎片者，多提示海洋性贫血；红细胞形态正常则见于急性溶血或骨髓造血功能障碍。白细胞和血小板计数及观察血涂片中白细胞和血小板的质和量的改变，对判断贫血的原因也有帮助。

网织红细胞计数可反映骨髓造红细胞的功能。增多提示骨髓造血功能活跃，可见于急慢性溶血或失血性贫血；减少提示造血功能低下，可见于再生障碍性贫血、营养性贫血等。此外，在治疗过程中定期检查网织红细胞计数，有助于判断疗效，如缺铁性贫血经合理治疗后网织红细胞在 1 周左右即开始增加。

2. 骨髓检查

骨髓涂片检查可直接了解骨髓造血细胞生成的质和量的变化，对某些贫血的诊断具有决定性意义（如白血病、再生障碍性贫血、营养性巨幼红细胞性贫血）。骨髓活检对白血病、转移瘤等骨髓病变具有诊断价值。

3. 血红蛋白分析检查

如血红蛋白碱变性试验、血红蛋白电泳、包涵体生成试验等，对海洋性贫血和异常血红蛋白病的诊断有重要意义。

4. 红细胞脆性试验

脆性增高见于遗传性球形红细胞增多症；减低则见于海洋性贫血。

5. 特殊检查

红细胞酶活力测定对先天性红细胞酶缺陷所致的溶血性贫血有诊断意义；抗人球蛋白试验可诊断自身免疫性溶血；血清铁、铁蛋白、红细胞游离原卟啉等检查可以协助诊断缺铁性贫血；核素 ^{51}Cr 可以测定红细胞寿命；基因诊断对遗传性溶血性贫血不但有诊断意义，还有产前诊断价值。

四、治疗原则

（一）去除病因

这是治疗贫血的关键，有些贫血在病因去除后很快可以治愈。对一些贫血原因暂时未明的，应积极寻找病因，予以去除。

（二）一般治疗

加强护理，预防感染，改善饮食质量和搭配等。

（三）药物治疗

针对贫血的病因，选择有效的药物给予治疗，如铁剂治疗缺铁性贫血；维生素 B_{12} 和叶酸治疗巨幼红细胞性贫血；肾上腺皮质激素治疗自身免疫性溶血性贫血和先天性纯红细胞再生障碍性贫血；强化免疫抑制（抗胸腺球蛋白、环孢素等）治疗再生障碍性贫血等。

（四）输红细胞

当贫血引起心功能不全时，输红细胞是抢救措施。长期慢性贫血者，若代偿功能良好，可不必输红细胞；必需输注时应注意量和速度，贫血越严重，一次输注量越少且速度宜慢。一般选用浓缩红细胞，每次 5 ~ 10 mL/kg，速度不宜过快，以免引起心力衰竭和肺水肿。对于贫血合并肺炎的患儿，每次输红细胞量更应减少，速度减慢。

（五）造血干细胞移植

是目前根治严重遗传性溶血性贫血、再生障碍性贫血和高危白血病的有效方法。

（六）并发症治疗

婴幼儿贫血易合并急慢性感染、营养不良、消化功能紊乱等，应予积极治疗。同时还应考虑贫血与合并症的相互影响的特点，如贫血患儿在消化功能紊乱时对于体液失衡的调节能力较无贫血的小儿差，在输液治疗时应予注意。

第三节　小儿营养性贫血

营养性贫血是一组由于各种原因导致造血原料供应不足，表现为红细胞及血红蛋白低于正常的血液系统疾病。其临床表现并不局限于血液系统。尽管国人生活水平有了明显提高，营养性贫血的发病率仍然较高，科学营养是降低本组疾病发生的重要措施。

一、缺铁性贫血

缺铁性贫血（iron deficiency anemia，IDA）是体内铁缺乏导致血红蛋白合成减少，临床上以小细胞低色素性贫血、血清铁蛋白减少和铁剂治疗有效为特点的贫血症。本病以婴幼儿发病率最高，严重危害小儿健康，是我国重点防治的小儿常见病之一。

（一）铁的代谢

1. 人体内铁元素的含量及分布

正常人体内的含铁总量随着年龄、体重、性别和血红蛋白水平的不同而异。正常成人男性体内总铁量约为 50 mg/kg，女性约为 35 mg/kg，新生儿约为 75 mg/kg。总铁量中约 64% 用于合成血红蛋白，32% 以铁蛋白及含铁血黄素形式储存于骨髓、肝和脾内，3.2% 合成肌红蛋白；$<$ 1% 存在于含铁酶内和以运转铁的形式存在于血浆中。

2. 铁的来源

铁的来源主要有二。

（1）外源性铁：主要来自食物，占人体铁摄入量的 1/3；分为血红素铁和非血红素铁，前者吸收率高于后者。动物性食物含铁量高且为血红素铁，吸收率达 10% ~ 25%；母乳与牛乳含铁量均低，但母乳的铁吸收率比牛乳高 2 ~ 3 倍。植物性食物中的铁是非血红素铁，吸收率为 1.7% ~ 7.9%。

（2）内源性铁：体内红细胞衰老或破坏所释放的血红蛋白铁占人体铁摄入量的 2/3，几乎全部被再利用。

3. 铁的吸收和运转

食物中的铁主要以 Fe^{2+} 的形式在十二指肠和空肠上段被吸收。进入肠黏膜细胞的 Fe^{2+} 被氧化成 Fe^{3+}，一部分与细胞内的去铁蛋白结合形成铁蛋白，暂时保存在肠黏膜细胞中；另一部分与细胞质中载体蛋白结合后移出胞外进入血液，与血浆中的转铁蛋白（transferrin，Tf）结合，随血液循环将铁运送到需铁和贮铁组织，供给机体利用，红细胞破坏后释放出的铁也同样通过与 Tf 结合运送到骨髓等组织，被利用或贮存。

肠黏膜细胞调节铁的吸收，这种调节作用又通过体内贮存铁和转铁蛋白受体（TfR）来调控。当体内贮存铁充足或造血功能减退时，转铁蛋白受体（TfR）与铁复合物合成减少，铁蛋白合成增加，肠黏膜细胞内的铁大部分以铁蛋白形式贮存，随肠黏膜细胞的自然脱落而被排出体外，因而吸收减少；当体内缺铁或造血功能增强时，TfR 合成增加，铁蛋白合成减少，肠黏膜细胞内的 TfR– 铁复合物进入血流，铁的吸收增加。

肠腔内一些因素也影响铁的吸收。维生素 C、稀盐酸、果糖、氨基酸等还原物质等使 Fe^{3+} 还原变成 Fe^{2+}，有利于铁的吸收；磷酸、草酸等可与铁形成不溶性铁酸盐，难于吸收；植物纤维、茶、咖啡、蛋、牛奶、抗酸药物等可抑制铁的吸收。

正常情况下，血浆中的转铁蛋白仅 1/3 与铁结合，此结合的铁称为血清铁（serum iron，SI）；其余 2/3 的转铁蛋白仍具有与铁结合的能力，在体外加入一定量的铁可使其达到饱和状态，所加的铁量即为未饱和铁结合力。血清铁与未饱和铁结合力之和称为血清总铁结合力（total iron binding capacity，TIBC），血清铁在总铁结合力中所占的百分比称为转铁蛋白饱和度（transferrin saturation，TS）。

4. 铁的利用与储存

铁到达骨髓造血组织后即进入幼红细胞，在线粒体中与原卟啉结合形成血红素，血红素与珠蛋白结合形成血红蛋白。此外，铁参与肌红蛋白和某些酶（如细胞色素 C、单胺氧化酶、核糖核酸还原酶、琥珀酸脱氢酶等）的合成。在体内未被利用的铁以铁蛋白及含铁血黄素的形式贮存。在机体需要铁时，这两种铁均可被利用，通过还原酶的作用，使铁蛋白中的 Fe^{2+} 释放，然后被氧化酶氧化成 Fe^{3+}，与转铁蛋白结合后被转运到需铁的组织。

5. 铁的排泄

正常情况下每日仅有极少量的铁排出体外。小儿每日排出量约为 15 μg/kg，约 2/3 随脱落的肠黏膜细胞、红细胞、胆汁由肠道排出，其他经肾脏和汗腺排出，表皮细胞脱落也失去极微量的铁。

6. 铁的需要量

小儿由于生长发育的需要，每日需摄入的铁量相对较成人为多。成熟儿自生后 4 个月至 3 岁每天约需铁 1 mg/kg；早产儿需铁较多，约达 2 mg/kg；各年龄小儿每天摄入总量不宜超过 15 mg。

7. 胎儿和儿童期铁代谢特点

（1）胎儿期铁代谢特点：胎儿通过胎盘从母体获得铁，以孕后期 3 个月获得铁量最多，平均每日约 4 mg。故足月儿从母体所获得的铁足够其生后 4 ~ 5 个月内的需要；未成熟儿从母体获得的铁较少，容易发生缺铁。当孕母严重缺铁，由于母体 TfR 的代偿性增加和胎盘摄铁能力的下降，可影响胎儿获取铁。

（2）婴幼儿期铁代谢的特点：足月新生儿体内总铁约 75 mg/kg，其中 25% 为储存铁。生后由于“生理性溶血”释放的铁较多，随后是“生理性贫血”期造血相对较低下，加之从母体获得的铁一般能满足

4个月的需要，故婴儿早期不易发生缺铁。但早产儿从母体获得铁少，且生长发育更迅速，可较早发生缺铁。约4月龄以后，从母体获得的铁逐渐耗尽，加上此期生长发育迅速，造血活跃，因此对膳食铁的需要增加，而婴儿主食人乳和牛乳的铁含量均低，不能满足机体的需要，储存铁耗竭后即发生缺铁，故6个月至2岁的小儿缺铁性贫血发生率高。

（3）儿童期和青春期铁代谢特点：儿童期一般较少缺铁，此期缺铁的主要原因是偏食，使摄取的铁不足，或是食物搭配不合理，使铁的吸收受抑制；肠道慢性失血也是此期缺铁的原因。青春期由于生长发育迅速，对铁的需要量增加，初潮以后少女如月经过多造成铁的丢失也是此期缺铁的原因。

（二）病因

1. 先天储铁不足

胎儿从母体获得的铁以妊娠最后3个月最多，故早产、双胎或多胎、胎儿失血和孕母严重缺铁等均可使胎儿储铁减少。

2. 铁摄入量不足

这是缺铁性贫血的主要原因。人乳、牛乳、谷物中含铁量均低，如不及时添加含铁较多的辅食，容易发生缺铁性贫血。

3. 生长发育因素

婴儿期生长发育较快，5个月时和1岁时体重分别为出生时的2倍和3倍；随着体重增加，血容量也增加较快，1岁时血液循环中的血红蛋白增加2倍；未成熟儿的体重及血红蛋白增加倍数更高，如不及时添加含铁丰富的食物，则易致缺铁。

4. 铁的吸收障碍

食物搭配不合理可影响铁的吸收。慢性腹泻不仅铁的吸收不良，而且铁的排泄也增加。

5. 铁的丢失过多

正常婴儿每天排泄铁量相比成人多。每1 mL血约含铁0.5 mg，长期慢性失血可致缺铁，如肠息肉、梅克尔憩室、膈疝、钩虫病等可致慢性失血，用不经加热处理的鲜牛奶喂养的婴儿可因对牛奶过敏而致肠出血（每天失血约0.7 mL）。

（三）发病机制

1. 缺铁对血液系统的影响

铁是合成血红蛋白的原料，缺铁时血红素生成不足，进而血红蛋白合成减少，导致新生的红细胞内血红蛋白含量不足，细胞质减少，细胞变小；而缺铁对细胞的分裂、增殖影响较小，故红细胞数量减少程度不如血红蛋白明显，从而形成小细胞低色素性贫血。缺铁通常经过以下3个阶段才发生贫血。①铁减少期（iron depletion，ID）：此阶段体内贮存铁已减少，但供红细胞合成血红蛋白的铁尚未减少；②红细胞生成缺铁期（iron deficient erythropoiesis，IDE）：此期贮存铁进一步耗竭，红细胞生成所需的铁也不足，但循环中血红蛋白的量尚未减少；③缺铁性贫血期（iron deficiency anemia，IDA）：此期出现小细胞低色素性贫血，还有一些非造血系统的症状。

2. 缺铁对其他系统的影响

缺铁可影响肌红蛋白的合成，并可使多种含铁酶（如细胞色素C、单胺氧化酶、核糖核苷酸还原酶、琥珀酸脱氢酶等）的活性减低。由于这些含铁酶与生物氧化、组织呼吸、神经介质分解与合成有关，故铁缺乏时造成细胞功能紊乱，尤其是单胺氧化酶的活性降低，造成重要的神经介质，如5–羟色胺、去甲肾上腺素、肾上腺素及多巴胺发生明显变化，不能正常发挥功能，因而产生一些非造血系统的表现，如体力减弱、易疲劳、表情淡漠、注意力难于集中、注意力减退和智力减低等。缺铁还可引起组织器官的异常，如口腔黏膜异常角化、舌炎、胃酸分泌减少、脂肪吸收不良和反甲等。此外，缺铁还可引起细胞免疫功能降低，易患感染性疾病。

（四）临床表现

任何年龄均可发病，以6个月至2岁最多见。发病缓慢，其临床表现随病情轻重而有所不同。

1. 一般表现

皮肤黏膜逐渐苍白，以唇、口腔黏膜及甲床较明显，易疲乏，不爱活动。年长儿可诉头晕、眼前发黑、耳鸣等。

2. 髓外造血表现

由于髓外造血，肝、脾可轻度肿大；年龄越小，病程越久，贫血越重，肝脾肿大越明显。

3. 非造血系统症状

（1）消化系统症状：食欲减退，少数有异食癖（如嗜食泥土、墙皮、煤渣等）；可有呕吐、腹泻；可出现口腔炎、舌炎或舌乳头萎缩；重者可出现萎缩性胃炎或吸收不良综合征。

（2）神经系统症状：表现为烦躁不安或萎靡不振、精神不集中、记忆力减退，智力多数低于同龄儿。

（3）心血管系统症状：明显贫血时心率增快，严重者心脏扩大，甚至发生心力衰竭。

（4）其他：因细胞免疫功能降低，常合并感染。可因上皮组织异常而出现反甲。

（五）实验室检查

1. 外周血常规

血红蛋白降低比红细胞数减少明显，呈小细胞低色素性贫血。外周血涂片可见红细胞大小不等，以小细胞为多，中央淡染区扩大。平均红细胞容积（MCV）< 80 fl，平均红细胞血红蛋白量（MCH）< 26 pg，平均红细胞血红蛋白浓度（MCHC）< 0.31。网织红细胞数正常或轻度减少。白细胞、血小板一般无改变。

2. 骨髓检查

呈增生活跃，以中、晚幼红细胞增生为主。各期红细胞均较小，胞质少，染色偏蓝，显示胞质成熟程度落后于胞核。粒细胞和巨核细胞系一般无明显异常。

3. 有关铁代谢的检查

（1）血清铁蛋白（serum ferritin，SF）：可较敏感地反映体内贮存铁的情况，因而是诊断缺铁铁减少期（ID 期）的敏感指标。其放射免疫法测定的正常值：< 3 个月婴儿为 194 ~ 238 μg/L，3 个月后为 18 ~ 91 μg/L，< 12 μg/L，提示缺铁。由于感染、肿瘤、肝脏和心脏疾病时 SF 明显升高，故当缺铁合并这些疾病时其 SF 值可不降低，此时测定红细胞内碱性铁蛋白有助诊断。

（2）红细胞游离原卟啉（free erythrocyte protoporphyrin，FEP）：红细胞内缺铁时 FEP 不能完全与铁结合成血红素，血红素减少又反馈性地使 FEP 合成增多，未被利用的 FEP 在红细胞内堆积，导致 FEP 值增高，当 FEP > 0.9 μmol/L（500 μg/dL）即提示细胞内缺铁。如 SF 值降低、FEP 升高而未出现贫血，这是缺铁红细胞生成缺铁期（IDE 期）的典型表现。FEP 增高还见于铅中毒、慢性炎症和先天性原卟啉增多症。

（3）血清铁（SI）、总铁结合力（TIBC）和转铁蛋白饱和度（TS）：这 3 项检查反映血浆中的铁含量，通常在缺铁性贫血期（IDA 期）才出现异常：即 SI 和 TS 降低，TIBC 升高。SI 正常值为 12.8 ~ 31.3 μmol/L（75 ~ 175 μg/dL），< 9.0 ~ 10.7 μmol/L（50 ~ 60 μg/dL）有意义，但其生理变异大，并且在感染、恶性肿瘤、类风湿关节炎等疾病时也可降低。TIBC > 62.7 μmol/L（350 μg/dL）有意义；其生理变异较小，在病毒性肝炎时可增高。TS < 15% 有诊断意义。

4. 骨髓可染铁

骨髓涂片用普鲁士蓝染色镜检，细胞外铁减少。观察红细胞内铁粒细胞数，如 < 15%，提示贮存铁减少（细胞内铁减少），这是一项反映体内储存铁的敏感而可靠的指标。

（六）诊断

根据病史，特别是喂养史、临床表现和血常规特点，一般可作出初步诊断。进一步进行有关铁代谢的生化检查有确诊意义。必要时可进行骨髓检查。用铁剂治疗有效可证实诊断。

海洋性贫血、异常血红蛋白病、维生素 B_6 缺乏性贫血、铁粒幼红细胞性贫血和铅中毒等也表现为小细胞低色素性贫血，应根据各病临床特点和实验室检查特征加以鉴别。

（七）治疗

主要原则为去除病因和补充铁剂。

1. 一般治疗

加强护理，保证充足睡眠；避免感染，如伴有感染者应积极控制感染；重度贫血者注意保护心脏功能。根据患儿消化能力，适当增加含铁质丰富的食物，注意饮食的合理搭配，以增加铁的吸收。

2. 去除病因

对饮食不当者应纠正不合理的饮食习惯和食物组成，有偏食习惯者应予纠正。如有慢性失血性疾病，如钩虫病、肠道畸形等，应予及时治疗。

3. 铁剂治疗

（1）口服铁剂：铁剂是治疗缺铁性贫血的特效药，若无特殊原因，应采用口服法给药；二价铁盐容易吸收. 故临床均选用二价铁盐制剂。常用的口服铁剂有硫酸亚铁（含元素铁 20%）、富马酸亚铁（含元素铁 33%）、葡萄糖酸亚铁（含元素铁 12%）、琥珀酸亚铁（含元素铁 35%）等，口服铁剂的剂量为元素铁每日 4 ~ 6 mg/kg，分 3 次口服，以两餐之间口服为宜；为减少胃肠不良反应，可从小剂量开始，如无不良反应，可在 1 ~ 2 d 内加至足量。近年的研究显示，蛋白琥珀酸铁每天 1 次的临床疗效与传统铁剂每天 3 次相当，但依从性增高。同时服用维生素 C，可增加铁的吸收。牛奶、茶、咖啡及抗酸药等与铁剂同服均可影响铁的吸收。

（2）注射铁剂：注射铁剂较容易发生不良反应，甚至可发生变态反应致死，故应慎用。其适应证是：①诊断肯定，但口服铁剂后无治疗反应者；②口服后胃肠反应严重，虽改变制剂种类、剂量及给药时间仍无改善者；③由于胃肠疾病胃肠手术后不能应用口服铁剂或口服铁剂吸收不良者。常用注射铁剂有山梨醇枸橼酸铁复合物，专供肌内注射用；右旋糖酐铁复合物，为氢氧化铁与右旋糖酐铁复合物，可供肌内注射或静脉注射；葡萄糖氧化铁，供静脉注射用。

补给铁剂 12 ~ 24 h 后，细胞内含铁酶开始恢复，烦躁等精神症状减轻，食欲增加。网织红细胞于服药 2 ~ 3 d 后开始上升，5 ~ 7 d 达高峰，2 ~ 3 周后下降至正常。治疗 1 ~ 2 周后血红蛋白逐渐上升，通常于治疗 3 ~ 4 周达到正常。如 3 周内血红蛋白上升不足 20 g/L，应注意寻找原因。如治疗反应满意，血红蛋白恢复正常后再继续服用铁剂 6 ~ 8 周，以增加铁储存。

4. 输红细胞

一般不必输红细胞，输注红细胞的适应证是：①贫血严重，尤其是发生心力衰竭者；②合并感染者；③急需外科手术者。贫血越严重，每次输注量应越少。Hb 在 30 g/L 以下者，应采用等量换血方法；Hb 在 30 ~ 60 g/L 者，每次可输注浓缩红细胞 4 ~ 6 mL/kg；Hb 在 60 g/L 以上者，不必输红细胞。

（八）预防

做好卫生宣教工作，使全社会. 尤其是家长认识到缺铁对小儿的危害性及做好预防工作的重要性，使之成为儿童保健工作中的重要内容。主要预防措施包括：①提倡母乳喂养，因母乳中铁的吸收利用率较高；②做好喂养指导，无论是母乳或人工喂养的婴儿，均应及时添加含铁丰富且铁吸收率高的辅助食品，如精肉、血、内脏、鱼等，并注意膳食合理搭配，婴儿如以鲜牛乳喂养，必须加热处理以减少牛奶过敏所致肠道失血；③婴幼儿食品（谷类制品、牛奶制品等）应加入适量铁剂加以强化；④对早产儿，尤其是非常低体重的早产儿，宜自 2 个月左右给予铁剂预防。

二、营养性巨幼细胞性贫血

营养性巨幼细胞性贫血是由于维生素 B_{12} 和（或）叶酸缺乏所致的一种大细胞性贫血。主要临床特点是贫血、神经精神症状、红细胞的胞体变大、骨髓中出现巨幼红细胞、用维生素 B_{12} 和（或）叶酸治疗有效。

（一）病因

1. 摄入量不足

单纯母乳喂养而未及时添加辅食、人工喂养不当及严重偏食的婴幼儿，其饮食中缺乏肉类、动物肝、肾及蔬菜，可致维生素 B_{12} 和叶酸缺乏。羊乳含叶酸量很低，单纯以羊奶喂养者可致叶酸缺乏。

2. 需要量增加

婴儿生长发育较快，对叶酸、维生素 B_{12} 的需要量也增加，严重感染者维生素 B_{12} 的消耗量增加，需要量相应增加。

3. 吸收或代谢障碍

食物中维生素 B_{12} 必须与胃底部壁细胞分泌的糖蛋白结合成复合物才能在末端回肠黏膜吸收，进入血液循环后再与转钴胺素蛋白（transcobalamin，TC）结合，运送到肝脏。慢性腹泻影响叶酸吸收，先天性叶酸代谢障碍（如小肠吸收叶酸缺陷及叶酸转运功能障碍）也可致叶酸缺乏。

（二）发病机制

叶酸在叶酸还原酶的还原作用和维生素 B_{12} 的催化作用下变成四氢叶酸，后者是 DNA 合成过程中必需的辅酶。当维生素 B_{12} 或叶酸缺乏，使四氢叶酸减少，导致 DNA 合成减少。幼稚红细胞内的 DNA 合成减少，使其分裂和增殖时间延长，出现细胞核的发育落后于胞质而血红蛋白的合成不受影响的发育，红细胞的胞体变大，形成巨幼红细胞。由于红细胞生成速度变慢；巨幼红细胞在骨髓内易被破坏；进入血液循环的红细胞寿命也较短，从而出现贫血。

DNA 合成不足也导致粒细胞核成熟障碍，使其胞体增大，出现巨大幼稚粒细胞和中性粒细胞分叶过多现象，而且也可使巨核细胞的核发育障碍而致巨大血小板。

维生素 B_{12} 能促使脂肪代谢产生的甲基丙二酸转变成琥珀酸而参与三羧酸循环，此作用与神经髓鞘中脂蛋白形成有关，因而能保持中枢和外周髓鞘神经纤维的功能完整性；当其缺乏时，可导致中枢和外周神经髓鞘受损，因而出现神经精神症状。叶酸缺乏主要引起情感改变，偶见深感觉障碍，其机制尚未明了。

维生素 B_{12} 缺乏还可使中性粒细胞和巨噬细胞吞噬细菌后的杀灭细菌作用减弱，使组织、血浆及尿液中甲基丙二酸堆积，后者是结核分枝杆菌细胞壁成分的原料，有利于结核分枝杆菌生长，故维生素 B_{12} 缺乏者易伴结核病。

（三）临床表现

以 6 个月至 2 岁多见，起病缓慢。

1. 一般表现

多呈虚胖或颜面轻度水肿，毛发纤细、稀疏、黄色，严重者皮肤有出血点或瘀斑。

2. 贫血表现

皮肤常呈蜡黄色，睑结膜、口唇、指甲等处苍白，偶有轻度黄疸；疲乏无力，常伴肝脾肿大。

3. 神经精神症状

可出现烦躁不安、易怒等症状。维生素 B_{12} 缺乏者表现为表情呆滞、目光发直、对周围反应迟钝、嗜睡、不认亲人、少哭不笑，智力、动作发育落后甚至退步。重症病例可出现不规则性震颤、手足无意识运动，甚至抽搐、感觉异常、共济失调、踝阵挛和 Babinski 征阳性等。叶酸缺乏不发生神经系统症状，但可导致神经精神异常。

4. 消化系统症状

常出现较早，如厌食、恶心、呕吐、腹泻和舌炎等。

（四）实验室检查

1. 外周血常规

呈大细胞性贫血，MCV > 94 fl，MCH > 32 pg。血涂片可见红细胞大小不等，以大细胞为多，易见嗜多色性和嗜碱点彩红细胞，可见巨幼细胞变成的有核红细胞，中性粒细胞呈分叶过多现象。网织红细胞、白细胞、血小板计数常减少。

2. 骨髓检查

增生明显活跃，以红系增生为主，粒系、红系均出现巨幼变，表现为胞体变大、核染色质粗而松、副染色质明显。中性粒细胞的胞质空泡形成，核分叶过多。巨核细胞的核有过度分叶现象，巨大血小板。

3. 血清维生素 B_{12} 和叶酸测定

血清维生素 B_{12} 正常值为 200 ~ 800 ng/L，< 100 ng/L 为缺乏。血清叶酸水平正常值为 5 ~ 6 μg/L，< 3 μg/L 为缺乏。

（五）诊断

根据临床表现、血常规和骨髓检查可诊断为巨幼细胞性贫血。在此基础上，如神经精神症状明显，则考虑为维生素 B_{12} 缺乏所致。有条件时测定血清维生素 B12 或叶酸水平可进一步协助确诊。

（六）治疗

1. 一般治疗

注意营养，及时添加辅食；加强护理，防止感染。

2. 去除病因

对引起维生素 B_{12} 和叶酸缺乏的原因应予去除。

3. 维生素 B_{12} 和叶酸治疗

有神经精神症状者，应以维生素 B_{12} 治疗为主，如单用叶酸反而有加重症状的可能。维生素 B_{12}500 ~ 1 000 μg 一次肌内注射；或每次肌内注射 100 μg，每周 2 ~ 3 次，连用数周，直至临床症状好转，血常规恢复正常为止；当有神经系统受累表现时，可予每日 1 mg，连续肌内注射 2 周以上；由于维生素 B_{12} 吸收缺陷所致的患者，每月肌内注射 1 mg，长期应用。用维生素 B_{12} 治疗后 6 ~ 7 h 骨髓内巨幼红细胞可转为正常幼红细胞；一般精神症状 2 ~ 4 d 后好转；网织红细胞 2 ~ 4 d 开始增加，6 ~ 7 d 达高峰，2 周后降至正常；神经精神症状恢复较慢。

叶酸口服剂量为 5 mg，每日 3 次，连续数周至临床症状好转、血常规恢复正常为止。同时口服维生素 C 有助于叶酸的吸收。服叶酸 1 ~ 2 d 后食欲好转，骨髓中巨幼红细胞转为正常；2 ~ 4 d 网织红细胞增加，4 ~ 7 d 达高峰；2 ~ 6 周红细胞和血红蛋白恢复正常。因使用抗叶酸代谢药物而致病者，可用亚叶酸钙治疗。先天性叶酸吸收障碍者，口服叶酸剂量应增至每日 15 ~ 50 mg 才有效。

治疗初期，由于大量新生红细胞，使细胞外钾转移至细胞内，可引起低血钾，甚至发生低血钾性婴儿猝死，应预防性补钾。

（七）预防

改善哺乳母亲的营养，婴儿应及时添加辅食，注意饮食均衡，及时治疗肠道疾病，注意合理应用抗叶酸代谢药物。

第四节 小儿溶血性贫血

溶血性贫血是多种病因引起红细胞寿命缩短或过早破坏，且超过了骨髓代偿造红细胞能力的一组疾病。

正常红细胞寿命为 120 d 左右，每天约 1% 的衰老红细胞在脾脏清除，同时，相当量的新生红细胞从骨髓中释放进入血液循环，当红细胞破坏的速度过快和（或）量大于骨髓的代偿能力，即发生本综合征。

一、遗传性球形红细胞增多症

遗传性球形红细胞增多症（hereditary spherocytosis，HS）是红细胞膜先天性缺陷的溶血性贫血，以不同程度的贫血、反复出现黄疸、脾肿大、球形红细胞增多及红细胞渗透脆性增加为特征。

（一）病因和发病机制

本病大多数为常染色体显性遗传，少数为常染色体隐性遗传。正常红细胞膜由双层脂质和膜蛋白组成。本病由于调控红细胞膜蛋白的基因突变，造成膜骨架蛋白（膜收缩蛋白、锚蛋白）单独或联合缺陷。缺陷造成红细胞的病理生理改变：①红细胞膜双层脂质不稳定，以出芽形式形成囊状而丢失，使红细胞表面积减少，表面积与体积比值下降，红细胞变成球形；②红细胞膜阳离子通透性增加，钠和水进入胞内而钾透出胞外，为了维持红细胞内外钠离子平衡，钠泵作用加强致 ATP 缺乏，钙 -ATP 酶受抑，致细胞内钙离子浓度升高并沉积在红细胞膜上；③红细胞膜蛋白磷酸化功能下降，过氧化物酶增加，与膜结合的血红蛋白增加，导致红细胞变形性下降。球形红细胞的细胞膜变形性和柔韧性减弱，少量水分进入胞内即易胀破而溶血，红细胞通过脾时易被破坏而溶解，发生血管外溶血。

（二）临床表现

贫血、黄疸、脾肿大是本病的三大特征，而且在慢性溶血性贫血的过程中易出现急性溶血发作。发病年龄越小，症状越重。新生儿期起病者出现急性溶血性贫血和高胆红素血症；婴儿和儿童患者贫血的程度差异较大，大多为轻至中度贫血。黄疸可见于大部分患者，多为轻度，呈间歇性。几乎所有患者均有脾肿大，且随年龄增长而逐渐显著，溶血危象时肿大明显。肝脏多为轻度肿大。未行脾切除的年长儿可并发色素性胆石症，10 岁以下发生率为 5%，发现胆结石最小年龄为 4 ~ 5 岁。长期贫血可因骨髓代偿造血而致骨骼改变，但程度一般较海洋性贫血轻。偶见踝部溃疡。

在慢性病程中，常因感染、劳累或情绪紧张等因素诱发溶血危象：贫血和黄疸突然加重，伴有发热、寒战、呕吐，脾肿大显著并有疼痛。也可出现再生障碍危象：表现为以红系造血受抑为主的骨髓造血功能暂时性抑制，出现严重贫血，可有不同程度的白细胞和血小板减少。后者与微小病毒 B19 感染有关，呈自限性过程，持续数天或 1 ~ 2 周缓解。

（三）实验室检查

1. 外周血常规

贫血多为轻至中度，发生危象时可呈重度；网织红细胞升高；MCV 和 MCH 多正常，MCHC 可增加；白细胞及血小板多正常。外周血涂片可见胞体小、染色深、中心浅染区消失的球形红细胞增多，是本病的特征，占红细胞数的 0.2 ~ 0.4。仅少数患者球形红细胞数量少或红细胞形态改变不明显。

2. 红细胞渗透脆性试验

大多数病例红细胞渗透脆性增加，0.5% ~ 0.75% 盐水开始溶血，0.40% 完全溶血。24 h 孵育脆性试验则 100 % 病例阳性。

3. 其他

溶血的证据，如血清非结合胆红素和游离血红蛋白增高，结合珠蛋白降低，尿中尿胆原增加。红细胞自身溶血试验阳性，加入葡萄糖或 ATP 可以纠正。骨髓检查示红细胞系统明显增生，但有核红细胞形态无异常。酸化甘油试验阳性。采用十二磺酸钠聚丙烯酰胺凝胶电泳或放射免疫法测定膜蛋白含量有助于判断膜蛋白的缺陷。分子生物学方法可确定基因突变位点。

（四）诊断和鉴别诊断

根据贫血、黄疸、脾肿大等临床表现，球形红细胞增多，红细胞渗透脆性增加或孵育后红细胞渗透脆性试验增加即可作出初步诊断；并应行家族调查，阳性家族史即可确诊。须注意当本病合并缺铁时，红细胞渗透脆性可能正常。自身免疫性溶血患者既有溶血的表现，球形红细胞也明显增多，易与本病混淆，Coombs 试验阳性，肾上腺皮质激素治疗有效等可资鉴别。轻型 HS 溶血发作时可误诊为黄疸型肝炎，应注意鉴别。

（五）治疗

1. 一般治疗

注意防治感染，避免劳累和情绪紧张。适当补充叶酸。

2. 防治高胆红素血症

见于新生儿发病者。

3. 输注红细胞

贫血轻者无须输红细胞，重度贫血或发生溶血危象时应输红细胞。发生再生障碍危象时除输红细胞外，必要时输血小板。

4. 脾切除

脾切除对常染色体显性遗传性疾病患者有显著疗效，术后黄疸消失、贫血纠正，不再发生溶血危象和再生障碍危象，红细胞寿命延长，但不能根除先天缺陷。手术应于5岁以后进行，因过早切脾可降低机体的免疫功能，易发生严重感染。若反复再生障碍危象或重度溶血性贫血致生长发育迟缓，则手术年龄可提早。切脾时注意有无副脾，如有应同时切除。为防止术后感染，应在术前1～2周注射多价肺炎球菌疫苗，术后应用长效青霉素预防治疗1年。脾切除术后血小板数于短期内升高，如 $> 800 \times 10^9$/L，应予抗血小板凝集药物，如双嘧达莫等。

二、红细胞葡萄糖-6-磷酸脱氢酶缺乏症

红细胞葡萄糖-6-磷酸脱氢酶（G-6-PD）缺乏症是一种遗传性不完全显性红细胞酶缺陷病。本病分布遍及世界各地，估计全世界有2亿以上的人患有G-6-PD缺乏症。但各地区、各民族间的发病率差异很大。高发地区为地中海沿岸国家、东印度、菲律宾、巴西和古巴等。在我国，此病主要见于长江流域及其以南各省，以云南、海南、广东、广西、福建、四川、江西、贵州等省（自治区）的发病率较高，北方地区较为少见。

（一）病因

本病是由于G-6-PD的基因突变所致。G-6-PD基因定位于X染色体长臂2区8带（Xq28），全长约18.5 kb，含13个外显子，编码515个氨基酸。男性半合子和女性纯合子均表现为G-6-PD显著缺乏，女性杂合子发病与否取决于其G-6-PD缺乏的细胞数量在细胞群中所占的比例，在临床上有不同的表现度，故称为不完全显性。

迄今，G-6-PD基因的突变已达122种以上；中国人（含海外华裔）的G-6-PD基因突变型即有17种，其中最常见的是nt1376G→T（占57.6%）、nt1388G→A（占14.9%），其他突变有nt95A→G、nt493A→G、nt1024G→T等。同一地区的不同民族其基因突变型相似，而分布在不同地区的同一民族其基因突变型则差异很大。

（二）发病机制

本病发生溶血的机制尚未完全明了，目前认为服用氧化性药物（如伯氨喹）诱发溶血的机制为：G-6-PD在磷酸戊糖旁路中是6-磷酸葡萄糖（G-6-P）转变为6-磷酸葡萄糖酸（G-6-PG）反应中必需的酶。G-6-PD缺乏时，使还原型三磷酸吡啶核苷（NADPH）减少，不能维持生理浓度的还原型谷胱甘肽（GSH），从而使红细胞膜蛋白和酶蛋白中的巯基遭受氧化，破坏了红细胞膜的完整性。NADPH减少后，使高铁血红蛋白（MHb）不能转变为氧合血红蛋白，MHb增加致红细胞内不可溶性变性珠蛋白小体形成明显增加，红细胞膜变硬，通过脾脏时被破坏，导致溶血。新生的红细胞G-6-PD活性较高，对氧化性药物有较强的抵抗性，当衰老红细胞酶活性过低而被破坏后，新生红细胞即代偿性增加，故不再发生溶血，呈自限性。蚕豆诱发溶血的机制未明，蚕豆浸液中含有多巴、多巴胺、蚕豆嘧啶类、异脲咪等类似氧化剂的物质，可能与蚕豆病的发病有关，但很多G-6-PD缺乏者在进食蚕豆后并不一定发病，故认为还有其他因素参与，尚待进一步研究。

（三）临床表现

根据诱发溶血的不同原因，可分为以下5种临床类型。

1. 伯氨喹型药物性溶血性贫血

是由于服用某些具有氧化特性的药物而引起的急性溶血。此类药物包括：抗疟药（伯氨喹、奎宁等）、解热镇痛药（阿司匹林、安替比林等）、硝基呋喃类、磺胺类、砜类、萘苯胺、大剂量维生素K、丙磺舒、川莲、腊梅花等。常于服药后1～3 d出现急性血管内溶血。有头晕、厌食、恶心、呕吐、疲乏等症状，继而出现黄疸、血红蛋白尿，溶血严重者可出现少尿、无尿、酸中毒和急性肾衰竭。溶血过程呈自限性是本病的重要特点，轻症的溶血持续1～2 d或1周左右临床症状逐渐改善而自愈。

2. 蚕豆病

常见于 < 10岁的小儿，男孩多见，常在蚕豆成熟季节流行，进食蚕豆或蚕豆制品（如粉丝）均可致病，母亲食蚕豆后哺乳可使婴儿发病。通常于进食蚕豆或其制品后24～48 h内发病，表现为急性血管内溶血，其临床表现与伯氨喹型药物性溶血性贫血相似。

3. 新生儿黄疸

在 G-6-PD 缺乏症高发地区，由 G-6-PD 缺乏引起的新生儿黄疸并不少见。感染、病理产、缺氧、给新生儿哺乳的母亲服用氧化剂药物，或新生儿穿戴有樟脑丸气味的衣服等均可诱发溶血，但也有不少病例无诱因可查。黄疸大多于出生 2 ~ 4 d 后达高峰，半数患儿可有肝脾肿大，贫血大多数为轻度或中度，重者可致胆红素脑病。

4. 感染诱发的溶血

细菌、病毒感染可诱发 G-6-PD 缺乏者发生溶血，一般于感染后几天之内突然发生溶血，程度大多较轻，黄疸多不显著。

5. 先天性非球形细胞性溶血性贫血（CNSHA）

在无诱因的情况下出现慢性溶血，常于婴儿期发病，表现为贫血、黄疸、脾肿大；可因感染或服药而诱发急性溶血。约有半数病例在新生儿期以高胆红素血症起病。

（四）实验室检查

1. 红细胞 G-6-PD 缺乏的筛选试验

常用 3 种方法。

（1）高铁血红蛋白还原试验：正常还原率 > 0.75；中间型为 0.74 ~ 0.31，显著缺乏者 < 0.30。此试验可出现假阳性或假阴性，故应配合其他有关实验室检查。

（2）荧光斑点试验：正常 10 min 内出现荧光；中间型者 10 ~ 30 min 出现荧光，严重缺乏者 30 min 仍不出现荧光。本试验敏感性和特异性均较高。

（3）硝基四氮唑蓝（NBT）纸片法：正常滤纸片呈紫蓝色，中间型呈淡蓝色，显著缺乏者呈红色。

2. 红细胞 G-6-PD 活性测定

这是特异性的直接诊断方法，正常值随测定方法而不同。

（1）世界卫生组织（WHO）推荐的 Zinkham 法为（12.1 ± 2.09）IU/gHb。

（2）国际血液学标准化委员会（SICSH）推荐的 Clock 与 Mclean 法为（8.34 ± 1.59）IU/gHb。

（3）NBT 定量法为 13.1 ~ 30.0 BNT 单位。

（4）近年开展 G-6-PD/6-PGD 比值测定，可进一步提高杂合子的检出率，正常值为成人 1.0 ~ 1.67，脐带血 1.1 ~ 2.3，低于此值为 G-6-PD 缺乏。

3. 变性珠蛋白小体生成试验

在溶血时阳性细胞 > 0.05；溶血停止时呈阴性。不稳定血红蛋白病患者此试验也可为阳性。

（五）诊断

阳性家族史或过去病史均有助于临床诊断。病史中有急性溶血特征，并有食蚕豆或服药物史，或新生儿黄疸，或自幼即出现原因未明的慢性溶血者，均应考虑本病。结合实验室检查即可确诊。

（六）治疗

对急性溶血者，应去除诱因。在溶血期应供给足够水分，注意纠正电解质失衡，口服碳酸氢钠，使尿液保持碱性，以防止血红蛋白在肾小管内沉积。贫血较轻者不需要输血，去除诱因后溶血大多于 1 周内自行停止。严重贫血时，可输 G-6-PD 正常的红细胞。应密切注意肾功能，如出现肾衰竭，应及时采取有效措施。

新生儿黄疸可用蓝光治疗，个别严重者应考虑换血疗法，以防止胆红素脑病的发生。

（六）预防

在 G-6-PD 缺陷高发地区，应进行群体 G-6-PD 缺乏症的普查；已知为 G-6-PD 缺乏者应避免进食蚕豆及其制品，忌服有氧化作用的药物，并加强对各种感染的预防。

三、海洋性贫血

海洋性贫血又称地中海贫血、珠蛋白生成障碍性贫血，是遗传性溶血性贫血的一组疾病。其共同特点是珠蛋白基因的缺陷使一种或几种珠蛋白肽链合成减少或不能合成，导致血红蛋白的组成成分改变。

本组疾病的临床症状轻重不一。

本病以地中海沿岸国家和东南亚各国多见，我国长江以南各省均有报道，以广东、广西、海南、四川、重庆等省、自治区、直辖市发病率较高，在北方较为少见。

（一）病因和发病机制

正常人血红蛋白（Hb）中的珠蛋白含4种肽链，即α、β、γ和δ。根据珠蛋白肽链组合的不同，形成3种血红蛋白，即HbA（$\alpha_2\beta_2$）、HbA_2（$\alpha_2\delta_2$）和HbF（$\alpha_2\gamma_2$）。当遗传缺陷时，珠蛋白基因功能障碍，珠蛋白肽链合成障碍，从而出现慢性溶血性贫血。根据肽链合成障碍的不同，分别称为α、β、δβ和δ等地中海贫血。其中以α和β地中海贫血较常见。

1. β海洋性贫血

人类p珠蛋白基因簇位于第11号染色体短臂1区2节（11p1.2）。β海洋性贫血的病因主要是该基因的点突变，少数为基因缺失。基因缺失和有些点突变可致β链的生成完全受抑制，称为β_0海洋性贫血；有些点突变或缺失使β链的生成部分受抑制，则称为β^+海洋性贫血。染色体上的两个等位基因突变点相同者称为纯合子；同源染色体上只有一个突变点者称为杂合子；等位基因的突变点不同者称为双重杂合子。

重型β海洋性贫血是纯合子或双重杂合子状态。因β链生成完全或明显受到抑制，以致含有β链的HbA合成减少或消失，而多余的α链与γ链结合而成为HbF（$\alpha_2\gamma_2$），使HbF明显增加。由于HbF的氧亲和力高，致患者组织缺氧。过剩的α链沉积于幼红细胞和红细胞中，形成α链包涵体附着于红细胞膜上，使其变僵硬，在骨髓内大多被破坏而导致"无效造血"。部分含有包涵体的红细胞虽能成熟并被释放至外周血，但当它们通过微循环时就容易被破坏；这种包涵体还影响红细胞膜的通透性，从而导致红细胞寿命缩短。所以，患儿在临床上呈慢性溶血性贫血。贫血和缺氧刺激红细胞生成素的分泌量增加，促使骨髓增加造血，因而引起骨骼的改变。贫血使肠道对铁的吸收增加，加上在治疗过程中的反复输血，使铁在组织中大量贮存，导致含铁血黄素沉着症。

轻型β海洋性贫血是杂合子状态，β链的合成仅轻度减少，故其病理生理改变极轻微。中间型β海洋性贫血是双重杂合子和某些海洋性贫血变异型的纯合子或双重杂合子状态，其病理生理改变介于重型和轻型之间。

2. α海洋性贫血

人类α珠蛋白基因簇位于第16号染色体短臂末端（16p13.3）。每条染色体各有2个α珠蛋白基因，一对染色体共有4个α珠蛋白基因。大多数α海洋性贫血是由于α珠蛋白基因缺失所致，少数由基因点突变所致。若仅是一条染色体上的一个α基因缺失或缺陷，则α链的合成部分受抑制，称为α^+海洋性贫血；若每一条染色体上的2个α基因均缺失或缺陷，则无α链合成，称为α^0海洋性贫血。

重型α海洋性贫血是α^0海洋性贫血的纯合子状态，其4个α珠蛋白基因均缺失或缺陷，以致完全无α链生成，因而含有α链的HbA、HbA_2和HbF的合成均减少。患者在胎儿期即发生大量γ链合成γ4（Hb Bart）。Hb Bart对氧的亲和力极高，造成组织缺氧而引起胎儿水肿综合征。中间型α海洋性贫血是α^0和α^+海洋性贫血的双重杂合子状态，是由3个α珠蛋白基因缺失或缺陷所致，患者仅能合成少量α链，其多余的β链即合成HbH（β_4）。HbH对氧亲和力较高，又是一种不稳定的血红蛋白，容易在红细胞内变性沉淀而形成包涵体，造成红细胞膜僵硬而使红细胞寿命缩短。

轻型α海洋性贫血是α^+海洋性贫血纯合子或α^0海洋性贫血杂合子状态，它仅有2个α珠蛋白基因缺失或缺陷，故有相当数量的α链合成，病理生理改变轻微。静止型α海洋性贫血是α^+海洋性贫血杂合子状态，它仅有一个α基因缺失或缺陷，α链的合成略为减少，病理生理改变非常轻微。

（二）临床表现和实验室检查

1. β海洋性贫血

根据病情轻重的不同，分为以下3型。

（1）重型：又称Cooley贫血。患儿出生时无症状，至3～12个月开始发病，呈慢性进行性贫血，面色苍白，肝脾肿大，发育不良，常有轻度黄疸，症状随年龄增长而日益明显。常需每4周左右输红细胞以纠正严重贫血。若长期中度或以上贫血者，由于骨髓代偿性增生，将导致骨骼变大、髓腔增宽，先发生于掌骨，以后为长骨和肋骨；1岁后颅骨改变明显，表现为头颅变大、额部隆起、颧高、鼻梁塌陷，两眼距增宽，形成海洋性贫血特殊面容。患儿常并发支气管炎或肺炎。本病如不输红细胞以纠正严重贫血，多于5岁前死亡。若只纠正贫血，不进行铁螯合治疗，易并发含铁血黄素沉着症：过多的铁沉着于心肌和其他脏器，如肝、胰腺、脑垂体等而引起该脏器损害，其中最严重的是心力衰竭，它是贫血和铁沉着造成心肌损害的结果，是导致患儿死亡的重要原因之一。

实验室检查：外周血常规呈小细胞低色素性贫血，红细胞大小不等，中央浅染区扩大，出现异形、靶形、碎片红细胞和有核红细胞、点彩红细胞、嗜多染性红细胞、豪－周小体等；网织红细胞正常或增高。骨髓检查红系增生明显活跃，以中、晚幼红细胞占多数，成熟红细胞改变与外周血相同。红细胞渗透脆性明显减低。HbF含量明显增高，大多 > 0.40，这是诊断重型β海洋性贫血的重要依据。颅骨X线片可见颅骨内外板变薄，板障增宽，在骨皮质间出现垂直短发样骨刺。

（2）轻型：患者无症状或轻度贫血，脾不大或轻度肿大。病程经过良好，能存活至老年。本病易被忽略，多在重型患者家族调查时被发现。

实验室检查：成熟红细胞有轻度形态改变，红细胞渗透脆性正常或减低，血红蛋白电泳显示 HbA_2 含量增高（0.035 ~ 0.060），这是本型的特点。HbF含量正常。

（3）中间型：多于幼童期出现症状，其临床表现介于轻型和重型之间，中度贫血，脾脏轻度或中度肿大，黄疸可有可无，骨骼改变较轻。

实验室检查：外周血常规和骨髓检查的改变如重型，红细胞渗透脆性减低，HbF含量为0.40 ~ 0.80，HbA_2 含量正常或增高。

2. α海洋性贫血

（1）静止型：患者无症状。红细胞形态正常，出生时脐带血中Hb Bart含量为0.01 ~ 0.02，但3个月后即消失。

（2）轻型：患者无症状。红细胞形态有轻度改变，如大小不等、中央浅染、异形等；红细胞渗透脆性降低；变性珠蛋白小体阳性；HbA_2 和HbF含量正常或稍低。患儿脐血Hb Bart含量为0.034 ~ 0.140，于生后6个月时完全消失。

（3）中间型：又称血红蛋白H病。患儿出生时无明显症状；婴儿期以后逐渐出现贫血、疲乏无力、肝脾肿大、轻度黄疸；年龄较大患者可出现类似重型β海洋性贫血的特殊面容。合并呼吸道感染或服用氧化性药物、抗疟药物等可诱发急性溶血而加重贫血，甚至发生溶血危象。

实验室检查：外周血常规和骨髓检查的改变类似重型β海洋性贫血；红细胞渗透脆性减低；变性珠蛋白小体阳性；HbA_2 及HbF含量正常。出生时血液中含有约0.25 Hb Bart及少量HbH；随年龄增长，HbH逐渐取代Hb Bart，其含量为0.024 ~ 0.44。包涵体生成试验阳性。

（4）重型：又称Hb Bart胎儿水肿综合征。胎儿常于30 ~ 40周时流产、死胎或娩出后0.5 h内死亡，胎儿呈重度贫血、黄疸、水肿、肝脾肿大、腹腔积液、胸腔积液。胎盘巨大且质脆。

实验室检查：外周血成熟红细胞形态改变如重型β海洋性贫血，有核红细胞和网织红细胞明显增高。血红蛋白中几乎全是Hb Bart或同时有少量HbH，无HbA、HbA_2 和HbF。

（三）诊断和鉴别诊断

根据临床特点和实验室检查，结合阳性家族史，一般可作出诊断。有条件时，可进行基因诊断。本病须与下列疾病鉴别。

1. 缺铁性贫血

轻型海洋性贫血的临床表现和红细胞的形态改变与缺铁性贫血有相似之处，故易被误诊。但缺铁性贫血常有缺铁诱因，血清铁蛋白含量减低，骨髓外铁粒幼红细胞减少，红细胞游离原卟啉升高，铁剂治疗有效等可资鉴别。对可疑病例可借助血红蛋白碱变性试验和血红蛋白电泳鉴别。

2. 遗传性球形红细胞增多症

见本节遗传性球形红细胞增多症。

3. 传染性肝炎或肝硬化

因 HbH 病贫血较轻，还伴有肝脾肿大、黄疸，少数病例还可有肝功能损害，故易被误诊为黄疸型肝炎或肝硬化。但通过病史询问、家族调查以及红细胞形态观察、血红蛋白电泳检查即可鉴别。

（四）治疗

轻型海洋性贫血无须特殊治疗。中间型和重型海洋性贫血应采取下列一种或数种方法给予治疗。

1. 一般治疗

注意休息和营养，积极预防感染。适当补充叶酸和维生素 E。

2. 输血和去铁治疗

此法在目前仍是重要的治疗方法之一。

（1）红细胞输注：少量输法仅适用于中间型 a 和 p 海洋性贫血，不主张用于重型 β 海洋性贫血。对于重型 β 海洋性贫血应从早期开始给予适量的红细胞输注，以使患儿生长发育接近正常和防止骨骼病变。其方法是先 2 ~ 4 周内分次输注浓缩红细胞，使患儿血红蛋白含量达 120 g/L 左右；然后每隔 4 ~ 5 周输注浓缩红细胞 10 ~ 15 mL/kg，使血红蛋白含量维持在 90 ~ 140 g/L。但本法容易导致含铁血黄素沉着症，故应同时给予铁螯合剂治疗。

（2）铁螯合剂：除铁治疗是改善重型海洋性贫血患者生存质量和延长寿命的主要措施。目前临床上使用的药物有去铁胺、去铁酮和去铁斯若。通常在规则输注红细胞 1 年或 10 ~ 20 单位后进行铁负荷评估，如有铁过载（SF > 1 000 μg/L），则开始应用铁螯合剂。去铁胺每日 25 ~ 40 mg/kg，每晚 1 次连续皮下注射 12 h，或加入等渗葡萄糖液中静脉滴注 8 ~ 12 h；每周 5 ~ 7 d，长期应用。去铁胺不良反应不大，偶见变态反应，长期使用偶可致白内障和长骨发育障碍，剂量过大可引起视力和听觉减退。维生素 C 与去铁胺联合应用可加强其从尿中排铁的作用，剂量为每天 2 ~ 3 mg/kg，最大量为 200 mg/d。

3. 脾切除

脾切除对血红蛋白 H 病和中间型 β 海洋性贫血的疗效较好，对重型 β 海洋性贫血效果差。脾切除应在 5 ~ 6 岁以后施行并严格掌握适应证。

4. 造血干细胞移植

异基因造血干细胞移植是目前能根治重型 β 海洋性贫血的方法。如有 HLA 相配的造血干细胞供者，应作为治疗重型 β 海洋性贫血的首选方法。

5. 基因活化治疗

应用化学药物可增加 γ 基因的表达或减少 α 基因的表达，以改善 β 海洋性贫血的症状，已用于临床的药物有羟基脲、5- 氮杂胞苷（5-AZC）、阿糖胞苷、白消安、异烟肼等，目前正在探索之中。

（五）预防

开展人群普查和遗传咨询、做好婚前指导以避免海洋性贫血基因携带者之间联姻，对预防本病有重要意义。采用基因分析法进行产前诊断，可在妊娠早期对重型 β 和 α 海洋性贫血胎儿作出诊断并及时终止妊娠，以避免胎儿水肿综合征的发生和重型 β 海洋性贫血患者的出生，这是目前预防本病行之有效的方法。

第五节　小儿出血性疾病

一、免疫性血小板减少症

免疫性血小板减少症（immune thrombocytopenia，ITP），既往又称特发性血小板减少性紫癜，是小儿最常见的出血性疾病。其主要临床特点是皮肤、黏膜自发性出血和束臂试验阳性，血小板减少、出血时间延长和血块收缩不良。

（一）病因和发病机制

患儿在发病前常有病毒感染史。目前认为病毒感染不是导致血小板减少的直接原因，而是由于病毒感染后使机体产生相应的抗体，这类抗体可与血小板膜发生交叉反应，使血小板受到损伤而被单核一巨噬细胞系统清除。此外，病毒感染后，体内形成的抗原 – 抗体复合物可附着于血小板表面，使血小板易被单核 – 巨噬细胞系统吞噬和破坏，使血小板的寿命缩短，导致血小板减少。患者血清中血小板相关抗体（PAIgG）含量多增高。研究证实，辅助性 T 细胞（Th）和细胞毒 T 细胞（CTL）的活化及相关细胞因子紊乱是导致本病慢性化过程的重要原因。现已知道，血小板和巨核细胞有共同抗原性，抗血小板抗体同样作用于骨髓中的巨核细胞，导致巨核细胞成熟障碍，巨核细胞生成和释放均受到严重影响，使血小板进一步减少。

免疫性血小板减少症的发生可以是原发性或其他疾病引起。继发性常见于下列病症：疫苗接种、感染（CMV、Hp、HCV、HIV 等）、抗磷脂综合征、SLE、免疫缺陷病、药物、淋巴增殖性病变、骨髓移植的不良反应等。

（二）临床表现

本病见于各年龄小儿，以 1 ~ 5 岁小儿多见，男女发病数无差异，冬春季发病数较高。新诊断的 ITP 患儿于发病前 1 ~ 3 周常有急性病毒感染史，如上呼吸道感染、流行性腮腺炎、水痘、风疹、麻疹、传染性单核细胞增多症等，也偶见于免疫接种后。大多数患儿发疹前无任何症状，部分可有发热。以自发性皮肤和黏膜出血为突出变现，多为针尖大小的皮内或皮下出血点，或为瘀斑和紫癜，少见皮肤出血斑和血肿。分布不均匀，通常以四肢为多，在易于碰撞的部位更多见。常伴有鼻出血或齿龈出血，胃肠道大出血少见，偶见肉眼血尿。青春期女性患者可有月经过多。少数患者可有结膜下和视网膜出血。颅内出血少见，一旦发生，则预后不良。出血严重者可致贫血，肝脾偶见轻度肿大，淋巴结不肿大。

80% ~ 90% 的患儿于发病后 1 ~ 6 个月内痊愈，10% ~ 20% 的患儿呈慢性病程。病死率为 0.5% ~ 1%，主要致死原因为颅内出血。

（三）实验室检查

1. 外周血常规

血小板计数 < 100×10^9/L，出血轻重与血小板数多少有关，血小板计数 < 50×10^9/L 时可见自发性出血，< 20×10^9 g/L 时出血明显，< 10×10^9/L 时出血严重。慢性型者可见血小板大小不等，染色较浅。失血较多时可致贫血，白细胞数正常。出血时间延长，凝血时间正常，血块收缩不良。血清凝血酶原消耗不良。

2. 骨髓检查

国外学者不建议常规进行骨髓细胞学检查。国内专家仍充分肯定骨髓检查对于 ITP 的鉴别诊断价值。特别是在临床表现不典型或对治疗反应差时，骨髓检查是非常必要的，有时甚至需多次骨髓穿刺。新诊断的 ITP 和持续性 ITP 骨髓巨核细胞增多或正常。慢性 ITP 巨核细胞显著增多，幼稚巨核浆细胞增多，核分叶减少，核浆发育不平衡，产生血小板的巨核细胞明显减少，其细胞质中有空泡形成、颗粒减少和量少等现象。

3. 血小板抗体测定

主要是 PAIgG 增高，但 PAIgG 增高并非 ITP 的特异性改变，其他免疫性疾病也可增高。如同时检测 PAIgM 和 PAIgA，以及结合在血小板表面的糖蛋白、血小板内的抗 GP Ⅱ b/ Ⅲ a 自身抗体和 GPI b/ Ⅸ自身抗体等可提高临床诊断的敏感性和特异性。

4. 血小板寿命测定

经放射性核素 ^{51}Cr 或 ^{111}In 标记血小板测定其寿命，发现患者血小板存活时间明显缩短，甚至只有数小时（正常为 8 ~ 10 d），一般不作为常规检查。

5. 其他

束臂试验阳性，慢性 ITP 患者的血小板黏附和聚集功能可以异常。

（四）诊断和鉴别诊断

根据病史、临床表现和实验室检查即可作出诊断。美国血液学会（ASH，2011）根据临床病程的长短将本症分为3型。①新诊断的ITP（newly diagnosed ITP）：确诊后＜3个月；②持续性ITP（persistent ITP）：确诊后3～12个月；③慢性ITP（chronic ITP）：确诊后＞12个月以上。以上分型不适用于继发性ITP。ASH还界定：重型ITP（severe ITP）：患者发病时需要紧急处理的出血症状或病程中新的出血症状必须应用提升血小板的药物治疗，包括增加原有药物的剂量。难治性ITP（refractory ITP）：是指脾脏切除术后仍为重型ITP的患儿。

本症还需与下列疾病相鉴别。

1. 急性白血病

外周血白细胞不增高的急性白血病易与ITP相混淆，通过血涂片和骨髓涂片检查见到白血病细胞即可确诊。

2. 再生障碍性贫血

患者表现为发热、贫血和出血，肝、脾和淋巴结不肿大，与ITP合并贫血者相似。但再生障碍性贫血时贫血较重，外周血白细胞和中性粒细胞减少，骨髓造血功能减低，巨核细胞减少有助于诊断。

3. 过敏性紫癜

为出血性斑丘疹，对称分布，成批出现，多见于下肢和臀部，血小板正常，一般易于鉴别。

4. 继发性血小板减少性紫癜

严重细菌感染和病毒血症均可引起血小板减少。化学药物、脾功能亢进、部分自身免疫性疾病（如系统性红斑狼疮等）、恶性肿瘤侵犯骨髓和某些溶血性贫血等均可导致血小板减少，应注意鉴别。

（五）治疗

1. 一般治疗

对于新诊断ITP病例：①患儿无出血或轻微出血（皮肤出血点或瘀斑）可不考虑血小板计数，处理措施为严密观察；②鼻出血持续15 min或以上，应根据出血状况选择治疗方法。对于血小板计数稳定在30×10^9 g/L以上的持续性和慢性病例，要充分考虑激素和免疫抑制剂等治疗给患儿带来的风险。在急性出血期间以住院治疗为宜，尽量减少活动，避免外伤，明显出血时应卧床休息。应积极预防及控制感染，避免服用影响血小板功能的药物（如阿司匹林等）。

2. 糖皮质激素

其主要药理作用是：降低毛细血管通透性；抑制血小板抗体产生；抑制单核－巨噬细胞系统破坏有抗体吸附的血小板。常用泼尼松，剂量为每日1.5～2 mg/kg，分3次口服，或者每日4 mg/kg，连用4 d。出血严重者可用冲击疗法：地塞米松每日0.5～2 mg/kg，或甲泼尼龙每日20～30 mg/kg，静脉滴注，连用3 d，症状缓解后改口服泼尼松。用药至血小板数回升至接近正常水平即可逐渐减量，疗程一般不超过4周。停药后如有复发，可再用泼尼松治疗。

3. 大剂量静脉丙种球蛋白

主要作用是：①封闭巨噬细胞受体，抑制巨噬细胞对血小板的结合与吞噬，从而干扰单核－巨噬细胞系统吞噬血小板的作用；②在血小板上形成保护膜抑制血浆中的IgG或免疫复合物与血小板结合，从而使血小板免受吞噬细胞破坏；③抑制自身免疫反应，使抗血小板抗体减少。单独应用大剂量静脉丙种球蛋白的升血小板效果与糖皮质激素相似，常用剂量为每日0.4～0.5 g/kg，连续5 d静脉滴注；或每次1 g/kg静脉滴注，必要时次日可再用1次；以后每3～4周1次。不良反应少，偶有变态反应。

4. 血小板输注

因患儿血液循环中含有大量抗血小板抗体，输入的血小板很快被破坏，故通常不主张输血小板；只有在发生颅内出血或急性内脏大出血危及生命时才输注血小板，并需同时予以大剂量肾上腺皮质激素，以减少输入血小板被破坏。

5. 抗-D免疫球蛋白

又称抗Rh球蛋白，其作用机制尚未完全清楚，主要作用是封闭网状内皮细胞的Fc受体。其升高血小板的作用较糖皮质激素和大剂量丙种球蛋白慢，但持续时间长。常用剂量为每日 25 ~ 50 μg/kg，静脉注射，连用 5 d 为 1 疗程。在 Rh+ 的非脾切除患儿，单剂量抗 D– 免疫球蛋白可作为一线治疗。主要不良反应是轻度溶血性输血反应和 Coombs 试验阳性。

6. 脾切除

现多主张采用腹腔镜脾切除术。脾切除有效率约为 70%，适用于病程超过 1 年，血小板持续 < 50×10^9/L（尤其是 < 20×10^9/L），有较严重的出血症状，内科治疗效果不好者，手术宜在 6 岁以后进行。10 岁以内发病的患者，其 5 年自然缓解机会较大，尽可能不行脾切除。术前必须进行骨髓检查，巨核细胞减少者不宜进行脾切除。术前 PAIgG 极度增高者，脾切除的疗效也较差。

7. 利妥昔单抗

目前主要用于治疗慢性 ITP 和难治性 ITP。剂量为 375 mg/m^2，静脉滴注，每周 1 次，共 4 次。一般在首次注射 4 ~ 8 周内起效。

8. TPO 和 TPO 受体激动剂

目前主要用于治疗难治性 ITP。重组 TPO，每日 1 μg/kg，连用 14 d，不良反应轻微。血小板生成素拟肽，首次应用从 1 μg/kg 每周 1 次皮下注射开始，根据血小板计数每周增加 1 μg/kg，最大剂量为 10 μg/kg。若持续 2 周 PLT ≥ 200×10^9/L，开始每周减量 1 μg/kg。PLT ≥ 400×10^9/L 时停药。若最大剂量应用 4 周血小板计数未见上升，视为无效，应停药。

9. 免疫抑制剂

目前主要用于治疗慢性 ITP。环孢素 3 ~ 5 mg/（kg · d），分 2 ~ 3 次口服，开始治疗剂量可稍大，应根据血药浓度调整剂量，疗程 3 ~ 4 个月，主要不良反应是肝肾功能损害。其他如长春新碱，每次 0.75 ~ 1 mg/m^2，加 0.9% 氯化钠溶液静脉注射，每周 1 次，可连续用 4 ~ 6 次；环磷酰胺，每次 300 ~ 400 mg/m^2，加 5% 葡萄糖溶液静脉滴注，每 1 ~ 2 周 1 次，可连续用 3 ~ 4 次。也可用硫唑嘌呤 1.5 ~ 2.5 mg/（kg · d），口服 8 ~ 12 周，观察疗效。对儿童慢性 ITP 应用细胞毒药物治疗一定要慎重，对其利弊要进行综合评价。

10. 其他

达那唑是一种合成的雄性激素，对部分病例有效，剂量为每日 10 ~ 15 mg/kg，分次口服，连用 2 ~ 4 个月。干扰素 –α2b 对部分顽固病例有效，剂量为每次 5 万 ~ 10 万单位 /kg，皮下或肌内注射，每周 3 次，连用 3 个月。

二、血友病

血友病是一组遗传性凝血功能障碍的出血性疾病，包括：①血友病 A，又称遗传性抗血友病球蛋白缺乏症；②血友病 B，又称遗传性 F Ⅸ缺乏症。其发病率为（5 ~ 10）/10 万，以血友病 A 较为常见（占 80% ~ 85%），血友病 B 次之。其共同特点为终生在轻微损伤后发生长时间出血。

（一）病因和发病机制

血友病 A 和 B 为 X 连锁隐性遗传，由女性传递、男性发病。因子Ⅷ、Ⅸ缺乏均可使凝血过程第一阶段中的凝血活酶生成减少，引起血液凝固障碍，导致出血倾向。因子Ⅷ是血浆中的一种球蛋白（其抗原为Ⅷ：Ag，功能部分称为Ⅷ：C），它与 von Willebrand 因子（vWF）以非共价形式结合成复合物存在于血浆中。因子Ⅷ和 vWF 是由不同基因编码的性质和功能完全不同的两种蛋白质。Ⅷ：C 仅占复合物的 1%，水溶性，80% 由肝脏合成，余 20% 由脾、肾和单核 – 巨噬细胞等合成，其活性易被破坏，在 37℃储存 24h 后可丧失 50%。vWF 由血管内皮细胞合成，其功能主要有：①作为因子Ⅷ的载体对因子Ⅷ起稳定作用；②参与血小板黏附和聚集功能。vWF 缺乏时，可引起出血和因子Ⅷ缺乏。

因子Ⅸ是一种由肝脏合成的糖蛋白，在其合成过程中需要维生素 K 的参与。

（二）临床表现

出血症状的轻重及发病的早晚与凝血因子的活性水平相关。血友病 A 和 B 大多在 2 岁时发病，也可在新生儿期即发病。

1. 皮肤、黏膜出血

由于皮下组织、口腔、齿龈黏膜易于受伤，为出血好发部位。幼儿也常见于头部碰撞后出血和血肿。

2. 关节积血

是血友病最常见的临床表现之一，多见于膝关节，其次为踝、髋、肘、肩关节等。关节出血可以分为 3 期。①急性期：关节腔内及周围组织出血，引起局部红、肿、热、痛和功能障碍。由于肌肉痉挛，关节多处于屈曲位置。②关节炎期：因反复出血、血液不能完全被吸收，刺激关节组织，形成慢性炎症，滑膜增厚。③后期：关节纤维化、强硬、畸形、肌肉萎缩、骨质破坏，导致功能丧失。膝关节反复出血，常引起膝屈曲、外翻，腓骨半脱位，形成特征性的血友病步态。

3. 肌肉出血和血肿

重型血友病 A 常发生肌肉出血和血肿，多发生在创伤或活动过久后，多见于用力的肌群。深部肌肉出血时可形成血肿，导致局部肿痛和活动受限，可引起局部缺血性损伤和纤维变性。在前臂可引起手挛缩，小腿可引起跟腱缩短，腰肌痉挛可引起下腹部疼痛。

4. 创伤或手术后出血

不同程度的创伤、小手术，如拔牙、扁桃体摘除、脓肿切开、肌内注射或针灸等，均可引起严重的出血。

5. 其他部位的出血

如鼻出血、咯血、呕血、黑便、血便和血尿等；也可发生颅内出血，是最常见的致死原因之一。

血友病 B 的出血症状与血友病 A 相似，患者多为轻型，出血症状较轻。

（三）实验室检查

（1）血友病 A 和 B 实验室检查的共同特点是：①凝血时间延长（轻型者正常）；②凝血酶原消耗不良；③活化部分凝血活酶时间延长；④凝血活酶生成试验异常。出血时间、凝血酶原时间和血小板正常。

（2）当凝血酶原消耗试验和凝血活酶生成试验异常时，可进行纠正试验，其原理为正常血浆经硫酸钡吸附后尚含有因子Ⅷ，不含因子Ⅸ，正常血清含有因子Ⅸ，不含因子Ⅷ。据此，如患者凝血酶原消耗时间和凝血活酶生成时间被硫酸钡吸附后的正常血浆所纠正，而不被正常血清纠正，则为血友病 A；如以上两试验被正常血清所纠正而不被经硫酸钡吸附的正常血浆纠正，则为血友病 B。

（3）测定凝血因子：F Ⅷ或 F Ⅸ促凝活性（F Ⅷ：C 或 F Ⅸ：C）减少或极少，有助于判断血友病的类型、病情的轻重以及指导治疗。正常新鲜血浆所含因子Ⅷ：C 或因子Ⅸ：C 平均活性均为 1 U/mL（以 100% 表示）。正常参考值：Ⅷ：C 78% ~ 128%，Ⅸ：C 68% ~ 128%。

（4）基因诊断：可用基因探针、DNA 印迹技术、限制性片段长度多态性开展血友病携带者及产前诊断。

（四）诊断和鉴别诊断

根据病史、出血症状和家族史即可考虑为血友病，进一步确诊须进行有关实验室检查。携带者检查：男性患者与正常女性所生儿子均为正常，所生女儿均为携带者；女性携带者与正常男性所生的儿子有 50% 的概率为血友病患者，所生的女儿有 50% 的概率为致病基因携带者；女性携带者与男性患者所生的儿子有 50% 的概率为血友病患者；男性患者与女性患者所生的儿子和女儿都是患者，但这种概率极为罕见。基因序列分析除可确诊本病外，尚可发现轻症患者和致病基因携带者。

根据因子Ⅷ：C 或因子Ⅸ：C 活性水平的高低，将血友病 A 或血友病 B 分为重型（< 1%）、中型（1% ~ 5%）、轻型（> 5% ~ 25%）及亚临床型（> 25% ~ 45%）4 种临床类型。

血友病须与血管性血友病（vWD）鉴别，后者出血时间延长、阿司匹林耐量试验阳性、血小板黏附率降低、血小板对瑞斯托霉素无凝集反应、血浆Ⅷ：C 减少或正常、血浆 vWF 减少或缺乏。此外，血管性血友病为常染色体显性遗传，家族调查也有助于鉴别。

（五）治疗

1. 预防出血

自幼养成安静的生活习惯以减少和避免外伤出血，应避免使用阿司匹林和非类固醇消炎药（NSAIDs），尽量避免肌内注射，如因患外科疾病需行手术治疗，应注意在术前、术中和术后补充所缺乏的凝血因子。

2. 局部止血

对表面创伤、鼻或口腔出血可局部压迫止血，或用纤维蛋白泡沫、吸收性明胶海绵蘸组织凝血活酶或凝血酶敷于伤口处。早期关节出血者宜卧床休息，并用夹板固定肢体，放于功能位，也可局部冷敷，并用弹力绷带缠扎。关节出血停止、肿痛消失时，可行适当体疗，以防关节畸形。严重关节畸形可用手术矫形治疗。

3. 替代疗法

（1）因子Ⅷ浓缩剂：系人的血浆制备而成，被广泛用于血友病 A 的替代治疗。因子Ⅷ的半衰期为 8 ～ 12 h，需每 12 小时输注 1 次，每输入 1 U/kg 可提高血浆因子Ⅷ活性约 2%。因子Ⅸ的半衰期为 18 ～ 24 小时，常 24 h 输注 1 次，每输入 1 U/kg 可提高血浆因子Ⅸ活性约 1%。为防止经血传播疾病，如艾滋病、乙型和丙型肝炎等，目前，临床上已广泛应用基因重组人因子Ⅷ和因子Ⅸ制剂，如应用最广泛的第二代重组人因子Ⅷ制剂，进一步降低了病毒感染的风险。

（2）冷沉淀：通常以 200 mL 血浆制成，每袋容量为 20 mL，含因子Ⅷ和因子ⅩⅢ各 80 ～ 100 U、纤维蛋白原 250 mg、一定量的 vWF 及其他沉淀物。用于血友病 A 和血管性血友病（vWD）等的治疗，要求与受血者 ABO 血型相同或相容。冷沉淀中 F Ⅷ含量是血浆的 5 ～ 10 倍，对血友病 A 的治疗效果优于血浆。

（3）凝血酶原复合物：含有因子Ⅱ、Ⅶ、Ⅸ、Ⅹ，可用于血友病 B 的治疗。

（4）输血浆或新鲜全血：血友病 A 患者需输新鲜血浆或冰冻新鲜血浆，按 1 mL 血浆含因子Ⅷ 1 U 计算；血友病 B 患者可输储存 5 d 以内的血浆，一次输入量不宜过多，以每次 10 mL/kg 为宜。无条件时，可输给 6 h 内采集的全血，每次 10 mL/kg，可提高患者血中因子Ⅷ活性 10%。输血的疗效只能维持 2 d 左右，仅适用于轻症患儿。

约 15% 的血友病 A 患者经反复因子Ⅷ替代治疗后，血浆中会出现抗因子Ⅷ抗体，如输注常规剂量因子Ⅷ后无效，常提示有因子Ⅷ抗体存在。对这些患者治疗方法是：①增加因子Ⅷ剂量达原剂量 1 倍以上，其中部分用于中和抗体，余下部分发挥止血作用；②活化因子Ⅶ（Ⅶ a）或活化凝血酶原复合物，因Ⅶ a 可直接与组织因子共同作用活化因子Ⅹ（Ⅹ a），从而促使凝血活酶的形成；③大剂量丙种球蛋白静脉输注；④免疫抑制剂，如环磷酰胺；⑤用链球菌蛋白 A 吸附抗体。因子Ⅸ抗体发生率低，发生时可加大因子Ⅸ的剂量，即达到止血目的。

（5）预防性替代治疗：根据 1% ～ 5%F Ⅷ的中型患儿很少发生自发性出血的事实，定期输注 F Ⅷ，维持血浆浓度 > 1%，从而阻止反复出血导致相关并发症，是重型患儿长期预防出血相关并发症及正常活动的主要手段。预防性治疗剂量策略多采用渐增性阶梯式方式：50 μg/kg，每周 1 次；40 μg/kg，每周 2 次 l 或 30 μg/kg，每周 3 次。

4. 药物治疗

（1）1- 脱氧 -8- 精氨酸加压素（DDAVP）：有提高血浆内因子Ⅷ活性和抗利尿作用，常用于治疗轻型血友病 A 患者，可减轻其出血症状，剂量为 0.2 ～ 0.3 μg/kg，溶于 20 mL 生理盐水中缓慢静脉注射，此药能激活纤溶系统，故需与 6- 氨基己酸或氨甲环酸联用。如用滴鼻剂（100 μg/mL），每次 0.25 mL，作用相同。因其抗利尿作用有导致严重低钠血症的可能，故应用过程中需监测血钠水平。

（2）性激素：雄性激素达那唑和女性避孕药复方炔诺酮均有减少血友病 A 患者出血的作用，但其疗效均逊于替代疗法。

5. 基因治疗

正在进行动物实验和临床前期验证。随着研究的不断深入，基因治疗可能成为治愈血友病的有效手段。

（六）预防

根据本组疾病的遗传方式，应对患者的家族成员进行筛查，以确定可能的其他患者和携带者，通过遗传咨询，使他们了解遗传规律（也有部分患儿没有家族史）。运用现代诊断技术对家族中的孕妇进行基因分析和产前诊断，如确定胎儿为血友病，可及时终止妊娠。在医师指导下，对血友病患儿进行有计划的家庭治疗非常重要，尤其适合我国国情。除病情不稳定和3岁以下婴幼儿外，其他患者均可进行家庭治疗。患者及家属应接受本病相关知识的培训，要熟知当关节出血时的处理方法：休息、冰敷、压迫、抬高（RICE方案）；应及时采取有效的治疗：立即输注凝血因子替代治疗；对于重症患儿，也可采取预防性治疗以预防血肿形成和关节畸形。血友病患儿因各种原因必须接受手术治疗时，应选择全身麻醉，不宜行局部或神经阻滞麻醉，尤以深部阻滞为禁忌证。

三、弥散性血管内凝血

弥散性血管内凝血（disseminated intravascular coagulation，DIC）是由多种病因引起，发生于许多疾病过程中的一种获得性出血综合征。其主要特征是在某些致病因素作用下，血液凝固机制被激活，凝血功能亢进，在毛细血管和（或）小动脉、小静脉内有大量纤维蛋白沉积和血小板凝集，形成广泛的微血栓。由于凝血过程加速，消耗了大量的血浆凝血因子和血小板，同时激活了纤维蛋白溶解系统，引起继发性纤维蛋白溶解亢进，从而导致广泛性出血、循环障碍、栓塞和溶血等一系列临床表现。

（一）病因和发病机制

1. 病因

许多疾病或理化因素都可诱发DIC，主要有：①各种感染，包括细菌、病毒、支原体、疟原虫等；②组织损伤，如严重外伤或挤压伤、颅脑损伤、大面积烧伤、大手术和产科并发症等；③免疫性疾病，如溶血性输血反应、暴发型紫癜、狼疮肾炎等；④新生儿疾病，如新生儿硬肿症、窒息、呼吸窘迫综合征、新生儿溶血症等；⑤恶性肿瘤，如白血病、恶性淋巴瘤等；⑥巨大血管瘤、动脉瘤、急性出血性坏死性小肠炎等。

2. 发病机制

目前认为血管内皮细胞（endothelium of blood vessels）损伤在内毒素致DIC的过程中发挥关键作用。血管内皮细胞可以合成和释放多种生物活性物质，在生理条件下，血管内皮细胞主要表现抗血栓形成特性。引起DIC的病因，如内毒素、严重感染、免疫复合物、酸中毒和游离脂肪酸等都可损伤血管内皮细胞，致使内皮下组织暴露，从而激活因子Ⅻ，继而启动内源性凝血系统；同时损伤的血管内皮细胞可释放多种生物活性物质，激活外源性凝血系统，促进止血或血栓形成以及炎症过程的发展。DIC的病因复杂，但都与血管内皮细胞损伤伴血浆凝血因子活化和凝血活酶类物质进入血液有关。可以概括地分为下述两个基本病理过程。

（1）凝血系统被激活：在致病因子作用下，机体产生白细胞介素（IL）-6和IL-1、肿瘤坏死因子、血小板活化因子等多种前炎症因子，促使组织因子释放，导致血管内皮细胞损伤。内毒素可诱发单核细胞产生组织因子，组织损伤可直接释放组织因子，红细胞和血小板损伤可直接释放促凝物质。组织因子结合并活化因子Ⅶ，进而激活外源性凝血系统，这是DIC发病的最重要的机制。内皮细胞损伤后胶原组织暴露，活化因子Ⅶ，或直接活化因子Ⅺ，进而激活内源性凝血系统。凝血系统激活后产生大量病理性凝血酶，使血液呈高凝状态，导致微循环内广泛血栓形成。

单核－巨噬细胞功能损伤，不能及时清除血液循环内的凝血酶等凝血物质；代谢性酸中毒可使血管内皮损伤并抑制肝素的抗凝作用；循环障碍时因血液淤滞和浓缩，易使血小板破坏，这些因素均可诱发或加重DIC。

在凝血系统被激活的同时，体内生理性抗凝血因子被消耗和功能受抑制，如抗凝血酶Ⅲ水平下降、蛋白C和蛋白S水平下降、组织因子通路抑制物（TFPI）缺乏，进一步促进微血栓形成。

体内广泛性凝血过程消耗了血小板和大量凝血因子，使血液由高凝状态转变为消耗性低凝状态引起出血。

（2）纤维蛋白溶解亢进。其机制为：①凝血过程中所形成的纤维蛋白沉积于微血管内和肝、脾等脏器，刺激血管内皮释放活化素，并使肝、脾等脏器损伤后释放出纤溶酶原激活物进入血流；②活化的因子X、Ⅻ能使血浆活化素原转化为活化素，并能使血管舒缓素原转变为血管舒缓素，激活纤溶酶原转变为纤溶酶；③缺氧和各种引起DIC的原因通过交感神经－肾上腺作用，刺激血管内皮释放活化素；④病理性凝血酶能激活纤溶酶原转化为纤溶酶，大量纤溶酶导致纤维蛋白溶解亢进。纤维蛋白降解产物（FDP）可干扰纤维蛋白单体聚合，又可与血小板膜结合造成血小板功能缺陷，同时FDP还有抗凝血酶作用，从而进一步损害凝血功能；加之缺氧、酸中毒、创伤等，可致部分凝血因子失活，加重出血倾向。

以上两个基本病理过程虽为相继发生，但几乎同时并进，而两者的进展程度则随病程的早晚有所差异，早期以凝血过程为主，晚期以纤溶亢进为主。

激活的因子Ⅻ可激活缓激肽原，使之转化为缓激肽，导致小血管扩张和通透性增加，加之小血管栓塞后微循环受阻，回心血量及心输出量减少而导致血压下降，进而发生休克。

由于血管内凝血所形成的纤维蛋白条状物与网眼使红细胞通过时受到机械损伤；同时红细胞因缺血、缺氧、毒素及表面有纤维蛋白附着而脆性增加，导致红细胞变形、破裂而出现溶血。

（二）临床表现

由于基础疾病的不同和疾病的发展缓急不一，因而临床上将DIC分为三型：①急性型：大多数DIC表现为本型，常见于严重感染或大手术后，起病急，病情凶险，出血严重，持续数小时至数天；②亚急性型：病程持续数天或数周，常见于急性白血病、恶性肿瘤转移等；③慢性型：起病慢、病情轻，出血不严重，病程可长达数月，见于慢性疾病，如巨大血管瘤、系统性红斑狼疮等。DIC的主要临床表现如下。

1. 出血

最常见，常为首发症状。在病程的不同阶段，有不同的出血表现：高凝状态时一般无出血；消耗性低凝状态时，出血明显并逐渐加重；发生继发性纤溶时，出血更加严重。出血轻者仅见皮肤出血点或大便隐血试验阳性，重者则为自发性多部位出血。皮肤出血表现为出血点、瘀点或片状瘀斑，多见于躯干或四肢、鼻黏膜、牙龈、胃肠道出血也较常见；穿刺部位或伤口渗血不止，且渗出血液往往不凝固1严重者泌尿道出血或颅内出血。出血量多者可致贫血或休克，甚至死亡。

2. 休克

表现为一过性或持久性血压下降。幼婴常表现为面色青灰或苍白、黏膜青紫、肢端冰冷和发绀、精神萎靡和尿少等。休克使血流进一步缓慢，加重缺氧和酸中毒，从而加重DIC。故DIC与休克互为因果，呈恶性循环，甚至发生不可逆性休克。

3. 栓塞

组织和脏器的微血栓使血流阻滞，导致受累器官缺血、缺氧、代谢紊乱和功能障碍，甚至坏死。临床表现随受累器官及其受累程度的不同而异：①肺脏受累时可出现呼吸困难、发绀、咯血、呼吸衰竭，也可因肺动脉高压而引起右心衰竭；②肾脏受累时表现为尿少、血尿，甚至肾衰竭；③胃肠道受累时出现恶心、呕吐、腹痛和胃肠道出血等；④脑栓塞时可出现昏迷、惊厥等。其他如肝功能障碍、四肢末梢坏死、皮肤坏疽等。

4. 溶血

急性溶血表现为发热、黄疸、苍白、乏力、腰背酸痛、血红蛋白尿等。如溶血严重，超过骨髓代偿能力时即出现贫血，称为微血管病性溶血性贫血。

（三）实验室检查

实验室检查为确诊DIC的依据；

1. 反映消耗性凝血障碍的检查

（1）血小板计数减少：常降至100×10^9/L以下，如呈进行性下降则更有诊断意义。

（2）出血时间和凝血时间延长，但在高凝状态时，出血时间可缩短。

（3）凝血酶原时间（PT）延长：超过正常对照3秒以上有意义（出生4 d内的新生儿超过20秒才有意义）。

（4）纤维蛋白原减少：低于1.6 g/L有意义，个别高凝期病例反可升高超过4.0 g/L。

（5）活化部分凝血活酶时间（APTT）延长：年长儿正常值为42秒，新生儿为44 ~ 73 s，早产儿范围更宽。APTT比正常对照延长10 s以上才有临床意义。高凝期APTT可缩短，低凝期及继发性纤溶期APTT延长。

（6）抗凝血酶Ⅲ（AT-Ⅲ）测定：AT-Ⅲ是重要的生理抗凝物质，它使凝血酶、激活的因子X失去活性而起抗凝作用，在此过程中AT-Ⅲ被消耗，故DIC早期血浆中AT-Ⅲ明显减少。正常值为80% ~ 100%（活性）。

（7）因子Ⅷ测定：DIC时Ⅷ：C减少。

2. 反映纤维蛋白形成和纤维蛋白溶解亢进的检查

（1）血浆鱼精蛋白副凝试验（plasma protamtne paracoagulation，3P试验）：血管内凝血时，血中纤维蛋白单体与FDP结合形成一种可溶性复合物，鱼精蛋白能与FDP结合，使纤维蛋白单体从复合物中分离出来，被分离出来的纤维蛋白单体又聚合成纤维蛋白而形成絮状沉淀，即3 P试验阳性。此试验在DIC早期时多阳性，但晚期以纤溶亢进为主时，因纤维蛋白单体形成很少，所形成的可溶性复合物也少，故3 P试验常为阴性。此外，约20%的脐带血3 P试验阳性，第2 d后转为阴性，故新生儿3 P试验应在出生2 d以后才有诊断价值。有些疾病，如恶性肿瘤、肝肾疾病及手术创伤后也可出现3 P试验阳性。

（2）优球蛋白溶解时间：正常血浆的优球蛋白含有纤维蛋白原、血浆素原及其激活因子，而不含抗血浆素，优球蛋白溶解时间缩短反映血浆素原及激活因子的活性增强，表示纤溶亢进。正常值 > 120 min，DIC纤溶亢进时缩短，常 < 70 min。

（3）FDP含量测定：正常人血清FDP < 10 mg/L，超过20 mg/L提示纤溶亢进，但不能作为诊断DIC的指标。肺栓塞或动、静脉栓塞患者也可升高。

（4）凝血时间（TT）测定；是反映凝血第3阶段的试验，正常值为20 s ± 1.6 s，比正常对照延长3 s以上有诊断意义。

（5）二聚体（D-dimer）测定：D-二聚体是一个新的抗原，产生于纤维蛋白原转变成纤维蛋白时、纤维蛋白交联和交联纤维蛋白降解的过程中。DIC患者D-二聚体异常升高，此试验对DIC有特异性。

3. 其他检查

除上述检验项目外，近年来还开展了一些对DIC有诊断价值的方法，简述于下。

（1）反映血管内皮细胞损伤的分子标志物：如组织因子（TF）和内皮素-1（ET-1）等。

（2）反映血小板激活的分子标志物：如血小板因子4（PF-4）、β血栓球蛋白（β-TG）和α-颗粒膜糖蛋白（GMP-140）等。

（3）反映凝血和纤维蛋白溶解激活的分子标志物：如纤维蛋白肽A（FPA）和纤维蛋白B-β15-42肽等。

此外，观察外周血涂片中红细胞及血小板形态也有一定的诊断价值，如红细胞呈盔状、皱缩、三角形、新月形及碎片等有意义；涂片上有巨大血小板或有核红细胞亦有一定意义。

（四）诊断

必须依据临床表现和实验室检查结果进行综合分析，才能明确诊断。①临床特点：患儿有诱发DIC的原发病存在，并在此基础上呈现出血倾向、微血管栓塞、休克和溶血等临床征象，或对抗凝治疗有效，即应高度警惕DIC的可能性，②实验室检查：是诊断的重要依据，应根据病情及实验室条件选择检查项目，对检查结果的分析应结合患儿的年龄、原发病性质、DIC不同病程等特点作出判断，动态观察其结果变化对确立诊断的意义更大。

如在血小板计数减少、凝血酶原时间延长、纤维蛋白原含量降低、3P试验阳性这4项中有3项阳性，结合临床特点即可作出诊断；如仅有 2 项阳性，则需加测血清 FDP 含量、优球蛋白溶解时间和凝血酶时间，如其中 1 项阳性，结合临床特点也可作出诊断。条件许可时，测定 AT-Ⅲ、因子Ⅷ活性和 D-二聚体等指标均较为可靠。

（五）治疗

早期诊断、及时治疗是提高 DIC 治愈率的关键。

1. 治疗原发病

积极治疗原发病、去除诱发因素是终止 DIC 病理过程的重要措施，如果原发病及诱因没有消除，凝血异常将继续进行。

2. 改善微循环

低分子右旋糖酐不但能扩充血容量、疏通微循环，还有降低血液黏稠度、减低血小板黏附和抑制红细胞凝集等作用，因而可以改善微循环，防止或减少血栓形成。首次剂量为 10 mL/kg 静脉滴注，以后每次 5 mL/kg，每 6 h 1 次，全日量不超过 30 mL/kg。

3. 纠正酸中毒

DIC 多伴有酸中毒，往往也是肝素治疗失败的原因之一。因此，应及时发现酸中毒并予以纠正，常用 5% 碳酸氢钠。

4. 应用血管活性药物

血管扩张剂可解除血管痉挛，改善微循环，常用山莨菪碱、异丙肾上腺素和多巴胺等。

5. 抗凝治疗

其目的在于阻断或减缓血管内凝血过程的发展。

（1）抗血小板凝集药物：此类药物能阻止血小板黏附和凝集，减轻微血栓形成，从而抑制 DIC 的发展。临床对轻型 DIC、疑似 DIC 而未肯定诊断者，或高凝状态者，在控制原发病的基础上可单独应用此类药物治疗。常用药物有：①阿司匹林，剂量为每日 10 mg/kg，分 2 ~ 3 次口服，持续用至血小板数恢复正常后数日才停药；②双嘧达莫，剂量为每日 10 mg/kg，分次口服。

（2）肝素的应用：肝素可与 AT-Ⅲ结合成复合物而起抗凝作用，对凝血 3 个阶段均有抑制作用，并可抑制血小板聚集、裂解和促使纤维蛋白溶解。通常在给药 1 ~ 3 h 后，约 50% 因灭活而失效，4 ~ 6 h 即经肾脏排完。

肝素多在 DIC 早期应用，凡有以下指征者即可使用：①处于高凝状态者；②有明显栓塞症状者；③消耗性凝血期表现为凝血因子、血小板、纤维蛋白原进行性下降，出血逐渐加重、血压下降或休克者；④准备补充凝血因子（如输血、血浆等）或应用纤溶抑制药物而未能确定促凝物质是否仍在发生作用时，可先应用肝素。

以下情况禁用或慎用肝素：①颅内或脊髓内出血、肺结核空洞出血、溃疡出血；②伴有血管损伤或新鲜创面的患儿；③ DIC 晚期以继发性纤溶为主者；④原有重度出血症，如血友病等；⑤对伴有严重肝病患者应用尚有争议，较多作者认为弊多利少。

常用方法为每次 60 ~ 125 U/kg（1 mg = 125 U），加入等渗氯化钠或 10% 葡萄糖液 50 ~ 100 mL 中静脉滴注，约 1 h 滴完，每 4 ~ 6 h 1 次；或先以 50 ~ 75 U/kg 静脉滴注，然后每小时以 15 ~ 25 U/kg 速度持续静脉滴注；或每次 50 ~ 100 U/kg 皮下注射，每 4 ~ 6 h 1 次。也可应用低分子肝素 75 U/（kg·d）。

在应用肝素期间必须密切观察病情并监测凝血功能，在每次用药前监测凝血时间（试管法），用药 4 h 后再测定 1 次凝血时间，要求凝血时间控制在 20 ~ 30 min 以内，如 < 20 min 可加大肝素剂量，如 > 30 min 且出血加重，可能是用量过大，应停用，必要时静脉缓慢注射鱼精蛋白中和，其用量与最后 1 次肝素用量相等（1 mg 鱼精蛋白可中和 125 U 肝素），若出血仍不减轻，15 min 后可再注射 1 次鱼精蛋白。

停药指征为：①诱发 DIC 的原发病已控制或缓解；②用药后病情好转，出血停止，血压稳定；③凝血酶原时间和纤维蛋白原恢复正常或接近正常（前者一般于 24 h 内恢复，后者于 1 ~ 3 d 恢复）时，即可逐渐减量至停药。用药时间一般可持续 3 ~ 7 d。血小板回升缓慢（数天至数周）不宜作为停药指征。

6. 抗凝血因子的作用

已应用临床的有：①抗凝血酶Ⅲ（AT-Ⅲ）浓缩剂：用于 DIC 早期补充 AT-Ⅲ并可提升肝素的疗效；②蛋白 -C 浓缩剂：主要用于革兰阴性杆菌感染合并 DIC，同肝素联合应用取得了较好的效果。

7. 补充疗法

目前认为在活动性 DIC 未控制之前，补充下列成分是安全的：经洗涤的浓缩红细胞、浓缩血小板和不含凝血因子的扩容剂（如血浆蛋白、清蛋白和羧基淀粉等）。如果 DIC 过程停止（指征是 AT-Ⅲ测定值正常）或肝素化后仍持续出血，此时有必要补充凝血因子，可输注新鲜冰冻血浆、凝血酶原复合物等。

8. 抗纤溶药物

此类药物的主要作用是阻碍纤溶酶原转变为纤溶酶，抑制纤维蛋白的分解，从而防止纤维蛋白溶解亢进性出血。DIC 时继发性纤溶亢进是机体防止血管内凝血的一种生理性保护功能，有助于防止或消除血管内纤维蛋白栓塞，因此在 DIC 时，特别是在早期高凝状态，应禁用抗纤溶药物；若病情发展并出现以纤溶为主时，最好在肝素化的基础上慎用纤溶抑制剂，可能有助于 DIC 后期的治疗。一般可选用 6-氨基己酸（EACA），每次剂量为 0.08 ~ 0.12 g/kg，缓慢静脉注射或稀释后静脉滴注，亦可采用对羧基苄胺（PAMBA）、氨甲环酸或抑肽酶。

9. 糖皮质激素的应用

在 DIC 时是否应该使用糖皮质激素尚未取得一致意见。一般认为如果因治疗原发病需要，可在肝素化的基础上慎用。

骨髓增生性疾病

第一节　真性红细胞增多症

真性红细胞增多症（PV）简称真红，是一种慢性骨髓增殖性肿瘤，其特征为红细胞的产生增加脱离红细胞生成的正常调节机制。PV 的自然进展包括演化为骨髓增生异常综合征 / 白血病前期 / 急性白血病. 但发病率不高。诊断 PV 不需排除各种原因的继发性红细胞增多症，遗传性红细胞增多症及其他 MPN。发病高峰年龄集中在 50 ~ 60 岁之间，男性患病稍多于女性，发病比例为（1 ~ 2）：1。

一、病因和发病机制

多数 PV 患者基础病因不明。曾有报道，某些家族有遗传倾向。在极少数病例曾提示电离辐射、职业性毒物接触可能是致病原因。真红系克隆性造血干细胞病，源自一个造血干细胞的病态增生。病变的发生主要累及血液和骨髓，但脾和肝也可受累，而且是疾病晚期髓外造血的主要场所。但是，任何器官都可因伊红细胞容量增大引起血管病变而受到损害。约 90% 的病例存在体细胞性 Janus2 激酶基因的功能获得性突变：JAK2V617F 或另外的功能类似的 JAK2 突变，导致红系和巨核系细胞发生增殖，即全髓增殖。

10% ~ 20% 的 PV 患者在诊断时有细胞遗传学异常，包括 8- 三体畸形、9- 三体畸形、20q 缺失。33% 的患者中发现不能用常规细胞遗传学检测的染色体 9p 上杂合性特征的丢失。染色体异常的频率随诊疗疾病的进展而增加。

二、病理及分期

PV 是一种累及髓系三系克隆性干细胞疾病。有研究表明，PV 还累及 B 细胞。PV 的特征是不依赖于生长因子的红系增殖，生成更高的红细胞总量；在体外，内源性红系集落生长表明祖细胞在 EPO 的情况下形成 CFU-E 和 BFU-E。PV 病变主要累及骨髓、脾、肝。骨髓内红髓明显增多，而脂肪组织相对减少。骨髓结构仍基本正常，红系增生极为明显，粒细胞及巨核细胞系常同时增生，也可其中之一系增生，部分患者仅红系单独增生。幼红细胞在静脉窦旁呈岛状增生，各阶段幼稚粒细胞在小梁旁及血管周围弥漫性增生，巨核细胞在小梁间区增生。骨髓中增生的细胞呈高度异型性，血窦扩张显著。骨髓储铁细胞及铁颗粒明显减少，约 80% 的患者铁染色阴性。病程后期，成纤维细胞及血管明显增生，同时出现大红细胞造血岛，伴不成熟粒细胞和异型巨核细胞。网状纤维染色示网状纤维高度增生，预示将转化或伴有骨髓纤维化。

早期肿大的脾窦显著扩张、充血，红系细胞增多，伴少量幼稚红细胞。晚期可出现三系造血细胞类似髓样化生。脾轻度或中度肿大，充血，表面光滑，切面暗红，镜下见脾窦扩张. 可见髓外化生。后期病例大都有髓样化生，显示疾病发展为骨髓纤维化。肝大，也可不大. 表面光滑，呈暗红色，镜下见肝窦扩张、淤血，可出现髓外化生，也可有肝硬化的表现。此外，可由于各种并发症而出现其他

病理变化。

PV 可分为三期：①前驱性多血前期，其特点为只有交界性轻度红细胞增多；②明确的多血期，红细胞容积显著增大；③消耗期或多血期后骨髓纤维化期（post-PV MF），此期出现贫血和其他血细胞减少，与无效造血、骨髓纤维化、髓外造血（FMH）和脾功能亢进有关。

三、临床表现

本病起病缓慢，可在病变若干年后才出现症状。有的在偶然血液检查时才被发现。临床表现与血容量、血液黏滞度增加紧密相关。症状根据患者病情、病期不同而有很大差别。在血容量和血液黏滞度明显升高时，可出现下列各种临床症状。PV 的主要症状与红细胞容量增大引起的高血压和血管异常有关。

近 20% 的患者有发作性静脉或动脉栓塞，如深静脉血栓、心肌缺血或脑卒中，并可以足 PV 的首发表现。肠系膜、门静脉、脾静脉栓塞及 Buud-Chiari 综合征应考虑到 PV 可能是基础病因，而且可以出现在明显的多血期开始之前。主要主诉为头痛、眩晕、视觉障碍及感觉异常等，也常出现瘙痒、指端红痛和痛风。在明显的多血期，常见的体格检查发现是多血症，70% 的患者可触及脾大，40% 的患者出现肝大。10% ~ 16% 的本病患者合并消化性溃疡. 与组胺分泌增多，刺激胃酸分泌增高，胃活动增强和十二指肠的小血管血栓形成有关。临床表现与普通消化性溃疡相似。

患者可因骨髓增生、细胞过度增殖，使核酸代谢亢进，导致血、尿中尿酸水平增高所致。少数患者可继发痛风，或继发尿路、胆道形成尿酸性结石。

四、辅助检查

1. 血常规

（1）红细胞：①红细胞计数和血红蛋白增高：红细胞计数大多为（6 ~ 10）×10^{12}/L，血红蛋白高达 170 ~ 240 g/L。

②血细胞比容增高：男性达到 0.54，女性达到 0.50，患者常在 0.60 ~ 0.80。

③用 ^{51}Cr 标记法测红细胞容量大于正常值：男性大于 36 mL/kg，女性大于 32 mL/kg。

④红细胞形态改变：病初期不明显，当脾高度肿大伴髓外造血，外周血出现有核红细胞，红细胞大小、形态不等，可见卵圆形细胞、椭圆形细胞和泪滴样细胞。

⑤红细胞寿命：病初正常或轻度缩短，晚期由于脾髓外造血及单核吞噬细胞系统功能增强，红细胞寿命可缩短。

⑥血及尿中红细胞生成素水平正常或降低，明显低于继发性真性红细胞增多症患者。

（2）粒细胞：约 2/3 的患者白细胞计数增高，多在（10 ~ 30）×10^9/L，常有核左移，嗜碱性粒细胞比值也增高。中性粒细胞碱性磷酸酶积分大多增高，而继发性红细胞增多患者一般均正常。

（3）血小板及凝血功能：血小板计数大多高于正常值，为（300 ~ 1 000）×10^9/L。可见体积增大、畸形血小板和巨核细胞碎片。血小板寿命轻度缩短，其黏附、聚集及释放功能均降低。而出血时间、凝血酶原时间、部分凝血活酶时间及纤维蛋白原含量一般正常。

2. 血容量及血液黏滞度

血浆容量一般正常或稍低，总血容量增多及红细胞容量明显增多。血液黏滞度增高，可达正常人的 5 ~ 8 倍。

3. 骨髓检查

各系造血细胞都显著增生，脂肪组织减少，巨核细胞增生较明显。粒细胞与幼红细胞比例常下降。铁染色显示储存铁减少。

4. 血液生化

多数患者的血尿酸增加，血清 γ－球蛋白可增多，α_2－球蛋白降低。约 2/3 的患者有高组胺血症和高组胺尿症。血清维生素 B_{12} 及维生素 B_{12} 结合力增加。血清铁降低，血液和尿中红细胞生成素减少。

5. 其他

①绝大多数患者动脉血氧饱和度正常，可与因缺氧所致的继发性红细胞增多症相鉴别。

②红系祖细胞培养：正常情况下，在体外培养中加入 FPO，红系集落形成单位（CFU–E）和爆式集落形成单位（BFU–E）才能生长。PV 患者不加 EPO 也能生长，而继发性红细胞增多症患者则无此现象。

③染色体异常，非整倍体，尤其是二倍体型较多见，但一般无特异性。

④ 2/3 未治疗患者血中的组胺水平增高。

⑤基础代谢率中度增高。

五、诊断

根据红细胞持续增多、多血症、脾大三项，并能排除继发性红细胞增多症，可确立诊断。对早期临床发现不典型者诊断不易确立。

世界卫生组织关于 PV 诊断标准（表 6–1）：诊断需要所有两个主要标准加一个次要标准或主要标准中第一条加两个次要标准。

表 6–1　世界卫生组织关于 PV 诊断标准

主要标准
1. 血红蛋白，男性大于 185 g/L，女性大于 165 g/L. 或有其他红细胞容量增加的证据
2. 有 JAK2、V617F 或其他功能类似的突变，如 JAK2 外显子 12 突变
次要标准
1. 骨髓活体组织检查示相对于年龄的三系过度增生（全髓增生）伴有红系、粒系和巨核系显著增殖
2. 血清红细胞生成素水平低于正常参考范围
3. 体外内源性红系集落形成

六、鉴别诊断

1. 相对性红细胞增多症

因血浆容量减少，血液浓缩而红细胞量并不增多的病症，发生于严重脱水、大而积烧伤、慢性肾上腺皮质功能减退等，

2. 继发性红细胞增多症

出现于慢性缺氧状态，如高山居住、肺气肿和肺部疾病，发绀性先天性心脏病、肺源性心脏病、慢性风湿性心瓣膜病，以及氧亲和力增高的异常血红蛋白病等。也可因肾囊肿、肾盂积水、肾动脉狭窄等，以及皮质醇增多症、各种肿瘤（如肝癌、肺癌、小脑血管母细胞瘤、肾上腺样瘤、子宫平滑肌瘤等）而引起。

3. 应激性红细胞增多症

由于精神紧张或用肾上腺素后脾收缩所致，常为一过性，患者伴有高血压而红细胞容量正常。

4. 慢性粒细胞白血病

PV 患者可出现脾大及粒细胞增多，晚期周围血幼粒细胞可明显增多，与 CML 相似，Ph 染色体、BCR/ABL 基因和中性粒细胞碱性磷酸酶积分有鉴别意义。CML 患者 Ph 染色体、BCR/ABL 大多为阳性，而碱性磷酸酶积分低于正常，PV 则与之相反。但仍有少数病例需一段时间的临床观察后才能最后做出鉴别。PV 与 CML 偶尔并存。

七、治疗

目前尚无根治手段，药物性治疗并不能明显延长生存时间以及预防疾病的进展。目前大多采用综合治疗，其目的在于抑制骨髓造血功能，使血容量及红细胞容量尽快接近正常，使病情缓解，减少血栓等并发症的发生。

真性红细胞增多（PV）采用姑息治疗。年龄小于 40 岁，无症状患者红细胞增多可以被认为是可以单独应用放血疗法治疗的，以维持血细胞比容水平不到 45%。高危且伴随全身症状的患者、有血栓或出

血病史的患者、高频次放血的患者，或大于 69 岁的患者，最好应用羟基脲等抑制骨髓。

老年患者的替代治疗是放射性磷（^{32}P），但这是不适合年轻的患者，因为可能引起继发性白血病。

1. 对症治疗

皮肤瘙痒大多随着骨髓增生被抑制后减轻或消失。顽固者可以试用抗组胺类药物，如阿司咪唑、西咪替丁。有高尿酸血症者，可用别嘌醇，如合并痛风性关节炎，可并用秋水仙碱、糖皮质激素。对于血栓形成，不主张使用血小板抑制剂，如阿司匹林、双嘧达莫，因其并不能减少血栓形成，反而增多胃肠出血机会。

2. 静脉放血及红细胞单采术

静脉放血可在较短时间内使血容量降至正常，症状减轻。每隔 2 ~ 3 日放血 200 ~ 400 mL，直至红细胞计数在 6.0×10^{12} 以下。放血后维持疗效 1 个月以上，本法简便。较年轻患者如无血栓并发症可单独采用。但放血后有引起红细胞及血小板反跳性增高的可能，反复放血又有加重缺铁倾向，宜加以注意。对老年及有心血管疾病者，放血可能引起血栓并发症，要谨慎，一次不宜超过 200 ~ 300 mL，间隔期可稍延长。

采用血细胞分离机进行治疗性红细胞单采术，可迅速降低血细胞比容和血液黏度。改善临床症状。治疗性红细胞单采术一次即可使血红蛋白降至正常范围，如联合化疗，则可维持疗效，但应补充与去除红细胞等容积的同型血浆，本治疗适用于伴白细胞或血小板减少或妊娠的患者。

3. 化学治疗

（1）羟基脲：羟基脲对 PV 有良好抑制作用，每日剂量为 15 ~ 20 mg/kg。如白细胞计数维持在（3.5 ~ 5.0）$\times10^9$/L 之间，可长期间歇应用。缺点是停药后缓解时间短，治疗过程中需频繁监测血常规。

（2）烷化剂：通过抑制骨髓增殖起作用，有效率为 80% ~ 85%。常用的有白消安、环磷酰胺、苯丁酸氮芥及美法仑，治疗作用较快，缓解期长，疗效可持续半年左右。苯丁酸氮芥副作用较少，不易引起血小板减少。用量和办法：开始剂量. 环磷酰胺为每日 100 ~ 150 mg，白消安、美法仑为每日 4 ~ 6 mg。缓解后停用 4 周后可给予维持量，环磷酰胺为每日 50 mg，白消安为每日或隔日 2 mg。

（3）高三尖杉酯碱：常用剂量每日 2 ~ 4 mg 肌内注射或加入 5% 葡萄糖溶液中静脉点滴，7 ~ 14 日为 1 个疗程。可使红细胞计数短期内明显下降，甚至达正常水平。通常 1 个疗程疗效可持续 3 ~ 6 个月，复发后再用仍有效。

4. 放射性核素治疗

^{32}P 的 β 射线损伤 DNA 和 RNA，从而抑制血细胞生成，使细胞数降低，达到治疗效果。

5. 干扰素 – α

可抑制 PV 克隆的增殖，目前已用于临床，剂量为 300 万 U/m^2，每周 3 次，皮下注射。治疗 3 个月后脾缩小，缓解率可达 80%。

八、预后

本病如无严重并发症，病程进展缓慢，患者可生存 10 ~ 15 年或以上。不治疗者平均生存期仅 18 个月，治疗者中位数生存期为 8 ~ 16 年，主要死亡原因为血栓、栓塞及出血，部分病例晚期可转变为白血病或发生骨髓纤维化、骨髓衰竭等。

第二节　原发性血小板增多症

原发性血小板增多症（PT），又称特发性血小板增多症、出血性血小板增多症，是一种主要累及巨核细胞系的慢性骨髓增殖性肿瘤。其特征为外周血中血小板计数持续增高，血小板计数大于等于 450×10^9/L，骨髓中大而成熟的巨核细胞数量增多，临床上发作性栓塞和（或）出血。由于 PT 无已知的特异性遗传学或生物学标记，必须排除其他原因引起的血小板增多. 包括其他类型 MPN、炎症和感染性疾病、出血及其他类型的造血与非造血组织肿瘤。

一、病因和发病机制

该病病因不明，多发生在 50 ~ 60 岁，无明显性别差异性。第二个发病高峰多在妇女，常发生在 30 岁左右。也可发生于儿童，需与罕见的遗传性血小板增多症相鉴别。

二、病理及分期

骨髓和血液是主要受累部位，脾无明显的髓外造血，但却是凝聚血小板的部位。由于多能干细胞的异常，导致骨髓中巨核细胞持续增殖，血小板牛成增多，加之血小板的寿命大多正常，因此血小板计数明显增高。

本病的出血机制主要与血小板功能缺陷有关，如血小板黏附及聚集功能减退．释放功能异常，血小板因子Ⅲ有效性降低等。

三、临床表现

患者多于常规外周血检查时偶然发现血小板显著增多，半数以上患者无明显症状。其余患者有血管栓塞或出血的某些发现。微血管栓塞可导致短暂性脑缺血发作、指（趾）缺血伴有感觉异常及坏疽。较大的动脉和静脉也可有血栓形成，如 Budd–Chiari 综合征。黏膜表面出血比较常见，如胃肠道和上呼吸道。约有 50% 的患者有轻度脾大，15% ~ 20% 有肝大，一般无淋巴结增大。20% 可出现无症状脾梗死，导致脾萎缩。本病禁忌行摘脾手术，因手术后血小板进一步显著增加可导致血栓栓塞并发症，甚至危及生命。此外，一般手术也可促使血小板增多，也应慎重考虑。

四、辅助检查

1. 血常规

血小板计数多在（1 000 ~ 3 000）$\times 10^9$/L，涂片可见血小板显著增多，且大小不等，从微小型到不典型的大型或巨大型。可见到形状怪异、有伪足和无颗粒的血小板，但不正常。白细胞计数和分类通常正常，有时白细胞计数可以稍微增多。嗜碱性粒细胞缺如或极少。红细胞通常为正细胞正色素性，除非因反复失血造成缺铁，这时可呈小细胞低色素性。无幼红细胞、幼粒细胞和泪滴形红细胞。中性粒细胞碱性磷酸酶（NAP）活性增高。少数患者可伴红细胞增多。

2. 骨髓检查

各系细胞均明显增生，以巨核细胞增生为主。可见到大型核过度分叶的巨核细胞均增多，并有大片血小板，原粒细胞不增多。也无骨髓发育异常。骨髓活体组织检查示巨核细胞显著增殖，主要是大型或巨大型，胞质丰富而成熟。40% ~ 70% 的骨髓穿刺标本中可染铁阳性。

3. 血小板及凝血功能试验

多数患者血小板黏附率降低，ADP 诱发的血小板聚集功能异常，血小板因子Ⅲ有效性降低。凝血检查一般正常，少数患者呈高凝状态。出血时间、凝血酶原消耗试验及血块回缩等可不正常。

4. 染色体检查

染色体检查结果不一。可出现异常核型，多为 C 组染色体的增多或缺失，另可有 Ph1 染色体、超二倍体、二倍体和 G 组染色体变化等。有人认为，21q –可能是本病染色体畸变的一个重要特征。JAK2、V617F 突变发生率仅为，10% ~ 50%，且该突变对 PT 不具有特异性，但有该基因突变可以肯定排除反应性血小板增多。

五、诊断

原发性血小板增多症的诊断标准见表 6–2。

表 6–2 原发性血小板增多症的诊断标准

1. 血小板计数持续性超过 450×10^9/L
2. 骨髓活体组织检查标本显示主要为巨核细胞系增殖，胞体增大的成熟巨核细胞增多。无中性粒细胞系或红细胞系显著增多或核左移
3. 不符合 WHO 真性红细胞增多症，原发性骨髓纤维化 .BCR-ABL 阳性 CML 或骨髓增生异常综合征或其他髓系肿瘤的诊断标准
4. 证实有 JAK2、V617F 或其他克隆性标志；或无 JAK2、V617F，也无反应性血小板增多的证据
（1）检查期间持续存在
（2）在血清铁蛋白降低的情况下，铁替代治疗不能使血红蛋白升高到真性红细胞增多症的范围。根据血红蛋白与血细胞比容水平排除真性红细胞增多症，不需要单纯测量血细胞比容
（3）要求没有相关的网状纤维增生、胶原纤维增生、外周血幼稚粒红系细胞增多，也没有骨髓有核细胞显著增多伴有 PMF 典型的巨核细胞形态，包括小的到大的巨核细胞，核与质比例异常，核深染，呈球形或不规则折叠形，并密集成簇
（4）要求无 BCR-ABL
（5）要求无红系和粒系发育异常
（6）反应性血小板增多的原因包括缺铁、脾切除、外科手术、感染、炎症、结缔组织病、转移癌及淋巴增殖性疾病。若符合前三项诊断标准，虽有引起反应性血小板增多的疾病存在，也不能排除 ET 的可能性

六、鉴别诊断

1. 继发性血小板增多症

继发性血小板增多症多继发于脾切除术后、溶血性贫血、急性失血后、慢性或急性感染、肿瘤性疾病等（表 6–3）。

表 6–3 原发性与继发性血小板增多症的鉴别

项目	原发性	继发性
病因	不明	继发于某种病理或生理状态
病期	持续性	常为暂时性
血小板计数	常大于 $1\ 000\times10^9$/L	一般小于 $1\ 000\times10^9$/L
血小板生存时间	正常或轻度缩短	一般正常
血小板形态与功能	常不正常	一般正常
骨髓巨核细胞	显著增多，并可见幼稚巨核细胞	轻度增多
白细胞计数	常增多	一般正常
脾大	常有	常无
血栓和出血	常见	少见

2. 其他骨髓增生性疾病

原发性骨髓纤维化。

七、治疗

治疗目的是减少血小板，以控制和预防出血、血栓形成和栓塞。

1. 骨髓抑制药

骨髓抑制药为本病主要治疗措施，目的是破坏异常的巨核细胞，使血液循环中的血小板计数恢复正常或接近正常。血小板计数在 $1\ 000\times10^9$/L 以上者，可用白消安每日 4 ~ 8 mg、环磷酰胺每日 100 ~ 200 mg、羟基脲 15 mg/（kg · d）等，均有一定疗效需 3 ~ 4 周或更长时间，以获缓解。血小板再度增多时可重复使用。

2. 放射性核素

^{32}P 为治疗本病的重要手段，效果佳，见效快。可口服或静脉注射，首次剂量为（11.1 ~ 14.8）$\times10^7$ Bq 必要时 3 个月后重复给药。

3. 干扰素 α（IFN-α）

对人巨核细胞前体细胞有抗增殖作用，故对本病也有效，但停药后易复发。

4. 血小板单采术

血小板单采术可迅速减少血小板量，改善其状态。在紧急情况下（手术前、伴急性胃肠道出血的老年患者、分娩前及骨髓抑制药不能奏效时）采用。据病情和需要决定血小板置换次数和间隔期。一般临床上多与其他疗法并用。

5. 出血和血栓、栓塞的治疗

出血以继发于血栓形成者较多，可选用抗血小板黏附和聚集的药物（如双嘧达莫、阿司匹林）改善出血倾向。如发生血栓形成或栓塞，可用纤溶激活剂治疗。

八、预后

根据血小板增多的程度，病程不一。大多数病例进展缓慢，其中部分病例临床呈良性过程。中位数生存期常在 10 ~ 15 年及以上。有反复出血或血栓形成者，预后较差，这是本病主要致死的原因。少数患者转化成其他骨髓增生性疾病。

第三节　原发性骨髓纤维化

原发性骨髓纤维化（PMF）又称为慢性特发性骨髓纤维化、原因不明性髓样化生、骨髓纤维化或硬化伴髓样化生、特发性骨髓纤维化等，是一种克隆性骨髓增殖性肿瘤，特征为骨髓中以巨核细胞和粒系细胞增殖为主，至病情充分发展期伴有反应性纤维结缔组织沉积和髓外造血（EMH）。

PMF 的进展呈阶段性，从起初的骨髓过度增生、没有或仅有少量网状纤维的纤维化前期，进展为骨髓网状纤维或胶原纤维显著增生的纤维化期，常伴骨硬化，PMF 纤维化期的特征为外周血涂片出现幼稚粒红系细胞及泪滴形红细胞，并有肝大、脾大。

一、病因和发病机制

本病病因目前尚不明了。发病机制近来认为，PMF 是一种原因不明的累及具有多潜能分化能力的原始间质细胞的骨髓增生性疾病。纤维组织增生发生在骨髓及脾、肝髓外造血灶的周围。某些病例曾被证明接触苯或电离辐射有关。

在本病初期，骨髓增生明显活跃时，脾、肝内髓外造血灶已同时存在. 说明髓外造血不是骨髓功能衰竭的代偿反应。纤维组织增生和髓外造血是原始间质细胞异常增殖，向不同系细胞分化的结果。最近发现，骨髓内纤维组织增多与血小板衍生生长因子（PDGF）、巨核细胞衍生生长因子（MKDGF）、表皮生长因子（FGF）和转化生长因子 β（TGF-β）的释放有关。它们在巨核细胞中合成，储存于巨核细胞的 α 颗粒中，当细胞破坏和（或）血小板聚集时释放出来。以 PDGF 的作用最为重要，这些因子协同刺激成纤维细胞的增殖，分泌胶原，由于骨髓纤维化的患者，仅有 50% 的病例有 PDGF 水平的增高，难以用该机制解释，故推测，可能还有其他介质参与骨髓纤维组织增生的形成。PMF 总是累及 m 液和骨髓，疾病后期髓样化生变得明显，尤其在脾内。在初始阶段骨髓中 CD34 祖细胞轻度增多，但外周血中不增多，仅在疾病后期外周血，中才大量出现，推测髓样化生是脾具有扣留大量循环血液中 CD34´ 细胞这一特殊能力的结果。肝、淋巴结、肾、肾上腺、硬膜、胃肠道、肺、胸膜、皮肤等均可发生髓样化生。

二、病理及分期

骨髓纤维化主要病理改变为骨髓纤维化及脾、肝淋巴结的髓外造血。骨髓纤维化的发生是由中心逐渐向外周发展的，它先从脊柱、肋骨、骨盆及股骨、肱骨的近端骨骺开始，逐步蔓延至四肢骨骼远端。其疾病进展为连续的大致可分为三期。

1. 早期 PMF

30% ~ 40% 的患者在初诊时处于前驱型的纤维化前期，骨髓中无明显的网状纤维和（或）胶原纤维。骨髓活体组织检查示有核细胞过度增多，中性粒细胞系和不典型巨核细胞数量增多，原粒细胞百分率不增高，看不到明显的原始细胞或 $CD34^+$ 祖细胞簇。

2. 中期 PMF

骨髓萎缩与纤维化期纤维组织增生突出，此期骨髓活体组织检查有明显的网状纤维或胶原纤维化，仍可见骨髓灶性增生活跃，巨核细胞仍增生。不典型巨核细胞较显著，呈大的簇状或片状分布。骨小梁增多、增粗，与骨髓相邻部位有新骨形成。各个散在造血区域被由网状纤维、胶原纤维、浆细胞和基质细胞形成的平行束状或螺旋状物质分隔。

3. 晚期 PMF

骨髓纤维化和骨质硬化期、骨髓纤维化终末期。以骨质的骨小梁增生为主，占骨髓的 30% ~ 40%。纤维及骨质硬化组织均显著增生 – 髓腔狭窄，除巨核细胞仍可见外，其他系造血细胞显著减少。可见明显的髓外造血，尤其以脾、肝为著。

三、临床表现

PMF 大多在中年以后发病，起病多隐匿，进展缓慢，部分患者开始多无症状或症状不典型。多达 30% 的患者诊断时无症状，而是在常规体格检查时发现脾大或在血常规检测时发现贫血、白细胞增多和（或）血小板增多而发现本病的。较少情况下，因发现不明原因的幼稚粒红系细胞增多或乳酸脱氢酶增高而确诊。主要症状为贫血和脾大压迫引起的各种症状。此外，可由代谢增高导致低热、出汗、心动过速。少数有骨骼疼痛和出血，也可发生痛风性关节炎和尿钙增高引起的肾结石。严重贫血和出血为本症晚期表现。巨脾是本病特征，质多坚硬，表面光滑，无触痛，约 50% 患者就诊时脾已达盆腔。轻至中度肝大见于 1/4 ~ 1/3 的病例。因肝及门静脉血栓形成，可导致门静脉高压症。病程中常合并感染和出血。

四、辅助检查

1. 血常规

骨髓纤维化呈中、重度正常细胞性贫血。成熟红细胞大小不一和异形红细胞、泪滴状红细胞对诊断有价值。还可见有核红细胞及多染红细胞。白细胞数增多或正常，但很少超过 $50 \times 10^9/L$。约 70% 的病例血涂片中出现幼红、幼粒细胞，成为本病的特征之一。网织红细胞轻度增高（2% ~ 5%）。约 70% 患者粒细胞碱性磷酸酶活性增高。

血尿酸增高，球蛋白增多，红细胞沉降率增快。血、尿中组胺含量增加。细胞遗传学检查示 C 组染色体（多为第 9 号）有复制现象，无 Ph 染色体。

2. 骨髓检查

因骨质坚硬，常呈干抽现象。病程早期，常见骨髓有核细胞，特别是粒细胞和巨核细胞，但后期增生低下，有时有局灶性增生象。

3. 脾穿刺

除淋巴细胞外，幼粒、幼红及巨核三系细胞均增生，类似骨髓穿刺涂片，尤以巨核细胞增多最为明显，是诊断髓外造血的主要证据。

肝穿刺与脾相似，有髓外造血常规，特别是在窦中有巨核细胞及幼稚血细胞。

4.X 线检查

30% ~ 50% 的患者有骨质硬化征象，典型 X 线表现是骨质密度增加，并伴有斑点状透亮区，呈毛玻璃样改变。

5. 放射性核素骨髓扫描

放射性胶体 99m 锝、52 铁、111 铟等，能为骨内红髓、脾、肝等摄取而出现放射浓缩区。肝、脾等髓外造血区积累大量放射性核素，长骨近端等有纤维化改变的红髓则不能显示放射浓缩区。

六、诊断

1. 国内诊断标准

中年以上患者诊断项目如下：①脾大；②贫血，外周血可见幼稚粒细胞、有核红细胞及泪滴样红细胞；③骨髓穿刺多次“干抽”或呈“增生低下”；④脾、肝、淋巴结病理检查示有造血灶；⑤骨髓活体组织检查病理切片显示胶原纤维或（和）网状纤维明显增生。其中，必须具有第⑤项再加其余四项中任何两项并能排除继发性骨髓纤维化即可诊断。

2. 地界卫生组织标准　见表 6-4。

表 6-4　世界卫生组织诊断标准（诊断需要符合全部三个主要标准和至少两个次要标准）

（一）主要标准

1. 存在巨核细胞的增殖及不典型性，常伴有网状纤维和（或）胶原纤维增生；如无显著的网状纤维增生，巨核细胞的改变必须伴有以粒系增殖为特征的骨髓有核细胞增多，红系造血常减少，直到纤维化前细胞期

2. 不符合世界卫生组织真性红细胞增多症、BCR ABL 阳性慢性粒细胞白血病、骨髓增生异常综合征或其他髓系肿瘤的诊断标准

3. 有 JAK2、V617F 或其他克隆性标志（如 MPL、W515K/L）；如无克隆性标志，需没有证据证明骨髓纤维增生或其他改变是继发于感染、自身免疫性疾病或其他慢性炎症、毛细胞白血病或其他淋巴系肿瘤．转移性恶性肿瘤或重度性（慢性）骨髓病变

（二）次要标准

1. 幼稚粒红细胞增多

2. 血清乳酸脱氢酶水平升高

3. 贫血

4. 脾大

（三）其他

（1）小到大的巨核细胞，核 / 质比例异常，核深染，呈球形或不规则折叠形，密集成簇

（2）在血清铁蛋白减少的情况下，铁替代治疗不能使血红蛋白升高到真性红细胞增多症的范围。根据血红蛋白与血细胞比容水平来排除 PV，不需要测量血细胞比容

（3）要求无 BCR- ABL

（4）要求无红系与粒系发育异常

（5）伴有反应性骨髓纤维化情况的患者不排除 PMF，这些病例中若其他标准符合应考虑诊断为 PMF

（6）异常程度可以是交界性的或显著性的

七、鉴别诊断

1. 继发性骨髓纤维化

有明显病因，多见于恶性肿瘤、感染（主要是结核）和暴露于某些毒物和电离辐射后、骨髓转移瘤所致者，一般病程短，脾略大，骨髓中可找到瘤细胞，部分可找到原发病灶，纤维化也较局限。

2. CML、PV 等其他各类骨髓增生性疾病，见表 6-5。

表 6-5　各类骨髓增生性疾病鉴别诊断

项目	PT	PV	CML	PMF
临床表现	出血为主，有血栓症状	高血容量综合征、栓塞	贫血、出血为主	贫血
脾大	轻至中度	轻至中度	中至重度	中至重度
红细胞计数（$\times 10^{12}$/L）	轻度升高	> 6.0	正常或偏低	低于正常
粒细胞计数（$\times 10^{9}$/L）	< 50	< 50	> 50	10 ~ 20
血小板计数（$\times 10^{9}$/L）	显著增高	正常或增多	正常或增多	常减少
其他	异形血小板		幼稚粒细胞	外周血幼红、幼粒细胞、泪滴状红细胞
中性粒细胞碱性磷酸酶积分（NAP）	大多增高	增高	降低	增高

续 表

项目	PT	PV	CML	PMF
骨髓检查	巨核细胞系增生为主，可见幼巨核细胞增多	红细胞系增生为主	粒细胞系增生为主，可见各阶段粒细胞	增生减低，活体组织检查可见纤维化
病程中骨髓纤维化	常发生	常发生	少数发生	全部发生
转成急性粒细胞白血病	极少	5% ~ 30%	80%	5% ~ 20%
髓外化生	极少或晚期	20%	少	常见
Ph1 染色体和（或）BCR/ABL	少数阳性	不定	阳性	阴性
中位数生存期	＞10 ~ 15 年	10 ~ 15 年	3 ~ 4 年	5 年

八、治疗

目前尚无特异性疗法。如患者无症状，血常规基本正常时不需治疗。治疗方法需根据患者临床及血液学改变而定。主要改善贫血及巨脾引起的压迫症状。

1. 纠正贫血

严重贫血者，可输注红细胞，要求血细胞比容保持在 0.25 以上。红细胞生成素水平低者，可用人重组 EPO。雄激素等可加速幼红细胞的成熟与释放，但改善贫血效果不肯定。如合并溶血，可用较大剂量泼尼松，病情稳定后逐渐减量，用小剂量维持。

2. 化学治疗

化学治疗适用于白细胞和血小板明显增多、有显著脾大而骨髓造血障碍不很明显时，可用烷化剂治疗。可选用小剂量白消安，剂量每日 2 ~ 4 mg，连续 3 ~ 4 周后改用维持量。也可试用羟基脲和高三尖杉酯碱，须注意化疗虽可缩小脾，提高血红蛋白，但同时也常可引起骨髓抑制。

3. 干扰素

干扰素 α 和干扰素 γ 对 MF 有血小板增多者疗效较好。剂量为 300 万 ~ 500 万 U/ 次，皮下注射，每周 3 次。

4. 脾切除

脾切除适应证：①巨脾有明显压迫症状或脾梗死疼痛不止者；②严重溶血性贫血；③血小板明显减少伴出血；④门静脉高压并发食管静脉曲张破裂出血。切脾后，有使肝迅速增大或血小板增多、血栓形成加重的可能，因而应权衡利弊，慎重考虑。

5. 维生素 D_3

活性代谢物是钙三醇，前体是 1，25– 二羟基胆钙化醇，有抑制巨核细胞增殖，并诱导髓细胞向单核细胞及巨噬细胞转化的作用。个别病例有效。

6. 骨髓移植

骨髓移植有个别成功病例报道，确切效果尚需观察。

九、预后

本病进展缓慢，病程长短不一，中位数生存期 2 ~ 5 年，少数可生存 10 年以上，常见的死因为严重的贫血、感染、心力衰竭和出血，约 20% 的患者最后可转化为急性粒细胞白血病。急性型病情进展迅速，病情一般不超过 1 年。

浆细胞疾病

第一节　多发性骨髓瘤

多发性骨髓瘤（MM）是一种恶性浆细胞增殖性疾病，其特征为骨髓中浆细胞克隆性增生，分泌单克隆免疫球蛋白或其片段（M 蛋白），并导致相关器官或组织损伤。常见临床表现有多发性溶骨性损害、高钙血症、贫血、肾功能不全。由于正常免疫球蛋白的生成受抑，因此容易出现各种细菌性感染。

MM 发病率亚太地区为（2 ~ 3）/（10 万），白种人为（4 ~ 6）/（10 万），黑种人为（9 ~ 13）/（10 万），男女比例为 1.6 ∶ 1，中位年龄为 63 岁，大多数患者年龄大于 40 岁，但在年轻人中髓外病变发病率高，尤其是 30 岁以下，高达 40%。

一、病因

MM 的确切病因仍不清楚，电离辐射、接触化学毒物、慢性抗原刺激、自身免疫性疾病、遗传和病毒（人类疱疹病毒 8 型，HHV8）感染等均可能与发病有关。

1. 骨髓瘤细胞起源

（1）骨髓瘤前体细胞来自造血干细胞。

（2）骨髓瘤前体细胞来自不成熟 B 细胞（pro–B 或 pre–B）。

（3）骨髓瘤前体细胞来自成熟 B 细胞。

2. 骨髓瘤的细胞遗传学和分子生物学

有众多证据表明，MM 的发生与癌基因有关。在 MM 患者中已发现有 C–myc 基因重排、突变及 mRNA 水平升高。C–myc 基因重组，部分有高水平的 H–RAS 基因蛋白质产物，可能与本病发生有关。被激活的癌基因蛋白质产物可能促使一株浆细胞无节制地增殖。目前认为骨髓瘤细胞起源于前 B 细胞或更早阶段。对 MM 的染色体研究，虽未发现具有标记性的染色体异常，但已能肯定，出现在 MM 的一些染色体异常并非是随机性的，其中 1 号、14 号染色体重排最为常见，其次 3 号、5 号、7 号、9 号、11 号染色体的三体性和 8 号、13 号染色体的单体性，以及 6 号染色体长臂缺失，也较多见于 MM。已有研究证明，6 号染色体长臂缺失与破骨细胞激活因子（OAF）及肿瘤坏死因子（TNF）生成增多有关，7 号染色体异常与多药耐药基因（MDR1）表达有关，8 号染色体异常与 C–myc 癌基因激活有关。

3. 细胞因子的作用

白细胞介素 –6（IL–6）是促进 B 细胞分化成浆细胞的调节因子。进展性 MM 患者骨髓中白细胞介素 –6 异常升高，提示以白细胞介素 –6 为中心的细胞因子网络失调导致骨髓瘤细胞增生。除此之外，胰岛素样生长因子 1（IGE–1）是多功能肽，能调节细胞增殖、分化和凋亡。血管内皮细胞生长因子（VEGF）是目前发现作用最强、特异性最高的促血管生成因子，VEGF 由 MM 细胞和骨髓基质细胞合成和分泌，它至少部分参与了 MM 骨髓血管新生。肿瘤坏死因子 α（TNF–α）可以通过 NF–κB 通路，包括细胞因子、趋化因子、细胞黏附分子和一些抗凋亡蛋白，TNF–α 可显著促进骨髓基质细胞分泌

IL-6，且较 VEGF 或 TNF-β 作用更强。TNF-α 上调 MM 细胞和骨髓基质细胞表达细胞间黏附分子 1 和血管细胞黏附分子 1，促进 MM 细胞和基质细胞间接接触，一方面可进一步促进 IL-6 等细胞因子表达，另一方面可产生黏附因子介导的细胞耐药。

二、发病机制及病理

1. MM 骨病的发病机制

进行性骨质破坏是 MM 突出临床特点之一。据统计，有 85% 的 MM 患者有不同程度的骨破坏，有 2/3 的患者因为骨痛就诊，常见侵犯骨骼，病变骨的骨小梁破坏，瘤组织可穿透骨皮质，浸润骨膜及周围组织。在显微镜下瘤细胞呈弥漫分布，间质量少，由纤细的纤维组织及薄壁血管组成。小部分肿瘤含有丰富的网状纤维。瘤细胞是不同分化程度的浆细胞，分化好者酷似正常成熟浆细胞，分化差者类似组织细胞，胞体较大，外形不规则，胞质蓝染，核旁空晕不明显，核大且染色质细致，含 1 ~ 2 个核仁。可见双核或多核瘤细胞。

介导 MM 骨病的主要效应细胞是破骨细胞，破骨细胞受来自恶性浆细胞和骨髓微环境中其他细胞的刺激，数量增多、功能活跃，从而表现为溶骨活跃。另一方面，在原发性溶骨部位，新骨形成减少或消失，即溶骨与成骨失衡是 MM 骨病最主要的病理生理特点；①核因子 κB 受体激活因子（RANK）及其配体（RANKL）和护骨素（OPG）系统在 MM 骨病中的作用；②破骨细胞激活因子；③成骨细胞功能缺陷。

2. MM 肾病的发病机制

肾损害是 MM 最常见和严重的并发症之一，发生率约为 50%，20% ~ 25% 的患者表现为不同程度的肾功能不全，2% ~ 3% 的患者需要血液透析。多种因素参与了 MM 肾病的发生，最主要的为 MM 细胞分泌的单克隆免疫球蛋白轻链所致。具体机制如下；①免疫球蛋白轻链对肾小管的毒性作用；②管型肾病；③免疫球蛋白沉积；④其他因素参与，如高钙血症、高尿酸血症、造影剂损伤及肾毒性药物。

3. MM 的贫血机制

新诊断 MM 患者贫血的发病率约为 70%，随着疾病发展，几乎所有患者均会发生。引起 MM 贫血的原因包括；① MM 细胞侵入骨髓腔，红系生成受抑制；② MM 致肾功能不全时促红细胞生成素（EPO）绝对不足以及肾功能正常使 FPO 相对不足；③治疗相关的骨髓抑制和（或）增生不良；④自身免疫性溶血性贫血；⑤血液稀释；⑥骨髓 IL-6 等炎症细胞因子水平升高，红系生成受抑制；⑦其他原因。

4. MM 的髓外浸润

骨髓外浸润多见于肝、脾、淋巴结及其他单核吞噬细胞系统，也见于肾、肺、心、甲状腺、睾丸、卵巢、消化道、子宫、肾上腺及皮下组织。部分病例（8% ~ 15%）的瘤组织及器官有淀粉样物质沉着，即免疫球蛋白轻链沉着，用刚果红染色，在普通光学显微镜下和旋光显微镜下分别呈现特殊绿色和二色性。用免疫荧光法可鉴定其为轻链。在此种淀粉样物质沉着周围有异物巨核细胞反应。

三、临床表现

多发性骨髓瘤起病徐缓，早期无明显症状，容易被误诊。常见的临床表现与骨髓瘤相关组织、器官损伤有关，主要出现骨痛、肾功能不全、感染、出血、神经症状、高钙血症、淀粉样变等。

1. 骨骼症状

约 75% 的患者有骨痛。骨髓瘤细胞分泌破骨细胞活性因子而激活破骨细胞，使骨质溶解、破坏，骨骼疼痛是最常见的症状，多为腰骶、胸骨、肋骨疼痛。由于瘤细胞对骨质破坏，引起病理性骨折，可出现多处骨折同时存在，严重者可合并截瘫。

2. 贫血

贫血较常见，为首发症状，早期贫血轻，后期贫血严重。贫血通常为正细胞正色素性。

3. 出血倾向

出血多表现为浅表黏膜渗血和皮肤紫癜，内脏和颅内出血于晚期患者。导致出血的原因：①血小板减少；②蛋白覆盖在血小板及凝血因子的表面，影响血小板的黏附、聚集和释放，干扰凝血因子Ⅰ、Ⅱ、Ⅴ、Ⅶ和Ⅷ的功能，其中常见的是妨碍纤维蛋白单体的聚合，引起血块退缩缺陷和凝血酶时间延长；③血液黏滞性高，微循环不良，毛细血管受损。

4. 器官浸润

骨髓瘤细胞生长依赖骨髓微环境，其他器官浸润少见。肝、脾、淋巴结和肾病变多见，也可以侵犯其他软组织，其病程长者，发病率高。

肝脾大，颈部淋巴结增大，骨髓瘤肾，器官肿大或者异常肿物需要考虑髓外浆细胞瘤或者淀粉样变。

5. 神经系统症状

MM 神经损伤的病因涉及多个方面，包括肿瘤直接压迫、浸润、继发性代谢异常及药物因素等。神经损害多表现为神经根痛。脊髓压迫是典型的较为严重的神经受损表现，胸髓累及较为常见，常造成截瘫。累及脑神经以及分支是罕见骨髓瘤并发症，可以出现嗜睡、昏迷、复视、失明、视力减退。

6. 感染

MM 细胞分泌的 M 蛋白无免疫功能，而正常免疫球蛋白合成受抑制，呈现体液免疫功能缺陷，故易发生感染。最常见的感染为细菌性肺炎或（和）泌尿系统感染 – 病毒性带状疱疹电容易发生，尤其是治疗后免疫低下的患者。在疾病晚期 – 感染成为死亡主要原因之一。

7. 高尿酸血症及高钙血症

由于瘤细胞裂解，血中尿酸水平升高，严重者可并发尿路结石，影响肾功能。国外有文献报道，约 1/3 的 MM 患者在被诊断时出现血清钙浓度升高，我国高钙血症发生率较低，一旦发生往往提示其病程进展。部分高钙血症的患者表现为进行性溶骨破坏，典型的症状包括恶心、呕吐、畏食、烦渴、脱水、乏力、意识模糊、多尿或便秘、思维混乱（神志模糊），甚至昏迷等症状。

8. 肾功能损害

50% 的患者早期即出现蛋白尿、血尿、管型尿。在所有患者的 MM 中近 50% 的患者可发展为肾衰竭，25% 患者死于肾衰竭，是仅次于感染的第二大死亡原因。常常表现为轻链管型肾病、蛋白尿、肌酐清除率下降。

9. 高黏滞综合征

血清中的免疫球蛋白水平明显升高，使血浆相对于水的黏度增加，正常血浆相对黏度不大于 1.8，当血浆相对黏度达 5 ~ 6 时可出现症状，可发生头晕、眼花、耳鸣、视力障碍，并可突发晕厥、意识障碍。此外，部分患者的 M 蛋白成分为冷球蛋白，可引起微循环障碍，出现雷诺现象。

10. 淀粉样变

淀粉样变发病率约为 10%，MM 发生淀粉样变主要是由于大量的 M 蛋白的轻链可变区片段或整个单克隆的轻链片段在组织中沉积，引起相应器官的功能障碍所致。临床表现为舌体肥大、腮腺肿大，皮肤苔藓样病变、心脏扩大、腹泻或便秘、肾功能损伤、肝脾大等，晚期还可有出血表现。

四、辅助检查

1. 血常规检查

见于多数患者，随病情进展可加重，多表现为正细胞、正色素性贫血，也可因失血而表现为小细胞低色素贫血。血涂片上红细胞呈缗钱状排列。白细胞计数正常或减低，外周血涂片偶可见个别瘤细胞，若出现大量瘤细胞，应考虑浆细胞白血病。血小板计数正常或减少。

2. 骨髓检查

骨髓涂片和活体组织检查是诊断本病的主要检查之一。浆细胞数目异常增多，可伴有形态异常，是 MM 的主要特征。一般呈增生性骨髓检查，浆细胞超过 10%，诊断标准国内认为应大于 15%。当浆细胞小于 10% 时，也在正常范围。瘤细胞数量多时，粒细胞系、红细胞系及巨核细胞均可明显减少。典型的骨髓瘤细胞较成熟浆细胞大，细胞外形不规则，可有伪足，核较大，少数瘤细胞具有双核或多核，但核分裂并不常见。

3. 血清异常单克隆免疫球蛋白检测

单克隆免疫球蛋白增多引起的高球蛋白血症是本病的重要特征之一。

（1）血清总蛋白增高：球蛋白增高，白蛋白正常或减低。

（2）血清蛋白电泳：多数患者出现M蛋白，即在 γ 区带之前或在 α_2 与 β 之间可见单株峰，是单克隆球蛋白或轻链蛋白（本周蛋白），正常 γ 球蛋白减少。

（3）免疫电泳：可以进一步鉴别M蛋白成分（包括亚型）和型别。

（4）聚合酶链反应（PCR）技术：PCR检测免疫球蛋白重连基冈重排作为单克隆B细胞－浆细胞恶性增生的标记，用于本病与良性免疫球蛋白增多鉴别。

（5）血清游离轻链（frec light chain，FLC）：FLC是血清中未与重链结合成完整免疫球蛋白的游离轻链。近年来的研究证实，血FLC的检测是一种检测体内是否存在克隆性浆细胞的高度敏感的方法。通过免疫比浊法测定出血清中游离轻链 κ 和 λ 的量，κ/λ 值的正常范围是0.26～1.65，若此值高于1.65或低于0.26，表明体内可能存在单克隆性浆细胞增殖。

4. 尿常规检查

尿液常规检查发现有蛋白尿、镜下血尿，但管型尿少见，有时可见到浆（瘤）细胞。具有诊断意义的是：尿中出现本周（Bence-Jones）蛋白，既往用酸加热法检测本周蛋白的阳性率为30%～60%，且有假阳性；采用尿液轻链定量法的阳性率几乎达到100%，且不出现假阳性。正常人尿中有 κ 和 λ 两种轻链，含量均低。尿中出现大量单一轻链，而另一种轻链含量减低甚至检测不出，是MM的特征之一。

5. 肾功能检查

常受损，尤多见于病程中期、晚期。血肌酐、尿素氮、内生肌酐清除率测定、酚红排泄实验、放射性核素肾图等检查可确定肾功能是否受损及受损程度。晚期可发生尿毒症，成为死因之一。

6. 血液生化

国外报道高钙血症在MM的发生率为30%～60%，国内报道其发生率为15%～20%。血磷一般正常，肾功能不全时可引起血磷升高。胆固醇可正常、升高或降低，高胆固醇血症多见于IgA型骨髓瘤，低胆固醇血症多见于IgG型骨髓瘤。碱性磷酸酶可正常、降低或升高，高尿酸血症在本病常见，可并发泌尿道结石。β_2-微球蛋白是判断疗效和疾病预后的重要指标，骨髓往往增高。血清乳酸脱氢酶可以反映肿瘤负荷大小，与疾病严重程度相关。血清IL-6测定及可溶性IL-6受体有助于判断病情和预后。免疫球蛋白重链基因（IgH）克隆性重排用于骨髓瘤行克隆性检测，有助于MM的诊断。

7. X线及其他影像学检查

X线检查有弥漫性骨质疏松、溶骨性病变、病理性骨折、多发性溶骨性穿凿样骨质缺损区或骨质疏松、病理性骨折及骨质硬化表现。电子计算机体层成像（CT）、磁共振成像（MRI）和正电子发射断层显像（PET）对骨质病变及髓外病变的检查较为敏感。因此，若条件许可，应对患者进行CT、MRI和PET检查，全面了解病情，为诊断和临床分期提供准确依据。

8. 荧光原位杂交（FISH）

FISH不但可以对分裂期细胞，也可以对间期肿瘤细胞进行遗传学分析。对疾病诊断及预后有很大价值。

五、诊断

（一）我国多发性骨髓瘤工作组对MM的诊断标准

1. 有症状骨髓瘤（满足全部三条标准）

（1）骨髓单克隆浆细胞比例大于等于10%和（或）活体组织检查证明有浆细胞瘤，在少数情况下，骨髓单克隆浆细胞比例小于10%，但能证实临床症状由克隆浆细胞引起，电可诊断。

（2）血和（或）尿出现单克隆M蛋白，无血、尿M蛋白量的限制。如未检测出M蛋白（诊断不分泌型 MM），则需骨髓瘤单克隆浆细胞在 30% 以上或活体组织检查为浆细胞瘤并需免疫组化等证实 κ 或 λ 轻链限制性表达。

（3）骨髓瘤相关靶器官损害（至少一项或多项）包括贫血、高钙血症、溶骨性破坏或病理性骨折、肾功能不全等。

2. 无症状（冒烟型）骨髓瘤

（1）血清单克隆 M 蛋白大于等于 30 g/L。

（2）骨髓中单克隆浆细胞占 10% 以上。

（3）无相关器官及组织的损害（无终末器官损害，包括溶骨改变）。

3. 分型

根据 M 成分特点，依照增多的异常免疫球蛋白类型将多发性骨髓瘤分为以下类型：IgG 型、IgA 型、IgD 型、IgM 型、IgE 型、轻链型、双克隆型以及不分泌型。根据轻链类型分为 κ 型、λ 型。

（二）国外诊断标准（WHO 2001）

1. MM 的诊断

需具备下列 1 项主要指标和 1 项次要指标，或具备下列 3 项次要指标，但其中必须包括（1）项和（2）项次要指标，而且患者应有 MM 相关临床表现。

2. 主要指标

（1）骨髓中浆细胞增多，即浆细胞占 30% 以上。

（2）活体组织检查证实为浆细胞瘤。

（3）M 成分：血清 IgG ＞ 35 g/L；IgA ＞ 20 g/L；尿本周蛋白＞ 1 g/24 h。

3. 次要指标

（1）骨髓浆细胞增多，即浆细胞占 10% ~ 30%。

（2）M 成分存在，但低于主要诊断标准。

（3）有溶骨性病变。

（4）正常免疫球蛋白减少（正常小于 50%）：IgG ＜ 6 g/L；IgA ＜ 1 g/L；IgM ＜ 0.5 g/L。

（三）WHO 制定的冒烟型骨髓瘤（SMM）和惰性骨髓瘤（IMM）的诊断标准

1. WHO 诊断 SMM 标准

（1）血清 M 蛋白水平达到诊断 MM 水平。

（2）骨髓中浆细胞占 10% ~ 30%。

（3）无溶骨性病变。

（4）无骨髓瘤相关症状。

2. WHO 诊断 IMM 的标准

（1）骨髓中浆细胞占：30% 以上或活体组织检查证实为浆细胞瘤。

（2）血清 M 蛋白 IgG ＜ 70 g/L 或 IgA ＜ 50 g/L。

（3）溶骨性病变不多于 3 处，无压缩性骨折。

（4）血红蛋白、血钙、肌苷水平正常。

（5）无感染。

（四）分期

MM 分期多沿用 Durie–Salmon 分期（DS 分期）体系和国际分期体系（ISS），具体见表 7–1、表 7–2。

表 7–1 多发性骨髓瘤分期体系（DS 分期）

分期	分期标准
Ⅰ期	满足所有条件： （1）血红蛋白＞ 100 g/L （2）血清钙正常

续　表

分期	分期标准
	（3）无骨质破坏
	（4）M 骨成分水平：IgG ＜ 50 g/L，IgA ＜ 30 g/L. 尿轻链＜ 4 g/24 h
Ⅱ期	既不符合Ⅰ期又达不到Ⅲ期者
Ⅲ期	满足下列 1 项或 1 项以上者
	（1）血红蛋白＜ 85 g/L
	（2）高钙血症
	（3）进展性溶骨病变
	（4）M 骨成分水平：IgG ＞ 70 g/L，IgA ＞ 50 g/L，尿轻链＞ 12 g/24 h
亚型 A	肾功能正常［血肌酐＜ 177 μmol/L（2.0 mg/dL）］
亚型 B	肾功能正常［血肌酐≥ 177 μmol/L（2.0 mg/dL）］

表 7-2　国际分期体系

分期	β_2微球蛋白	白蛋白
Ⅰ期	＜ 3.5 mg/L	≥ 35 g/L
Ⅱ期	介于Ⅰ期和Ⅲ期之间	
Ⅲ期	＞ 5.5 mg/L	

近年来研究表明，细胞遗传学改变对 MM 的预后有重要影响。13 号染色体缺失或 3q－、t（4；14）和 p53 缺失都与不良预后有关。

六、鉴别诊断

1. 反应性浆细胞增多症

反应性浆细胞增多症有原发病的表现，如慢性炎症、伤寒、系统性红斑狼疮、肝硬化、转移癌等；骨髓瘤小浆细胞在 30% 以下且形态正常；免疫球蛋白呈多克隆性增多；IgH 基因克隆性重排阴性。

2. 意义未明的单克隆丙种球蛋白病

骨髓中单克隆浆细胞在 10% 以下，形态正常；血清单克隆 M 蛋白小于 30 g/L，正常免疫球蛋白不减少；没有骨质病变和 MM 相关症状（贫血、肾功能不全、高钙血症、高黏滞综合征、感染）。

3. 肾病

肾损害是 MM 的重要临床表现之一。MM 患者易与慢性肾小球肾炎、肾病综合征混淆。鉴别肾疾病与 MM 并不困难，关键在于能否想到 MM 的可能性。遇到老年患者有肾损害同时还有骨骼疼痛或与肾功能不全并不平行的贫血（肾性贫血与肾功能不全程度平行）时，应针对 MM 进行检查。

4. 原发性巨球蛋白血症

原发性巨球蛋白血症又称巨球蛋白血症。其特点是血清或尿中出现大量单克隆免疫球蛋白 IgM，骨髓或其他组织中有淋巴样浆细胞浸润，一般无溶骨性病变，高钙血症、肾功能不全少见。无 IgH 异位，常常有 MYD88 L265P 突变。

5. 原发性系统性淀粉样变

原发性系统性淀粉样变存在淀粉样蛋白相关的系统性症状（如肾、肝、心、胃肠道或外周神经受累时）；血清和（或）尿中可能检测出单克隆免疫球蛋白轻链，可有低蛋白血症、肾功能不全（血尿素氮、肌酐升高）。骨髓中无骨髓瘤细胞浸润，骨骼无溶骨性病变，无高钙血症、高黏滞综合征。

6. 重链病

重链病是一种少见的恶性浆细胞病，其特征是病变克隆浆细胞合成和分泌不完整单克隆免疫球蛋白，即仅有重链而轻链缺如。目前仅发现 γ、α、μ、δ 四种重链病，尚无 ε 重链病病例报告。临床表现和实验室检查所见均依重链类型不同而不同。和 MM 的鉴别主要依赖免疫电泳发现血中仅有单克隆免疫球蛋白重链存在，而无单克隆免疫球蛋白轻链存在。血和尿中免疫球蛋白轻链定量测定可帮助鉴别重链病和 MM，前者血和尿中无而后者血和尿中有单克隆免疫球蛋白轻链存在。

7. 转移癌的溶骨性病变

转移癌多伴有成骨现象，在溶骨病变周围有骨密度的增加，且血清碱性磷酸酶常升高，骨痛多在静止时尤以夜间为甚。一般血中无 M 蛋白，偶伴发单克隆免疫球蛋白增多，其增高水平也有限；骨髓穿刺或活体组织检查可见成堆转移癌细胞；骨痛以静止及夜间痛明显；多数患者可查见原发病灶。POEMS 综合征患者骨折、高钙血症、肾功能不全极少见。淋巴结增大、肝脾大、内分泌异常。

8. POEMS 综合征

典型表现为多发周围神经病变、器官肿大、内分泌病变、M 蛋白和皮肤改变五大临床特征。POEMS 综合征的骨质损害主要为骨质硬化，MM 主要表现为溶骨病变。多发周围神经病变是 POEMS 综合征最突出的表现，POEMS 综合征患者骨折、高钙血症、肾功能不全极少见。淋巴结增大、肝脾大、内分泌异常在 POEMS 综合征多见，而在 MM 少见。M 蛋白浓度和骨髓浆细胞比例较 MM 患者低，达 MM 诊断标准的罕见，如达到 MM 诊断标准，又具有 POEMS 综合征的其他表现，可诊断为 MM 伴发 POEMS 综合征。

9. 伴发于非浆细胞病的单克隆免疫球蛋白增高

单克隆免疫球蛋白增高也可以见于下列非浆细胞病变；慢性感染、自身免疫性疾病、恶性血液病、非恶性血液病、非血液系统恶性肿瘤、神经系统疾病、皮肤病、器官移植等。鉴别要点如下；单克隆免疫球蛋白增高水平有限，通常 IgG 小于 35 g/L，IgA 小于 20 g/L，IgM 小于 10 g/L；本身不引起任何临床症状，其临床表现完全取决于原发病；腰穿无骨髓瘤细胞，X 线检查无溶骨性病变。

10. 其他侵犯骨骼病变

甲亢、淋巴瘤、其他肿瘤、骨结核等都有相应疾病改变。

七、治疗

规范化的治疗是延长生存期、改善预后的重要途径。MM 的治疗包括初始治疗、造血干细胞移植、维持治疗、挽救治疗和支持治疗。

（一）治疗原则

（1）无症状骨髓瘤患者不建议化疗（除非进行临床试验），但至少每 3 个月复查相关指标。包括肌酐、白蛋白、乳酸脱氢酶、钙、β_2 微球蛋白、血清免疫球蛋白定量、血清蛋白电泳及血清免疫固定电泳、24 h 尿总蛋白、尿蛋白电泳及尿免疫固定电泳。血清 FLC 有助于判断疾病进展。骨骼检查每年 1 次或有临床症状时进行，直至出现症状后再治疗。

（2）有症状的 MM 患者应积极治疗。

（3）年龄小于 65 岁，适合自体干细胞移植者，避免使用烷化剂和亚硝基脲类药物。

（4）所有适合临床试验者，可考虑进入临床试验。

（二）治疗方法

1. 支持治疗

（1）骨病：①骨痛限制活动时，可用止痛剂或局部放射达到止痛效果。所有活动性 MM 的患者，可使用口服或静脉输注双磷酸盐，包括氯屈膦酸、唑来膦酸或帕米膦酸二钠。建议发病前 2 年每月 1 次静脉输注制剂或每日口服氯屈磷酸盐，2 年后可每 3 个月 1 次（或根据利弊权衡）。使用前后注意监测肾功能，并根据肾功能调整药物剂量。帕米膦酸二钠或唑来膦酸有引起颌骨坏死的报道，使用前应该进行口腔检查，使用时尽量减少口腔侵袭性操作。②有长骨病理性骨折、脊柱骨折压迫脊髓或脊柱不稳者可行外科手术治疗。③低剂量放疗（10 ~ 30 Gy）可以作为姑息治疗，用于不能控制的疼痛，即将发生的病理性骨折或即将发生的脊髓压迫；在于细胞采集前，避免全身放疗。

（2）高钙血症：轻者给予糖皮质激素、双磷酸盐、水化、利尿治疗。如患者尿量正常，日补液 2 000 ~ 3 000 mL；保持尿量在 1 500 mL/24 h 以上。重症者给予降钙素治疗。

（3）肾功能不全：水化、利尿，以避免肾功能不全；减少尿酸形成和促进尿酸排泄；有肾功能衰竭者，应积极透析；避免使用非甾体消炎药（NSAIDs）；避免使用静脉造影剂；并非是移植的禁忌证；血浆置换疗效有限；长期接受双磷酸盐治疗的患者需监控肾功能。

（4）贫血或血小板减少：贫血可考虑输注红细胞改善患者一般状况，使之耐受化疗。促红细胞生成素有助于改善贫血。血小板减少引起出血时，可输浓缩血小板。

（5）感染：如果发生反复感染或危及生命，可考虑静脉使用免疫球蛋白；如果使用大剂量地塞米松，应预防卡氏肺孢子菌肺炎、疱疹和真菌感染；如有条件。可以接种肺炎和流感疫苗。

（6）高凝血症或血栓：以沙利度胺或雷利度胺为基础的方案可预防性地进行抗凝治疗。

（7）高黏血症：血浆置换可作为症状性高黏血症患者的辅助治疗。

2. 有症状性骨髓瘤的治疗

（1）诱导治疗：对适合自体干细胞移植者可选以下方案之一诱导治疗 3 ~ 4 个疗程，达到部分缓解（PR）及更好疗效者，可进行干细胞动员采集。对高危患者可预防使用抗凝治疗。具体方案；硼替佐米 / 地塞米松 ± 沙利度胺（BD ± T）；硼替佐米 / 多柔比星 / 地塞米松 ± 沙利度胺（PAD ± T）；硼替佐米 / 环磷酰胺 / 地塞米松（BCD）/ 沙利度胺 / 多柔比星 / 地塞米松（TAD）；沙利度胺，/ 地塞米松（TD）；沙利度胺 / 环磷酰胺 / 地塞米松（TCD）；长春新碱 / 多柔比星 / 地塞米松（VAD）。方案中的多柔比星均可用脂质体多柔比星替代。

（2）不适合自体干细胞移植者：除上述方案外，还可选用以下方案。具体方案：①白消安 / 泼尼松 / 硼替佐米 MPV）；②白消安 / 泼尼松 / 沙利度胺（MPT）；③白消安 + 泼尼松（MP）；④环磷酰胺 / 长春新碱 / 卡莫司汀 / 白消安 / 泼尼松（M_2）。

3. 自体干细胞移植

自体干细胞移植可提高缓解率，改善患者总生存期和无事件生存，特别是高危患者获益更明显，是适合移植患者的标准治疗。尽管在复发时移植（作为挽救治疗）的总生存期与早期移植相似，但建议诱导治疗后直接进行大剂量化疗及干细胞移植，而非将干细胞移植留待挽救治疗阶段，因为接受早期移植患者可以获得更长的无症状期而得到更大的临床效果；原发耐药或对诱导治疗耐药患者可将自体干细胞移植作为挽救治疗策略。如需进行双次移植，可在第一次移植后 6 个月内进行。

4. 巩固治疗

诱导治疗或自体造血干细胞移植获得缓解后可考虑使用原方案 2 ~ 4 个疗程巩固。

5. 维持治疗

非移植的患者在取得最佳疗效后到达平台期再进行维持治疗；接受自体造血干细胞移植者在移植后造血重建恢复后进行。如果在诱导治疗或干细胞移植后行巩固治疗，维持治疗在巩固治疗后进行，可选用沙利度胺单独应用或联合硼替佐米应用，或选用泼尼松单独应用或联合沙利度胺、干扰素应用。

6. 原发耐药 MM 的治疗

（1）换用未用过的新方案，如能获得 PR 及以上疗效，条件合适者应尽快行自体干细胞移植。未用过的新方案；来那度胺 + 地塞米松（RD）；来那度胺 + 硼替佐米 + 地塞米松（RVD）；来那度胺 + 泼尼松 + 白消安（MPR）；来那度胺 + 环磷酰胺 + 地塞米松（RCD）；来那度胺 + 多柔比星 + 地塞米松（RAD）；地塞米松 + 环磷酰胺 + 依托泊苷 + 顺铂 ± 硼替佐米（DCEP ± B）；地塞米松 + 沙利度胺 + 顺铂 + 多柔比星 + 环磷酰胺 + 依托泊苷 ± 硼替佐米（DT–PACE ± B）；大剂量环磷酰胺（HD–CTX）。

（2）符合（1）者，进入临床试验。

7. MM 复发的治疗

（1）化疗后复发：缓解后半年内复发，换用以前未用过的新方案；缓解后半年以上复发，可以试用原诱导缓解的方案；无效者，换用以前未用过的新方案；条件合适者进行干细胞移植。

（2）移植后复发：①异基因移植后复发；供体淋巴细胞输注；使用以前未使用的含硼替佐米等靶向治疗的新方案。②行第二次自体干细胞移植后复发；使用以前未使用的含硼替佐米等靶向治疗的新方案；可考虑异基因造血干细胞移植。

8. 异基因造血干细胞移植

对 MM 患者可以进行自体干细胞移植和降低预处理方案的异基因造血干细胞移植。降低预处理方案的异基因造血干细胞移植一般在自体干细胞移植后半年内进行。清髓性异基因造血干细胞移植可在年轻患者中进行，常用于难治的易复发的MM患者。

八、疗效标准

我国多发性骨髓瘤（MM）的疗效标准参照了欧洲骨髓移植协作组（EBMT）和国际骨髓瘤工作组（IMWG）的疗效标准。

（一）EBMT疗效标准

1. CR须符合以下全部条件

（1）免疫固定电泳检测血清和尿中单克隆M蛋白消失，持续6周以上（存在寡克隆区带伴寡克隆免疫重建的不排除CR）。

（2）骨髓穿刺涂片和（或）骨髓活体组织检查中浆细胞比例小于0.05。如果M蛋白持续阴性达6周，则无须重复骨髓检测（不分泌型MM患者必须至少间隔6周后重复骨髓检测，以确定CR）。

（3）溶骨性病变的数目和大小没有增加（发生压缩性骨折不排除缓解）。

（4）软组织浆细胞瘤消失。

2. PR须符合以下全部条件

（1）血清单克隆M蛋白减少50%以上【不分泌型MM患者骨髓穿刺涂片和（或）骨髓活体组织检查切片浆细胞减少50%以上】，持续6周以上。

（2）24 h尿轻链减少90%以上或降至200 mg，至少持续6周。

（3）影像学或临床检查软组织浆细胞瘤大小减少（50%以上）。

（4）溶骨性病变的数量和大小没有增加（发生压缩性骨折小排除缓解）。

3. MR须符合以下全部条件

（1）血清单克隆M蛋白减少25% ~ 40%【不分泌型MM患者骨髓穿刺涂片和（或）骨髓活体组织检查切片浆细胞减少25% ~ 49%】，持续6周以上。

（2）24 h尿轻链减少50% ~ 89%，但仍超过200 mg，持续6周以上。

（3）影像学或临床检查软组织浆细胞瘤大小减少（25% ~ 49%）。

（4）溶骨性病变的数量和大小没有增加（发生压缩性骨折不排除缓解）。

4. 无变化（NC）

未达到MR或PD的标准。

5. 平台期

各项指标稳定（判断疗效时，各项指标变化在25%以内），维持至少3个月。

6. CR后复发须至少符合以下一项

（1）免疫固定电泳或常规电泳检查血或尿M蛋白再次出现（须排除寡克隆免疫重建）。

（2）骨髓穿刺涂片或骨髓活体组织检查切片浆细胞比例大于5%。

（3）出现新的溶骨性病变或软组织浆细胞瘤，或残留骨病变扩大（发生压缩性骨折可能不表明疾病进展）。

（4）排除其他原因引起的高钙血症加重（校正后血钙大于2.8 mmol/L或115 mg/dL）。

7. PD（对未获得CR的患者）须至少符合下述一项

（1）血清单克隆M蛋白水平升高25%以上（即M蛋白大于5 g/L）。

（2）24 h尿轻链增加25%以上（尿轻链大于200 mg/24 h）。

（3）骨髓穿刺涂片或骨髓活体组织检查切片，浆细胞比例增高25%以上。

（4）现存骨病变或软组织浆细胞瘤增大。

（5）出现新的溶骨性病变或软组织浆细胞瘤（发生压缩性骨折可能不表明疾病进展）。

（6）排除其他原因引起的高钙血症加重（校正后血钙大于2.8 mmol/L或11.5 mg/mL）。

（二）IMWG 疗效标准

1. sCR

满足 CR 标准的同时要求游离轻链（FLC）比率正常和经免疫组化、免疫荧光证实，骨髓中无克隆细胞。

2. CR

血清和尿免疫固定电泳阴性，软组织浆细胞瘤消失。骨髓中浆细胞比例小于 0.05。

3. VGPR

血清和尿免疫固定电泳阳性，但一般蛋白电泳检测不出，或血清 M 蛋白降低 90% 以上并且尿 M 蛋白小于 100 mg/24 h。

4. PR

（1）血清 M 蛋白减少 50% 以上，24 h 尿 M 蛋白减少 90% 以上或低于 200 mg/24 h。

（2）如果血清和尿中 M 蛋白无法检测，则要求受累 FLC 与非受累 FLC 之间的差值缩小 50% 以上。

（3）如果血清和尿中 M 蛋白以及血清 FLC 都无法测定，并且基线骨髓浆细胞比例大于 0.30，则要求骨髓内浆细胞数日减少 50% 以上。

（4）除了上述标准外，如果基线存在软组织浆细胞瘤，则要求浆细胞瘤缩小 50% 以上。

5. 疾病稳定（SD）

不符合 CR、VGPR、PR 及 PD 标准。SD 不再推荐作为疗效指标，最好用疾病进展时间（TTP）来评价 SD。

6. PD

包括原发性疾病进展和治疗中或治疗后的疾病进展，用于计算包括 CR 患者在内的所有患者 TTP 和无疾病进展生存期（PFS）。PD 须至少符合以下一项比基线值升高 25% 以上。

（1）血清 M 蛋白升高，达到 5 g/L。

（2）尿 M 蛋白升高，达到 200 mg/24 h。

（3）如果血清和尿 M 蛋白无法检出，血清受累 FLC 与非受累 FLC 之间的差值应大于 100 mg/L。

（4）骨髓浆细胞比例大于 0.10。

（5）出现新的溶骨性病变或软组织浆细胞瘤，或者现存骨病变或软组织浆细胞瘤增大。

（6）出现仅与浆细胞异常增殖相关的高钙血症（校正后血钙大于 2.8 mmol/L 或 11.5 mg/dL）。

7. 临床复发

至少符合以下一项。

（1）出现新的骨病变或者软组织浆细胞瘤。

（2）明确的骨病变或者软组织浆细胞瘤增大。取所有可测量病灶中增大最明显者，明确增大定义为病灶两垂径乘积较前增大了 50% 以上，并至少增大了 1 cm^2。

（3）高钙血症（2.8 mmol/L 或 11.5 mg/mL）。

（4）Hb 下降了 20 mg/L 以上。

（5）血肌酐上升到 176.8 μmol/L（2 mg/dL）以上。临床复发为 PD 和（或）终末器官功能障碍（CRAB 特征）的直接征象。不用于计算 TTS 或 PFS，但在临床上可参考选用。

九、多发性骨髓瘤常用化疗方案

1. MP 方案

白消安（M）8 mg /（m^2·d）口服，共 4 日；泼尼松（P）60 mg /（m^2·d）口服，共 4 日，每 4 ~ 6 周重复一次，至少一年。

2. M2（VMCBP）方案

卡莫司汀（BCNU）20 mg /（m^2·d），静脉输注，第 1 日；环磷酰胺（CTX）400 mg /（m^2·d），静脉输注，第 1 日；白消安（M）8 mg/（m^2·d），口服，第 1 ~ 4 日；泼尼松（P）60 mg /（m^2·d），口服，第 1 ~ 14 日；

长春新碱（VCR）1.2 mg/（m^2·d），静脉注射，第1日。

3. VAD 方案

长春新碱（VCR）0.4 mg/（m^2·d），持续静脉滴注24 h，第1～4日；多柔比星（ADM）9 mg/（m^2·d），持续静脉滴注24 h，第1～4日；地塞米松每日40 mg，口服，第1～4日、第9～12日、第15～18日。

4. TD 方案

沙利多胺每日150～200 mg；地塞米松每日40 mg，口服，第1～4日、第9～12日、第15～18日。

5. DVD 方案

盐酸多柔比星脂质体（凯莱）20 mg/m^2，静脉滴注。第1日，长春新碱（VCR）每日1.5 mg，静脉注射；第1日，地塞米松每日40 mg，口服，第1～4日、第9～12日、第15～18日。

6. VD 方案

硼替佐米（V）1.3 mg/（m^2·d），第1、4、8、11日，静脉注射；地塞米松每日40 mg，口服，第1～4日、第9～12日、第15～18日。

7. PAD 方案

硼替佐米（V）1.3 mg/（m^2·d），第1、4、8、11日，静脉注射；多柔比星（ADM）9 mg/（m^2·d）持续静脉滴注24 h，第1～4日；地塞米松每日40 mg，口服，第1～4日、第9～12日、第15～18日。

8. VMP 方案

硼替佐米（V）1.3 mg/（m^2·d），第1、4、8、11日，静脉注射；白消安（M）8 mg/（m^2·d），口服，第1～4日；泼尼松（P）60 mg/（m^2·d），口服，第1～4日。

9. VCD 方案

硼替佐米（V）1.3 mg/（m^2·d），第1、4、8、11日，静脉注射；环磷酰胺（CTX）300 mg/（m^2·d），第1、8、15日口服。

10. LD 方案

来那多胺（L）每日25 mg，第1～21日，28日为1个疗程；地塞米松每日40 mg，口服，第1～4日、第9～12日、第17～20日。

十、预后

具有高度异质性，进展期MM自然病程大约有6个月，治疗后中位数生存期为3～4年，有些患者可存活10年以上。影响MM的预后因素有年龄，C反应蛋白（CRP）水平、骨髓浆细胞浸润程度及Durie-Salmon临床分期（包括肾功能）和ISS分期。初诊时血清免疫球蛋白游离轻链（rFLC）比值异常是MM不良的预后因素，rFLC联合ISS对MM预后的预测价值更大。细胞遗传学改变是决定MM疗效反应和生存期的重要因素。WHO根据国际广泛研究结果认为，与预后不良相关的染色体异常是t（4；14）、t（14；16）、t（14；20）、del（17p），中期细胞遗传学检出13q-也是高危因素之一。另外，体能状态对MM生存期极可能具有很强的预测价值。

第二节　原发性巨球蛋白血症

原发性巨球蛋白血症又称华氏巨球蛋白血症（WM），属于罕见的B细胞肿瘤，主要特征为骨髓淋巴样浆细胞浸润和单克隆IgM血症，可伴有贫血、出血、高黏滞综合征等一系列临床表现。国外资料显示年发病率为0.3/（10万），男性多于女性。40岁以下患者罕见。

一、病因和发病机制

WM病因及发病机制至今不明。目前认为WM的病因是先天遗传倾向与后天环境因素共同参与的结果；近年来，Treon等发现91%的WM患者中存在着髓样分化因子基因MYD88突变，它是编码蛋白的265号氨基酸从亮氨酸变为脯氨酸（L265P），而WM患者的正常组织标本、健康人的外周血B细胞、骨髓瘤标本（包括 IgM 型骨髓瘤）中均未检测到该突变。此后一系列研究均发现在 WM 和 IgM 型意义未明的单克隆球蛋白增多症（MGUS）中，MYD88、L265P 突变发生率很高。L265P 发生突变后，可通过两条独立通路即 BTK 和（或）IRAK1，/IRAK4 来激活磷酸化导致核因子 κB（NF-κB），从而导致 B 细胞增殖。MYD88、L265P 突变可能是促进 WM 发生的早期致癌事件。

二、临床表现

WM 病情进展缓慢，临床表现可分为两类：组织浸润的表现，如贫血、全身症状、器官肿大；单克隆 IgM 引起的损害，包括高黏滞综合征、冷球蛋白血症、自身免疫损害（如周围神经病变、冷凝集素病），淀粉样变很少见。

1. 贫血

贫血是最常见的临床表现，多数患者在诊断时已有贫血。贫血的原因可能与红细胞寿命轻度缩短、造血功能破坏、溶血、血容量中度增加及出血相关。

2. 出血

多表现为鼻、皮肤、黏膜出血，晚期可发生内脏等重要器官出血。

3. 高黏滞综合征及雷诺现象

高黏滞综合征及雷诺现象表现为头痛、头晕、共济失调，重者导致意识障碍甚至昏迷；可出现周围神经损害或中枢神经损害症状。眼底检查时可见视网膜静脉扩张弯曲，并伴有出血和视盘水肿。血容量增加及血液黏滞度增高导致心力衰竭。单克隆 IgM 可以是冷球蛋白，遇冷发生沉淀，故而引起雷诺现象。

4. 神经系统症状

神经系统症状多种多样，既可出现周围神经病，又可出现局限性中枢神经系统损害，甚至出现弥漫性脑功能障碍，其中以周围神经病最为常见。四肢感觉和运动障碍呈对称性，感觉障碍常为重运动障碍，下肢症状常首先出现，且常重于上肢。此外，部分患者的单克隆 IgM 可特异地与神经髓鞘磷脂相关糖蛋白结合或与神经糖脂结合，推测此种自身免疫反应导致了脱髓鞘病变。但是，并非所有患者的单克隆 IgM 均具有此特性。WM 患者中少见伴发 POMES 综合征（多发神经病变、器官肿大、内分泌病、M 蛋白和皮肤改变）。

5. 肾功能

本病肾功能不全发生率显著低于多发性骨髓瘤。本周蛋白尿也较少见。大质量 IgM 沉淀于肾小球引起肾小球损害为本病特点。

6. 肿瘤浸润的临床表现

本病可累及多种器官，如肝、脾、淋巴结、肺。淀粉样变见于部分患者，舌、心肌、胃肠道、肝、脾、神经系统、皮肤及其他组织器官均可累及。

7. 感染、溶骨性病变及其他

本病患者易继发感染，特别是肺炎，但本病的免疫缺陷不如多发性骨髓瘤严重。溶骨性病变在本病少见，这正是本病与 IgM 型多发性骨髓瘤的重要鉴别点之一。

三、辅助检查

1. 血常规检查

贫血是有症状的 WM 患者最常见的血液系统异常表现，通常为正细胞正色素性贫血，红细胞呈缗钱状排列。由于存在红细胞聚集，仪器测量出的平均红细胞体积（MCV）可能会显著升高。也有白细胞和血小板减少，但其计数通常是正常的。红细胞沉降率（ESR）明显增快。

2. 生化检查

用高分辨蛋白电泳与免疫固定电泳同时检测患者的血清和尿，以鉴别单克隆 IgM 蛋白。75% ~ 80% 的患者单克隆 IgM 轻链为 κ。血清单克隆蛋白在 15 ~ 45 g/L 之间变化。虽然本周蛋白尿常见，但仅有

3% 的患者 24 h 本周蛋白尿超过 1 g。意义不大。WM 患者的 IgM 水平升高，IgA、IgG 的水平大多降低，且治疗有效后也不恢复。这提示 WM 患者中有某些缺陷会阻止浆细胞发育或 lgH 重链基因重排。

3. 骨髓检查

WM 常累及骨髓，由于骨髓穿刺常干抽，因此必须进行骨髓活体组织检查。骨髓活体组织检查提示淋巴样浆细胞浸润，根据骨髓浸润的形式分为弥漫型、间质性结节性，通常为骨小梁内浸润。可用流式细胞仪或免疫组化法确定肿瘤细胞免疫表型。WM 的特征性免疫表型为 $sIgM^+$、$CD19^+$、$CD20^+$、$CD22^+$、$CD79^+$，不到 20% 的病例可表达 CD5、CD10 或者 CD23。核内糖原染色（PAS）反应阳性，阳性物质为沉积在核周或在核内空泡中的 IgM 沉积物包含体，偶尔在淋巴细胞内也可看到。

四、诊断

现在临床上仍然广泛沿用 2002 年第二届 WM 国际工作组制定的 WM 诊断标准，即患者出现如下症状可作出诊断：单克隆 IgM 血症（IgM 浓度不限）；骨髓小淋巴细胞、淋巴样浆细胞和浆细胞浸润；骨髓浸润呈弥漫性、间质性或结节性；免疫表型特点为 $sIgM^+$、$CD19^+$、$CD20^+$，而 CD5、CD10、CD23 大多为阴性，但有 10% ~ 20% 的患者可能为阳性。

2008 年 WHO 制定了 WM 新的诊断标准，即患者出现如下症状可作出诊断：淋巴浆细胞性淋巴瘤合并骨髓侵犯、单克隆 IgM 血症（IgM 浓度不限）。

四、鉴别诊断

WM 与其他产生单克隆 IgM 的淋巴系统肿瘤的鉴别诊断见表 7-3。

表 7-3　原发性巨球蛋白血症的鉴别诊断

疾病	临床表现	实验室检查
意义未明的单克隆免疫球蛋白疾病（MGUS）（IgM 型）	无	骨髓中无淋巴样浆细胞侵犯
多发型骨髓瘤（IgM 型）	多发性骨髓瘤少见类型，发生率大概为 1%，骨质破坏易见	骨髓瘤细胞浸润；染色体易位，包括 IgH，尤其是 t（11；14）（q13；q32）常见，但无 MYD88、L265P 突变
脾边缘区淋巴瘤（SMZL）	脾大常见	高表达 CD22 和 CD11c，19% 的患者出现 7q 缺失和 +3q，10% 出现 + 5q。而 WM 表现为 6q 缺失。多数 WM 患者有 MYD88、L.265P 突变。SMZL 患者 MYD88、L265P 突变率仅占 10%
慢性淋巴细胞性白血病（CLL）	常有肝、脾及淋巴结增大	骨髓成熟小淋巴细胞浸润；CD5 表达多呈阳性，MYD88 突变率小于 10%
套细胞淋巴瘤	常有肝、脾及淋巴结增大	CD5 表达多呈阳性，90% 患者发生 t（11；14）（q13；q32）
滤泡性淋巴瘤	广泛的淋巴结受累	小裂细胞；易见 BCL-2 重排

五、治疗

对于无症状的 WM 患者，建议随访，直到疾病有进展证据时。但患者出现如下症状时应开始治疗：反复发热、盗汗、体重减轻；单克隆 IgM 引起的损害，如高黏滞表现，神经病变，淀粉样变，肾功能不全，冷凝集素病，冷球蛋白血症；肿瘤浸润的表现，如进行性器官肿大，淋巴结显著肿大，骨髓侵犯致全血细胞减少（血红蛋白小于 100 g/L，血小板小于 $100 \times 10^9/L$）。治疗药物包括烷化剂、核苷类似物、利妥昔单抗、硼替佐米、免疫调节剂沙利度胺或来那度胺等。目前尚没有针对 WM 的特异性药物，对于初诊患者也缺乏标准的一线治疗方案。

1. 烷化剂

单用烷化剂或联合类固醇用于 WM 的初始治疗已广泛应用。苯丁酸氮芥，目前倾向于连续给药方案，即持续每日服用 0.1 mg/kg，同间断每日服用 0.3 mg/kg（每 6 周连续服用 7 日）相比，总缓解率和中位数总生存率无差异。此外，间断给药的患者骨髓增生异常综合征及急性髓细胞白血病的发生率比连续给药者多。联合类固醇与烷化剂治疗的方案也可以获得较好的效果。口服苯丁酸氮芥（8 mg/m^2）联合泼尼松（40 mg/m^2）治疗方案，共 10 日，6 周为 1 个疗程，缓解率为 72%。联合化疗，如卡莫司汀、长春新碱、环磷酰胺、白消安和泼尼松组成的 M2 方案，或环磷酰胺、长春新碱、多柔比星、泼尼松组成的 CHOP 方案，可用于疾病进展期，并可增加有效率。但对于行自体造血干细胞移植的患者，因烷化剂损伤干细胞，使用前应权衡利弊。

2. 核苷类似物

近年来应用核苷类似物氟达拉滨，剂量 25 mg/（m^2·d），连用 5 日，4 周为 1 个疗程；克拉屈滨，剂量 0.1 ~ 0.3 mg/（kg·d），连用 5 ~ 7 日，治疗 WM 可获得较好疗效。初治和曾经治疗过的 WM 患者用 5 日给药方案每日注射氟达拉滨，其总缓解率分别为 38% ~ 100% 及 30% ~ 40%。在初治及曾经治疗过的 WM 患者中，单用克拉屈滨，可使 40% ~ 90% 初治患者获得主要缓解，而曾经治疗过的患者的缓解率为 38% ~ 54%。对初治和经治患者的研究显示，尽管用核苷类似物作为一线治疗的缓解率较高，诱导效应出现较快，缓解持续时间较长，但总存活率无本质上的区别。由于核苷类似物干细胞毒性和导致二次肿瘤的可能，所以对于需要自体移植或年轻患者不推荐使用。

3. 单克隆抗体

单克隆抗体用于初治及难治 WM 患者有确切的疗效。

（1）利妥昔单抗：利妥昔单抗应用比较普遍。标准剂量即 375 mg/m^2 静脉注射，每周 1 次，共 4 周，27% ~ 75% 的初治及难治的 WM 患者可获得缓解。部分患者在初治输注利妥昔单抗时，血清 IgM 会一过性升高，有引起高黏滞相关事件的危险，应严密监控血清 IgM 和血黏滞度。

利妥昔单抗和核苷类似物的联合治疗可进一步提高缓解率，用利妥昔单抗 375 mg/m^2，静脉注射 1 日和克拉屈滨 0.1 mg/kg，皮下注射，共 5 日，每月 1 个疗程，总缓解率可达 90%。用利妥昔单抗；375 mg/（m^2·d），氟达拉滨 25 mg/（m^2·d），静脉注射，第 2 ~ 4 日和环磷酰胺 250 mg/（m^2·d），静脉注射，第 2 ~ 4 日，4 周为 1 个疗程，80% 患者达到部分缓解。

利妥昔单抗和化疗药物联合治疗反应时间迅速，缓解率高。利妥昔单抗 375 mg/（m^2·d）静脉注射 1 日，地塞米松 20 mg，静脉注射 1 日和环磷酰胺 100 mg/（m^2·d），口服，连用 5 日，每日 2 次，21 日为 1 个疗程，总缓解率达 83%。使用 R-CHOP 方案治疗，部分缓解达 91%。主要副反应为骨髓抑制。

（2）阿仑单抗

初始 3 日实验剂量（3 mg、10 mg 和 30 mg 静脉注射），接着阿仑单抗 30 mg 静脉注射，每周 3 次，共 12 周。所有患者均接受预防性治疗。25 例可评定疗效，总缓解率为 76%，其中部分缓解 8 例（32%）和轻微缓解 11 例（44%），死亡 3 例，与治疗有关。4 级中性粒细胞减少（39%）、血小板减少（18%）和贫血（7%）。

（3）硼替佐米

用硼替佐米 1.3 mg/（m^2·d）静脉注射，在第 1 日、第 4 日、第 8 日、第 11 日进行注射，21 日为 1 个疗程，共 8 个疗程，总缓解率为 85%。用硼替佐米联合地塞米松及利妥昔单抗首次治疗 WM 患者。硼替佐米 1.3 mg/（m^2·d）和地塞米松 40 mg 在第 1 日、第 4 日、第 8 日、第 11 日进行静脉注射，利妥昔单抗 375 mg/（m^2·d）在第 1 日进行静脉注射，用 4 个连续的周期，总缓解率为 96%。有 1/5 患者发生了 3 级周围神经病变，大多可逆，带状疱疹的发生率增加。

4. 免疫调节剂

一项Ⅱ期临床试验中，对有症状的 WM 患者用沙利度胺或来那度胺加利妥昔单抗（RT 方案）联合治疗。沙利度胺每日 200 mg，口服 2 周，以后每日 400 mg，口服 1 年；接受沙利度胺 1 周后，用利妥昔单抗 375 mg/m^2 静脉滴注，每周 1 次，共 4 周，在第 13 周开始再用利妥昔单抗 375 mg/m^2 静脉滴注，每周 1 次，共 4 次。总缓解率达 78%。来那度胺和利妥昔单抗联合治疗的临床研究显示，总缓解率为 67%。

5. 造血干细胞移植

自体或异体干细胞移植用于复发难治 WM 的经验非常有限，均为个例或小样本报道。一项 WM 患者进行自体于细胞移植的回顾性分析表明，5 年无进展和总生存率分别是 33% 和 61%，治疗相关病死率是 8%。对 12 例 WM 患者进行减少强度的异体干细胞移植，在可评定的 11 例中，5 年无进展生存率是 61%，治疗相关病死率是 17%。以上资料证实了对 WM 患者进行自体和异体干细胞移植是可行的，但在异体干细胞移植中有一定比例的治疗相关病死率。

六、疗效评估

2010 年第 6 次 WM 国际工作组制定最新版 WM 疗效评估标准，具体见表 7–4。

表 7–4　WM 疗效评估标准（2010）

完全缓解（CR）	免疫固定电泳时阴性，无骨髓侵犯的组织学证据，所有增大的淋巴结和器官恢复正常（经 CT 扫描），无任何 WM 的症状和体征，至少间隔 6 周的免疫固定电泳证实 CR
部分缓解（PR）	蛋白电泳血清单克隆 IgM 下降 50% 以上，在体检和 CT 扫描时增大的淋巴结和器官有所缩小，无活动性疾病的症状和体征
轻微缓解（MR）	蛋白电泳血清单克隆 IgM 下降 25% 以上，但是小于 50%，无活动性疾病的症状和体征
疾病稳定（SD）	蛋白电泳血清单克隆 IgM 下降小于 25% 或增加小于 25%，无进展性淋巴结增大、器官巨大症和血细胞减少症，无明显的临床症状和体征
疾病进展（PD）	蛋白电泳二次证实血清单克隆 IgM 升高 25% 以上或现有临床显著意义的疾病进展（即贫血、血小板减少、白细胞减少、淋巴结增大）或者体征［无法解释的反复发热（体温超过 38.4℃）、夜间盗汗（汗量多于 10 mL/kg）. 高黏滞血症、神经病变、冷球细胞血症或者淀粉样变］

七、预后评估

最新的预后分级是 2009 年发表的 WM 国际预后分级，纳入五个不利预后因素：年龄大于 65 岁，血红蛋白小于 115 g/L，血小板小于 100×10^9/L，血 β–微球蛋白大于 3 mg/L，单克隆 IgM 大于 70 g/L。根据上述五个危险因素将 WM 分为 3 个预后组：低危组（不包括年龄；0 ~ 1 个预后因子），中危组（年龄大于 65 岁或 2 个预后因子），高危组（多于 2 个危险因素）。这三组患者的 5 年生存率分别为 87%、67%、36%。

八、预后

本病大多发展缓慢，患者病程长短不一，但经过各种治疗后，中位数生存期 5 ~ 10 年，甚至超过 10 年。尽管尚有争议，6q 缺失具有预后价值。药物治疗虽可缓解症状，但无法治愈本病。主要死因是骨髓造血功能衰竭、感染、栓塞、心力衰竭。

第八章

霍奇金淋巴瘤

第一节　总论

一、定义

霍奇金淋巴瘤（Hodgkin lymphoma，HL）是恶性淋巴瘤的一个独特类型。其特点为：临床上病变往往从一个或一组淋巴结开始，逐渐由邻近的淋巴结向远处扩散。原发于结外淋巴组织的少见；瘤组织成分多样，但都含有一种独特的瘤巨细胞即 Reed–Sternberg 细胞（R–S 细胞）；R–S 细胞来源于 B 淋巴细胞。

二、发病情况

霍奇金淋巴瘤在欧美各国发病率高（1.6 ~ 3.4）/110 万；在我国发病率较低男性（0 ~ 0.6）/110 万，女性（0.1 ~ 0.4）/110 万。

三、病因

霍奇金淋巴瘤病因不明，可能与以下因素有关：EB 病毒的病因研究最受关注，约 50% 的患者的 RS 细胞中可检出 EB 病毒基因组片段，细菌因素，环境因素，遗传因素和免疫因素有关。

四、病理

霍奇金淋巴瘤病理检查至关重要。

霍奇金淋巴瘤的显微镜下特点是在炎症细胞的背景下，散在肿瘤细胞，即 RS 细胞及其变异型细胞。其背景细胞以淋巴细胞为主，包括 B 淋巴细胞和 T 淋巴细胞。有学者认为这些淋巴细胞不能限制肿瘤细胞的生长，相反，却能分泌一些淋巴因子刺激其生长。因此，在霍奇金淋巴瘤的治疗中，如果限制和减少了这些背景细胞，也就减少了霍奇金淋巴瘤细胞生长的“土壤”。

1. 病理学分类

HL 的特点是 RS 细胞仅占所有细胞中的极少数（0.1% ~ 10%），散在分布于特殊的反应性细胞背景之中。历史上 HL 曾被认为是单一疾病，并有过几次单纯根据形态学的分型：① Jackson 和 Parker 将其分为 3 个亚型：副肉芽肿型、肉芽肿型和肉瘤型。② Luckes 和 Butler 将其分为 6 个亚型：L&H 结节型、L&H 弥漫型、结节硬化型、混合细胞型、弥漫纤维化型、网状细胞型。③ Rye 国际会议讨论决定将 Luckes 和 Butler 的 6 个亚型并发为 4 个亚型：淋巴细胞为主型（LP）、结节硬化型（NS）、混合细胞型（MC），淋巴细胞消减型（LD）。纯形态学分类与肿瘤恶性程度、预后等有关，亚型不多，临床医师易于理解和掌握，但不够完善。随着细胞生物学和分子生物学的研究进展，使得人们对霍奇金淋巴瘤的认识越来越深入，仅以病理形态为依据的恶性淋巴瘤分类和诊断已不能满足临床治疗的需求。人们逐渐认识到 HL 不是单一疾病，而是两个独立疾病，在修订的欧美淋巴瘤分类的基础上，2001 年世界卫生组织（WHO）的淋巴造血系统肿瘤分类正式将它们命名为：结节性淋巴细胞为主型霍奇金淋巴瘤（nodular lymphocyte predominant Hodgkin's lymphoma，NLPHL）和经典霍奇金淋巴瘤（classical Hodgkin's lymphoma，CHL）。CHL 又包括 4 个亚型：富于淋巴细胞型（lymphocyte rich Hodgkin'slymphoma，LRHL）、结节硬化型（nodular sclerosis Hodgkin's lymphoma，NSHL），混合细胞型（mixedcellularity Hodgkin's lymphoma，MCHL）和淋巴细胞消减型（lymphocyte depletion Hodgkin's lymphoma，LDHL）。

NLPHL 与 CHL 在形态学上不同，但具有一个共同的特征即病变组织中肿瘤细胞仅占极少数，而瘤细胞周围存在大量反应性非肿瘤性细胞。CHL 的 4 个亚型之间存在着差异，好发部位不同，背景细胞成分、肿瘤细胞数量和（或）异型程度、EBV 感染检出率也不同，但肿瘤细胞的免疫表型相同。

2. 组织学特点

淋巴结正常组织结构全部或部分破坏，早期可呈单个或多个灶性病变。病变由肿瘤细胞（HRS 细胞）和非肿瘤性多种细胞成分组成。HRS 细胞是一种单核、双核或多核巨细胞，核仁大而明显，嗜酸性，胞质丰富。HRS 细胞有很多亚型，近年来已经倾向于其来自 B 淋巴细胞。非肿瘤性细胞包括正常形态的淋巴细胞、浆细胞、嗜酸粒细胞、中性粒细胞、组织细胞、成纤维细胞，同时伴有不同程度的纤维化，病灶内很少出现明显的坏死。

（1）HL 肿瘤细胞的特征：HL 肿瘤细胞是指经典型 RS 细胞及其变异型细胞，统称为 HRS 细胞，有 7 种不同的形态。

①经典型 RS 细胞：是一种胞质丰富，微嗜碱性或嗜双染性的巨细胞，直径为 15 ~ 45 μm，有 2 个形态相似的核或分叶状核，核大圆形或椭圆形，核膜清楚，染色质淡。每个核叶有一个中位嗜酸性大核仁，直径 3 ~ 5 μm，相当于红细胞大小，周围有空晕，看起来很醒目，如同“鹰眼”。两个细胞核形态相似，比较对称，似镜映物影，因此有“镜影细胞”之称。这种细胞非常具有特征性，在 HL 中具有比较重要的诊断价值，故有诊断性 RS 细胞之称。值得注意的是，RS 细胞只是诊断 HL 的一个重要指标。但不是唯一的指标，除此之外，还必须具备“反应性背景”这项必不可少的指标。因为 RS 细胞样的细胞也可见于其他疾病，如间变性大细胞淋巴瘤、恶性黑色素瘤、精原细胞瘤、低分化癌等，而这些疾病都不具有反应性背景。

②单核型 RS 细胞：又称为霍奇金细胞。在形态上除了是单核细胞，其余特征与经典型 RS 细胞相同。这种细胞可能是经典型 RS 细胞的前体细胞，即核分裂前的细胞，也可能是由于切片时只切到了经典型 RS 细胞的一叶核所致。这种细胞可见于各型经典霍奇金淋巴瘤，但 MCHL 更多见。在反应性增生的淋巴组织中有时会见到类似这种单核型 RS 细胞的免疫母细胞，应予以鉴别。免疫母细胞要小些，核仁也小些，为 2 ~ 3 μm，核仁周围没有空晕，因此不够醒目。

③多核型 RS 细胞：其特点是细胞更大，有多个核，有的核呈“马蹄形”，其余特征与经典型 RS 细胞相同。这种细胞也有较高的诊断价值，主要见于 LDHL 和 MCHL，但也可见于非霍奇金淋巴瘤，如间变性大细胞淋巴瘤。

④陷窝型 RS 细胞：又称为陷窝细胞，是经典型 RS 细胞的一种特殊变异型。形态特点是细胞大，细胞界限清楚，胞质空，核似悬在细胞的中央。多为单个核，也可见多个核，核仁通常较典型 RS 细胞的核仁小。出现这种细胞的原因完全是人为所致，是由于组织固定不好造成细胞收缩引起的，如果先将淋巴结切开再固定这种现象就会消失。因此，也不难理解为什么这种细胞多见于包膜厚纤维条带多的 NSHL。

⑤固缩型 RS 细胞：又称为“干尸”细胞（mummified cell），这种细胞比经典型 RS 细胞小，细胞膜塌陷，形态不规则，如同细胞缺水的干瘪状，最醒目的是细胞核，低倍镜下很容易注意到形态不规则的深染如墨的细胞核。细胞核的大小不一，与其身前的大小和固缩的程度有关。核仁因核深染而不明显。这种细胞是一种凋亡的 RS 细胞，可见于各型 HL。由于很少见于其他肿瘤（可见于间变性大细胞淋巴瘤），因此，对 HL 的诊断有提示作用。

⑥奇异型 RS 细胞：这种细胞较大，可以是单核，也可以是多核，细胞核不规则，异型性明显，核分裂多见。主要见于 LDHL。

⑦ L&H 型 RS 细胞 [lymphocytic and/or histocytic Reed-Sternberg cell variants，淋巴细胞和（或） 组织细胞性 RS 细胞变异型]：L&H 细胞体积大，比典型的 HRS 细胞略小，比免疫母细胞大，胞质少，单一大核，核常重叠或分叶，甚至呈爆米花样，因此，有“爆米花”细胞（popcom）的名称。核染色质细，呈泡状，核膜薄，核仁多个嗜碱性，中等大小，比典型 HRS 细胞的核仁小。主要见于 NLPHL，但在部分 LRHL 中也可见少数 L&H 细胞，此时，应做免疫标记进行鉴别。

传统上一直认为 L&H 细胞是 RS 细胞的一种变异型，但是近年来免疫表型和遗传学研究显示 L&H 细胞明显地不同于经典型 RS 细胞及其他变异型，如 L&H 细胞几乎总是 $CD20^+$，$CD15^-$，CD30，Ig 基因具有转录的功能及可变区存在自身突变和突变正在进行的信号，而经典型 RS 细胞及其他变异型细胞几乎都呈 $CD30^+$，大多数 $CD15^+$，少数（20% ~ 40%）$CD20^+$，Ig 基因虽然有重排和自身突变，但不具有转录的功能。因此，L&H 细胞是 RS 细胞的一种变异型，这种传统的观点正在被动摇。

（2）HL 各亚型的病理特点：

①结节性淋巴细胞为主型（MPHL）：淋巴结结构部分或全部被破坏，取而代之的是结节，或结节和弥漫混合的病变。结节数量不等，体积比较大，超过常见的反应性淋巴滤泡的大小，结节界限清楚或不太清楚，周边多无纤维带，或有纤细纤维带，结节的边缘可见组织细胞和一些多克隆浆细胞。病变主要由小淋巴细胞、组织细胞和上皮样组织细胞构成背景，背景中偶见散在单个中性粒细胞，但不存在嗜酸粒细胞，也不存在中心母细胞。在背景中可见醒目的散在分布的大瘤细胞——L&H 细胞。不过，约半数病例中可见到分叶核、大核仁的 L&H 细胞，形态似典型 HRS 细胞，但这些细胞的数量很少，只有少数病例中这种细胞较多。L&H 细胞的数量不等，但通常较少。结节内几乎没有残留的生发中心。病变弥漫区主要由小淋巴细胞和组织细胞组成，后者可单个或成簇。该瘤很少以弥漫性为主的形式出现。欧洲淋巴瘤工作组曾将病变结节区域大于 30% 定为 NIPHL，小于 30% 定为弥漫性淋巴细胞为主 HL 伴结节区。该小组发现 219 例淋巴细胞为主 HL（LPHL）中仅有 6 例为弥漫性 LPHL 伴结节区。大约 3% 的病例可以完全呈弥漫性分布，此时，与 T 细胞丰富的大 B 细胞淋巴瘤鉴别非常困难。根据生长方式可以将 NLPHL 分为 6 个变异型：典型（富于 B 细胞）结节型、匍行（serpiglnous）结节型、结节外 L&H 细胞为主结节型、富于 T 细胞结节型、富于 T 细胞的弥漫型、富于 B 细胞的弥漫型。富于 T 细胞的弥漫型主要见于复发病例，提示 T 细胞增多可能预后变差。结节外 L&H 细胞为主结节型可能是结节发展成弥漫的过渡阶段。在淋巴结结构尚未全部破坏的病例中，偶尔在病变附近存在反应性滤泡增生伴有生发中心进行性转化（PTGC）。

②经典型霍奇金淋巴瘤（CHL）：肉眼所见为淋巴结肿大，有包膜，切面呈鱼肉状。NSHL 中可见明显结节，致密纤维条带和包膜增厚。脾脏受累时，白髓区可见散在结节，有时可见大瘤块，也可见纤维条带。发生在胸腺的 HL 可出现囊性变。

镜下显示淋巴结结构部分或全部破坏，病变主要包括两部分，即肿瘤细胞成分和反应性背景成分。

CHL 中每种亚型的组织形态学描述如下。

A. 混合细胞型 HL（MCHL）：淋巴结结构破坏，但也可能见到滤泡间区生长形式的 HL。多数病例呈弥漫性生长，有的可见结节样结构，但结节周围没有宽阔的纤维条带。可以出现间质纤维化，但淋巴结包膜不增厚，容易见到经典型、单核型和多核型 RS 细胞。背景由混合性细胞组成，其成分变化可以很大，常有中性粒细胞、嗜酸粒细胞、组织细胞和浆细胞。可以一种为主。组织细胞可以向上皮样细胞分化并形成肉芽肿样结构。

B. 结节硬化型 HL（NSHL）：病变具有 CHL 的表现，呈结节状生长，结节周围被宽阔的纤维条带包绕，结节内有陷窝型 RS 细胞，诊断 NSHL 至少要见到一个这样的结节。由于纤维化首先是从包膜开始，然后，从增厚的包膜向淋巴结内扩展，最后将淋巴结分割成大小不等的结节，因此，包膜纤维化（增厚）是诊断 NSHL 的一个必要条件。NSHL 中的 HRS 细胞、小淋巴细胞和其他非肿瘤性反应细胞数量变化很大，结节中的陷窝细胞有时比较多并聚集成堆，可出现细胞坏死，结节内形成坏死灶。当陷窝细胞聚集很多时，称为“变异型合体细胞”。嗜酸粒细胞和中性粒细胞常常较多。

C. 富于淋巴细胞型 HL（LRHL）：有两种生长方式，结节性，常见；弥漫性，少见。病变区有大量的小结节，结节间的 T 区变窄或消失。小结节由小淋巴细胞组成，可有生发中心，但常为偏心的退化或变小的生发中心。HRS 细胞多见于扩大的套区中。经典型 RS 细胞不易见到，但单核型 RS 细胞易见。部分 HRS 细胞可以像 L&H 细胞或单核的陷窝细胞，这一亚型容易与 NLPHL 混淆。最近欧洲淋巴瘤工作组分析了 388 例曾诊断为 NLPHL 的病例，结果发现 115 例（约 30%）是 LRHL。

D. 淋巴细胞消减型 HL（LDHL）：虽然 LDHL 的形态变化很大，但共同特征是 HRS 细胞相对多于背景中的淋巴细胞。有的病例很像混合细胞型，但 HRS 细胞数量更多。有的病例以奇异型（多形性）RS 细胞为主，呈肉瘤样表现，即 Lukes 和 Butler 分类中的网状细胞型。这些病例与间变性大细胞淋巴瘤鉴别较困难。另一些病例表现出弥漫性纤维化，成纤维细胞增多或不增多，但 HRS 细胞明显减少，等同于 Lukes 和 Butler 分类中的弥漫纤维化型。如果有结节和纤维硬化，就将其归为 NSHL。

第二节　临床表现

霍奇金淋巴瘤（HL）主要侵犯淋巴系统，年轻人多见，早期临床进展缓慢，主要表现为浅表淋巴结肿大。与非霍奇金淋巴瘤（NHL）病变跳跃性发展不同，HL 病变沿淋巴结引流方向扩散。由于病变侵犯部位不同，其临床表现各异。

一、症状

（1）初发症状与淋巴结肿大：慢性、进行性、无痛性浅表淋巴结肿大为最常见的首发症状，中国医学科学院肿瘤医院 5 101 例 HL 统计表明，HL 原发于淋巴结内占 78.2%，原发于结外者占 20.2%。结内病变以颈部和隔上淋巴结肿大最为多见，其次见于腋下和腹股沟，其他部位较少受侵。有文献报道，首发于颈部淋巴结者可达 60% ~ 80%。淋巴结触诊质韧、饱满、边缘清楚，早期可活动，晚期相互融合，少数与皮肤粘连可出现破溃等表现；体积大小不等，大者直径可达十厘米，有些患者淋巴结可随发热而增大，热退后缩小。根据病变累及的部位不同，可出现相应淋巴结区的局部症状和压迫症状；结外病变则可出现累及器官的相应症状。

（2）全身症状：主要为发热、盗汗和体重减轻，其次为皮肤瘙痒和乏力。发热可以表现为任何形式，包括持续低热、不规则间歇性发热或偶尔高热，抗感染治疗多无效。约 15% 的 HL 患者表现为周期性发热，也称为 Murchison-Pel-Ebstem 热。其特点为：体温逐渐上升，波动于 38 ~ 40℃数天，不经治疗可逐渐降至正常，经过 10 d 或更长时间的间歇期，体温再次上升，如此周而复始，并逐渐缩短间歇期。患者发热时周身不适、乏力和食欲减退，体温下降后立感轻快。盗汗、明显消瘦和皮肤瘙痒均为较常见的症状，瘙痒初见于局部，可渐发展至全身，开始轻度瘙痒，表皮脱落，皮肤增厚，严重时可因抓破皮肤引起感染和皮肤色素沉着。饮酒痛为另一特殊症状，即饮酒后出现肿瘤部位疼痛，常于饮酒后数分钟至几小时内发生，机制不清。

（3）压迫症状：深部淋巴结肿大早期无明显症状，晚期多表现为相应的压迫症状。如纵隔淋巴结肿大，可以压迫上腔静脉，引起上腔静脉压迫综合征；也可压迫食管和气管，引起吞咽受阻和呼吸困难；或压迫喉返神经引起麻痹声嘶等；病变也可侵犯肺和心包。腹腔淋巴结肿大，可挤压胃肠道引起肠梗阻；压迫输尿管可引起肾盂积水，导致尿毒症。韦氏环（包括扁桃体、鼻咽部和舌根部）肿大，可有破溃或疼痛，影响进食、呼吸或出现鼻塞，肿块触之有一定硬度，常累及颈部淋巴结，抗感染治疗多无效。

（4）淋巴结外受累：原发结外淋巴瘤（primary extranodal lymphoma，PENL）由于受侵部位和器官不同临床表现多样，并缺乏特异性症状、体征，容易造成误诊或漏诊。有人曾报道 PENL 误诊率高达 50% ~ 60%，直接影响正确诊断与治疗，应引起足够重视。原发于结外的 HL 是否存在一直有争议，HL 结外受累率明显低于 NHL，以脾脏、肺脏等略多见。

①脾脏病变：脾原发性淋巴瘤占淋巴瘤发病率不到 1%，且多为 NHL，临床诊断脾脏原发 HL 应十分小心，HL 脾脏受累较多见，约占 1/3。临床上判断 HL 是否累及脾脏可依据查体及影像学检查，确诊往往要采用剖腹探查术和脾切除，但由于是有创操作，多数患者并不接受此方式，临床也较少采用。

②肝脏病变：首发于肝的 HL 极罕见，随病程进展，晚期侵犯肝者较多见，可出现黄疸、腹腔积液。因肝脏病变常呈弥漫性，CT 检查常不易诊断；有时呈占位性病变，经肝穿刺活检或剖腹探查可确诊。临床表现为肝脏弥漫性肿大，质地中等硬度，少数可扪及结节，肝功检查多正常，严重者可有肝功异常。

③胃肠道病变：HL 仅占胃肠道 ML 的 1.5% 左右。其临床表现与胃肠道其他肿瘤无明显区别。病变多累及小肠和胃，其他如食管、结肠、直肠、胰腺等部位较少见。临床症状常为腹痛、腹部包块、呕吐、呕血、黑便等。胃 HL 可形成较大肿块，X 射线造影显示广泛的充盈缺损和巨大溃疡。与胃 HL 相比，小肠 HL 病程较短，症状也较明显，80% 表现为腹痛；晚期可有小肠梗阻表现，甚至可发生肠穿孔和肠套叠。

④肺部病变：HL 累及肺部较 NHL 常见，以结节硬化型（NS）多见，女性和老年患者多见。病变多见于气管或主支气管周围淋巴结，原发 HL 累及肺实质或胸膜，病变压迫淋巴管或致静脉阻塞时可见胸腔积液。临床患者可表现呼吸道和全身症状，如刺激性干咳、黏液痰、气促和胸闷、呼吸困难、胸痛、咯血，少数可出现声音嘶哑或上腔静脉综合征；约一半患者出现体重减轻、发热、盗汗等症状。由于肺 HL 形态多变，应注意与放射治疗及化疗所致的肺损伤，以及肺部感染相区别。肺原发 HL 极少见，必须有病理学典型 HL 改变，病变局限于肺，无肺门淋巴结或仅有肺门小淋巴结以及排除其他部位受侵才可诊断。

⑤心脏病变：心脏受侵极罕见，但心包积液可由邻近纵隔 HL 直接浸润所致。可出现胸闷、气促、上腔静脉压迫综合征、心律失常及非特异性心电图等表现。

⑥皮肤损害：皮肤 HL 多继发于系统性疾病，原发者罕见。有报道 HL 并发皮肤侵犯的发生率为 0.5%，而原发性皮肤霍奇金淋巴瘤（primary cutaneous HL，PCHL）约占霍奇金淋巴瘤的 0.06%。HL 累及皮肤通常表明病变已进入第Ⅳ期，预后很差。而 PCHL 临床进展缓慢，一般不侵及内脏器官，预后相对较好。

⑦骨骼、骨髓病变：骨的 HL 甚少见，占 0.5%。见于疾病进展期血源性播散，或由于局部淋巴结病变扩散到邻近骨骼。多见于胸椎、腰椎、骨盆，肋骨和颅骨次之，病变多为溶骨性改变。临床主要表现为骨骼疼痛，部分病例可有局部发热、肿胀或触及软组织肿块。HL 累及骨髓较 NHL 少见，文献报道为 9% ~ 14%，但在尸检中可达 30% ~ 50%。多部位穿刺可提高阳性率。

⑧神经系统病变：多见于 NHL，HL 少见。HL 引起中枢神经系统损害多发生在晚期，其中以脊髓压迫症最常见，也可有脑内病变。临床可表现为头痛、颅内压增高、癫痫样发作、脑神经麻痹等。

⑨泌尿系统病变：HL 较 NHL 少见。肾脏受侵多为双侧结节型浸润，可引起肾肿大、高血压及尿毒症。原发于膀胱病变也很少见。

⑩其他部位损害：少见部位还有扁桃体、鼻咽部、胸腺、前列腺、肾上腺等器官，而生殖系统恶性淋巴瘤几乎皆为 NHL。类脂质肾病的肾脏综合征是一种霍奇金淋巴瘤的少见表现，并且偶尔伴有免疫复合物沉积于肾小球，临床上表现为血尿、蛋白尿、低蛋白血症、高脂血症、水肿。

二、体征

慢性、进行性、无痛性淋巴结肿大为主要体征。

三、检查

（1）血液和骨髓检查：HL 常有轻或中等贫血，少数白细胞轻度或明显增加，伴中性粒细胞增多。约 1/5 的患者嗜酸性粒细胞升高。骨髓被广泛浸润或发生脾功能亢进时，可有全血细胞减少。骨髓涂片找到 RS 细胞是 HL 骨髓浸润依据。骨髓浸润大多由血源播散而来，骨髓穿刺涂片阳性率仅 3%，但活检法可提高至 9% ~ 22%。

NHL 细胞数多正常，伴有淋巴细胞绝对和相对增多。晚期并发急性淋巴瘤细胞白血病时可呈现白血病样血常规和骨髓检查。

（2）化验检查：疾病活动期有血沉加快，血清乳酸脱氢酶活性增高。乳酸脱氢酶升高提示预后不良。当血清碱性磷酸酶活力或血钙增加，提示骨骼累及。B 细胞 NHL 可并发抗人球蛋白试验阳性或阴性的溶血性贫血，少数可出现单克隆 IgG 或 IgM。必要时可行脑脊液的检查。

（3）彩超检查：浅表淋巴结的检查，腹腔、盆腔的淋巴结检查。

（4）胸部摄片检查：了解纵隔增宽、肺门增大、胸腔积液及肺部病灶情况。

（5）胸部、腹腔和盆腔的 CT 检查：胸部 CT 可确定纵隔与肺门淋巴结肿大。CT 阳性符合率 65%，阴性符合率 92%。因为淋巴造影能显示结构破坏，而 CT 仅从淋巴结肿大程度上来判断。但 CT 不仅能显示腹主动脉旁淋巴结，而且还能显示淋巴结造影所不能检查到的脾门，肝门和肠系膜淋巴结等受累情况，同时还显示肝、脾、肾受累的情况，所以 CT 是腹部检查首选的方法。CT 阴性而临床上怀疑时，才考虑做下肢淋巴造影。彩超检查准确性不及 CT，重复性差，受肠气干扰较严重，但在无 CT 设备时仍不失是一种较好检查方法。

（6）胸部、腹腔和盆腔的 MRI 检查：只能查出单发或多发结节，对弥漫浸润或粟粒样小病灶难以发现。一般认为有两种以上影像诊断同时显示实质性占位病变时才能确定肝脾受累。

（7）PET–CT 检查：PET–CT 检查可以显示淋巴瘤或淋巴瘤残留病灶。是一种根据生化影像来进行肿瘤定性诊断的方法。

（8）病理学检查

①淋巴结活检、印片：选取较大的淋巴结，完整地取出，避免挤压，切开后在玻片上做淋巴结印片，然后置固定液中。淋巴结印片 Wright´s 染色后做细胞病理形态学检查，固定的淋巴结经切片和 HE 染色后作组织病理学检查。深部淋巴结可依靠 B 超或 CT 引导下细针穿刺涂片做细胞病理形态学检查。

②淋巴细胞分化抗原检测：测定淋巴瘤细胞免疫表型可以区分 B 细胞或 T 细胞免疫表型，NHL 大部分为 B 细胞性。还可根据细胞表面的分化抗原了解淋巴瘤细胞的成熟程度。

③染色体易位检查：有助 NHL 分型诊断。t（14；18）是滤泡细胞淋巴瘤的标记，t（8；14）是 Burkitt 淋巴瘤的标记，t（11；14）是外套细胞淋巴瘤的标记，3q27 异常是弥漫性大细胞淋巴瘤的染色体标志。

④基因重排：确诊淋巴瘤有疑难者可应用 PCR 技术检测 T 细胞受体（TCR）基因重排和 B 细胞 H 链的基因重排。还可应用 PCR 技术检测 bcl–2 基因等为分型提供依据。

（9）剖腹探查：一般不易接受，但必须为诊断及临床分期提供可靠依据时，如发热待查病例，临床高度怀疑淋巴瘤，彩超发现有腹腔淋巴结肿大，但无浅表淋巴结或病灶可供活检的情况下，为肯定诊断，或准备单用扩大照射治疗 HL 前，为明确分期诊断，有时需要剖腹探查，在取淋巴结标本同时切除脾做组织病理学检查。

四、临床分期

根据病理活检结果、全身症状、体格检查、实验室检查、影像学检查等结果做出的临床分期，以及在此基础上通过损伤性操作如剖腹探查、骨髓活检做出的病理分期（pathological stage，PS）对治疗方案的选择、预后判断具有重要意义。目前国内外公认的 HL 分期标准系由 Ann Arbor 会议所建议，主要根据临床表现、体格检查、B 超、CT 扫描、下肢淋巴管造影、下腔静脉造影等进行分期。

第三节　诊断与鉴别诊断

一、诊断

霍奇金淋巴瘤的诊断主要依靠淋巴结肿大的临床表现和组织活检结果。霍奇金淋巴瘤的诊断应包括病理诊断和临床分期诊断。

（1）结节性淋巴细胞为主型霍奇金淋巴瘤（NLPHL）病理诊断要点

①满足 HL 的基本标准，即散在大细胞 + 反应性细胞背景。

②至少有一个典型的大结节。

③必须见到 L&H 细胞。

④背景中的细胞是小淋巴细胞和组织细胞，没有嗜中性和嗜酸粒细胞。

⑤ L&LH 细胞总是呈 LCA^+、$CD20^+$、CD15、$CD30^-$，L&H 细胞周围有大量 $CD3^+$ 和 $CD57^+$ 细胞围绕。

（2）经典型霍奇金淋巴瘤 CHL 病理诊断要点

①散在大细胞 + 反应性细胞背景。

②大细胞（HRS 细胞）：主要为典型 RS 细胞、单核型和多核型 RS 细胞。

③混合性反应性背景：中性粒细胞、嗜酸粒细胞、组织细胞和浆细胞等。

④弥漫性为主，可有结节样结构，但无硬化纤维带包绕和包膜增厚。

⑤ HRS 细胞总是 $CD30^+$，多数呈 $CD15^+$，少数呈 $CD20^+$，极少出现 EMA^+。

⑥绝大多数有 EBV 感染，即 $EBER^+$ 和 $LMPI^+$。

二、鉴别诊断

（1）病理鉴别诊断

①结节性淋巴细胞为主型霍奇金淋巴瘤 NLPHL 与富于淋巴细胞型霍奇金淋巴瘤 LRHL 相鉴别。

LRHL 有两种组织形式：结节性和弥漫性。当呈结节性生长时很容易与 NLPHL 混淆。

②富于 T 细胞的 B 细胞淋巴瘤 TCRBCL 与结节性淋巴细胞为主型霍奇金淋巴瘤 NLPHL 相鉴别。

NLPHL 的结节明显时，鉴别很容易。根据现在 WHO 的标准，在弥漫性病变中只要找到一个具有典型 NLPHL 特征的结节就足以排除 TCRBCL。但结节不明显或完全呈弥漫性生长时，应与 TCRBCL 鉴别。

③生发中心进行性转化（PTGC）与结节性淋巴细胞为主型霍奇金淋巴瘤 NLPHL 相鉴别。

由于 PTGC 结节形态与 NLPHL 结节相似，二者也常出现在同一淋巴结，因此应做鉴别。PTGC 是由于长期持续的淋巴滤泡增生而变大的，套区小淋巴细胞突破并进入生发中心，生发中心内原有的中心细胞和中心母细胞被分割挤压，但常能见到残留的生发中心细胞（$CD10^+$），没有 L&H 细胞。

④结节性淋巴细胞为主型霍奇金淋巴瘤 NLPHL 与经典型霍奇金淋巴瘤 CHL 相鉴别。

结节性淋巴细胞为主型与经典 HL 不同，NIPHL 的 RS 细胞为 $CD45^+$，表达 B 细胞相关抗原（CD19，CD20，CD22 和 CD79）和上皮膜抗原，但不表达 CD15 和 CD30。应用常规技术处理，NLPHL 病例中免疫球蛋白通常为阴性。L&H 细胞也表达由 bcl–6 基因编码的核蛋白质，这与正常生发中心的 B 细胞发育有关。

NLPHL 结节实际上是转化的滤泡或生发中心。结节中的小淋巴细胞是具有套区表型（IgM^+ 和 IgG^+）的多克隆 B 细胞和大量 T 细胞的混合物，很多 T 细胞为 $CD57^+$，与正常或 PTGC 中的 T 细胞相似。NLPHL，中的 T 细胞含有显著增大的不规则细胞核，类似中心细胞，往往呈小灶性聚集，使滤泡呈破裂状或不规则轮廓。NLPHL 中的 T 细胞多聚集在肿瘤性 B 细胞周围，形成戒指状、玫瑰花结状或项圈状。尽管几个报道表明，围绕爆米花样细胞的 T 细胞大多为 $CD57^+$，但玫瑰花结中缺乏 $CD57^+$ 细胞也不能否定 NLPHL 的诊断。在结节中，滤泡树突状细胞（FDC）组成了明显的中心性网。滤泡间区含有大量 T 细胞，当出现弥散区域时，背景淋巴细胞仍然主要是 T 细胞，但 FDC 网消失。Ig 和 TCR 基因为胚系，EBV 常阴性。但是，经典型霍奇金淋巴瘤常常没有这些特征。

（2）临床鉴别诊断传染性单核细胞增多症（infectious mononucleosis，IM）

IM 是 EBV 的急性感染性疾病，起病急，突然出现头痛、咽痛、高热，接着淋巴结肿大伴压痛，血常规白细胞不升高，甚至有些偏低，外周血中可见异型淋巴细胞，EBV 抗体滴度可增高。患者就诊时病史多在 1 ~ 2 周，有该病史者发生 HL 的危险性增高 2 ~ 4 倍，病变中可出现 HRS 样的细胞、组织细胞等，可与 LRHL 和 MCHL 混淆，应当鉴别。IM 淋巴结以 T 区反应性增生为主，一般结构没有破坏，淋巴滤泡和淋巴窦可见，不形成结节样结构，没有纤维化。T 区和淋巴窦内有较多活化的淋巴细胞、免疫母细胞，有的甚至像单核型 RS 细胞，但呈 $CD45^+$（LCA）、$CD20^+$、$CD15^-$，部分细胞 $CD30^+$。如鉴别仍困难可进行短期随访，因 IM 是自限性疾病，病程一般不超过 1 个月。

第四节　治疗

目前 HL 的治疗主要是根据患者的病理分型、预后分组、分期来进行治疗选择，同时还要考虑患者的一般状况等综合因素，甚至还要考虑经济、社会方面的因素，最终选择最理想的方案。综合治疗是治疗 HL 的发展方向，对中晚期 HL 单纯放疗疗效不理想，常以化疗为主，辅以放疗。复发性、难治性霍奇金淋巴瘤的治疗已较多考虑造血干细胞移植。

一、早期霍奇金淋巴瘤的治疗

早期霍奇金淋巴瘤的治疗近年来有较大进展，主要是综合治疗代替了放疗为主的经典治疗。早期霍奇金淋巴瘤是指Ⅰ、Ⅱ期患者，其治疗方针以往以放疗为主，国内外的经验均证明了其有效性，可获得 70% ~ 90% 的 5 年总生存率。近年来国外的大量研究表明，综合治疗（化疗加受累野照射）可以获得更好的无病生存率，大约提高 15%，但总生存率相似，预期可以明显减轻放疗的远期不良反应。因此，目前化疗结合受累野照射的方法是治疗早期霍奇金淋巴瘤的基本原则。但是国内尚没有大组病例的相关研究资料。

（1）放射治疗

①经典单纯放射治疗的原则和方法：早在 1950 年以后，^{60}Co 远治疗机和高能加速器出现后，解决了深部肿瘤的放射治疗问题。对于常常侵犯纵隔、腹膜后淋巴结的霍奇金淋巴瘤来说，为其行根治治疗提供了技术设备条件。由于该病沿着淋巴结蔓延的生物学特性，扩大野照射解决了根治治疗的方式方法问题。对于初治的早期患者来说，行扩大野照射，扩大区 DT 30 ~ 36 Gy，受累区 DT 36 ~ 44 Gy，就可以获得满意疗效，5 年总生存率 80% ~ 90%，这是单纯放疗给患者带来的利益。

扩大野照射的方法包括斗篷野、锄形野、倒 Y 野照射，以及由此组合产生的次全淋巴区照射和全淋巴区照射等放疗方法。特点是照射面积大，疗效可靠满意，近期毒性不良反应可以接受。因此，对于有化疗禁忌证以及拒绝化疗的患者，还是可以选择单纯放疗。

②单纯放疗的远期毒性不良反应：人们对单纯放疗的优缺点进行了较长时间的研究，发现随着生存率的提高，生存时间的延长，缺点逐渐显现，主要是放疗后的不良反应，特别是远期不良反应，如肺纤维化，心包积液或胸腔积液，心肌梗死，第二肿瘤的发生（乳腺癌，肺癌，消化道癌等）。Stanford 报道了 PS ⅠA ~ ⅢB 期治疗后死亡情况分析情况，总的放疗或化疗死亡率为 32.8%（107/326），死亡原因：a. 死于 HL，占 41%。b. 死于第二肿瘤，占 26%。c. 死于心血管病，占 16%。d. 其他原因死亡，占 17%。可见 59% 的患者不是死于 HL 复发，而是死于其他疾病，这些疾病的发生与先前的高剂量大面积放疗相关。VanLeeuwen 等 2000 年报道的研究发现第二肿瘤的发生与患者治疗后存活时间和接受治疗时年龄有关。患者治疗后存活时间越长，接受治疗时年龄越小，第二肿瘤的发病危险性越大。

③放疗、化疗远期并发症的预防：国外对预防放疗、化疗远期并发症已经有了一定研究，制订了两级预防的措施。初级预防：a. 限制放射治疗的放射野和剂量。b. 先行化疗的联合治疗模式。c. 避免用烷化剂和 VP-16。d. 避免不必要的维持化疗。e. 用博来霉素的患者应监护其肺功能。

二级预防：a. 停止吸烟。b. 放疗后 5 ~ 7 年内常规行乳腺摄片。c. 限制日光暴露。d. 避免引起甲状腺功能低下的化学药物。e. 有规律的体育运动。f. 注意肥胖问题。g. 心脏病预防饮食。

（2）综合治疗

①综合治疗的原则：先进行化疗，选用一线联合方案，然后行受累野照射。但要根据患者的预后情况确定化疗的周期数和放疗剂量。

A. 预后好的早期霍奇金淋巴瘤：指临床Ⅰ ~ Ⅱ期，没有不良预后因素者。选用一线联合化疗方案

2 ~ 4 周期，然后行受累野照射，剂量为 20 ~ 36 Gy。而早期结节性淋巴细胞为主型 HL 可以采用单纯受累野照射。

B. 预后不好的早期霍奇金淋巴瘤：指临床 I ~ Ⅱ期，具有 1 个或 1 个以上不良预后因素的患者。选用一线联合化疗方案治疗 4 ~ 6 周期，然后受累野照射 30 ~ 40 Gy。

②综合治疗和经典单纯放疗的比较：尽管单纯放疗可以治愈早期霍奇金淋巴瘤，疗效满意，但其远期并发症是降低患者生活质量和增加死亡率的重要问题。常规化疗的远期毒性不良反应较放疗轻，因此有人提出化疗后减少放疗面积和剂量，以减少远期并发症的发生，结合两者的优点进行综合治疗。最近 30 年大量临床研究已证明综合治疗模式可以代替单纯放疗治疗早期霍奇金淋巴瘤。

到 20 世纪 90 年代后期就已有较大组综合治疗研究结果的报道。1998 年，Specht L 等报道的一个 23 组试验的随机对照结果，共 3 888 例早期 HL 病例参加试验，包括Ⅰ、Ⅱ期预后好的和预后不良的 HL，也含有少数Ⅲ A 病例。文中分析了其中 13 组试验涉及单纯放疗或化疗结合放疗的综合治疗随机对照研究，10 年复发率分别是 15.8% 和 32.7%（P < 0.000 1），10 年实际生存率分别为 79.4% 和 76.5%（P > 0.05）。有学者认为综合治疗可以改善无病生存率，但是实际生存率相似。还分析了 8 个单纯放疗的随机对照研究报道，对比局限扩大野照射（斗篷野照射等）与大野照射（次全淋巴区照射或全淋巴区照射）的疗效，全组的 10 年复发率分别为 31.1% 和 43.4%（P < 0.000 1），10 年实际生存率分别为 77.0% 和 77.1%（P > 0.05），结论是大野照射可以减少复发率，提高无病生存率，但是不能提高实际生存率，这从另一个角度提示放射野是可以适当缩小的。缩小放射野后，复发率提高增加了 HL 的死亡率，但是心脏病等并发症的减少似乎可以抵消这种死亡率的提高。

目前的问题是对于预后好的早期 HL 而言，综合治疗是否可以代替单纯放疗。EORTC 对这问题进行了系统研究。1997 年报道了 H7F 号研究结果，该研究对预后好的 333 例临床 I、Ⅱ期 HL 进行随机对照研究，单纯放疗组为次全淋巴区照射，综合治疗组为 6 周期的 EBVP 方案化疗加受累野照射，6 年无病生存率分别为 81% 和 92%（P =0.002），6 年实际生存率分别为 96% 和 98%（P > 0.05）。EORTC-H8F 临床研究中，对 543 例临床Ⅰ、Ⅱ期 HL 患者进行随机对照研究，单纯放疗组为次全淋巴区照射，综合治疗组为 3 周期的 MOPP/ABV 方案化疗加受累野照射，4 年 TFFS 分别为 77% 和 99%（P=0.002），4 年 OS 分别为 96% 和 99%（P > 0.05）。

德国的霍奇金淋巴瘤研究组（GHSG）也进行了研究，GHSG HD7 研究中有 571 例早期 HL 入组，随机分为两组，第一组为综合治疗组，采用 ABVD 2 周期 + 次全淋巴区照射；另一组为单纯放疗组，采用单纯次全淋巴区照射。2 年 FFTS 分别是 96% 和 84%，实际生存率无差异。

SWOG/CALGB 的随机分组研究中有 324 例预后好的 HL 患者入组，分别随机分为综合治疗组（采用 AV 3 周期 + 次全淋巴区照射）和单纯放疗组（单纯次全淋巴区照射），3 年 FFS 分别为 94% 和 81%，但是实际生存率无差异。

Hagenheek 等在 2000 年美国血液学年会上报道了 543 例早期（预后好的）HL 的单纯放疗与综合治疗的临床对照研究结果。该研究中单纯放疗组采用 sTNI 常规放疗，综合治疗组采用 MOPP/ABV+ 受累野照射，两组 CR 率分别为 94% 和 96%；4 年 FFS 分别为 77% 和 99%（P < 0. 001），4 年 OS 分别为 95% 和 99%（P =0.02）。上面多组随机分组研究的结果显示，综合治疗组提高了无病生存率，但是没有提高总生存率。还有其他多组研究均表明，综合治疗疗效不低于传统的单纯放疗。

但是否可以不用放疗，只用化疗治疗早期霍奇金淋巴瘤呢？目前尚无明确答案。在 1995 至 1998 年进行的 CCG-5942 研究中，501 例化疗后获得 CR 的 HL 病例进入研究组，其中多数为Ⅰ、Ⅱ期，少数为Ⅲ、Ⅳ期，随机分入受累野照射组和单纯观察组。结果 3 年无事件生存率分别为 93% 和 85%（P=0. 002 4），实际生存率为 98% 和 99%。化疗后放疗改善了无事件生存率，但是没有改善实际生存率。另一个研究是 2002 年 ASTRO 上报道的 EORTC H9F 研究，人组病例是预后好的Ⅰ、Ⅱ期 HL 患者，接受 EBVP 方案化疗达 CR 后随机分为 3 组，第一组单纯观察不放疗；第二组行受累野照射 20 Gy；第三组为 36 Gy。但是由于单纯化疗组的复发率明显增高，故此项研究被提前终止。还有一些试验在进行中。目前单纯化疗虽然还没有结论，但是 EORTC H9F 的结果应当重视。目前单纯化疗还没有成为标准治疗。

对于预后不良的（含有 1 个或 1 个以上不良预后因素）Ⅰ、Ⅱ期 HL，是否也可以用综合治疗的模式代替单纯放疗，对此也有许多重要的临床试验研究。EORTC H5U 是随机对照临床研究，296 例人组病例均是预后不好的Ⅰ、Ⅱ期 HL，病例特点是年龄≥ 40 岁，血沉≥ 70 mm/h，混合细胞型或淋巴细胞减少型，临床Ⅱ期，但未侵犯纵隔。分为单纯放疗组（全淋巴区照射）和综合治疗组（MOPP×3 + 斗篷野照射 +MOPP×3）。两组 15 年无病生存率分别为 65% 和 84%（$P < 0.001$），但是实际生存率两组均为 69%。在另一组临床研究中，115 例隔上受累的病例，病理分期为Ⅰ A ~ Ⅱ B 期，随机分入单纯斗篷野照射组或综合治疗组（斗篷野照射 + MVPP 方案化疗）。两组 10 年无复发生存率分别为 91% 和 67%（$P < 0.05$），实际生存率为 95% 和 90%（$P > 0.05$）。在 EORTC H8U 的预后不良Ⅰ、Ⅱ期随机研究中，495 例初步结果显示，4 周期和 6 周期 MOPP/ABV+ 受累野或扩大野照射的 4 年总生存率和无病生存率无差别。说明对于预后不好的 HL 来说，综合治疗同样提高了无病生存率，但未改善实际生存率。

③综合治疗模式中化疗方案的优化：综合治疗中的化疗方案和周期数是以往较多探讨的问题。根据近些年的临床研究表明，预后好的 HL 选择 ABVD 方案、VBM 方案；预后不好的 HL 选用 ABVD 方案、MOPP/ABV 方案、BEAMOPP 方案、StanfortV 方案等。ABVD 方案和 MOPP 方案是治疗早期霍奇金淋巴瘤的经典方案，许多随机分组的临床研究均已经证明了 ABVD 方案的优越性，ABVD 的疗效明显优于 MOPP，毒性不良反应也较低。在 EROTC H6U 试验中，316 例早期 HL 病例入组，随机分入两组，第一组为 MOPP×3+ 斗篷野照射 +MOPP×3；第二组为 ABVD×3+ 斗篷野照射 +ABVD×3。结果 6 年无进展生存率分别为 76% 和 88%，实际生存率分别为 85% 和 91%。ABVD 的血液毒性和性腺毒性均轻于 MOPP，但是肺毒性略高，可能与博来霉素有关，使用中应当注意不要超过其限制使用剂量。远期毒性还需继续观察。因此，对于预后不好的早期 HL 来说还是首选的方案。

早期霍奇金淋巴瘤综合治疗中化疗周期数量是长期探讨的问题。一般对于预后好的早期 HL 应采用 2 ~ 4 周期的 ABVD 方案化疗加受累野照射 30 ~ 36 Gy。对于预后不好的应采用 4 ~ 6 周期的 ABVD 方案化疗，加 36 ~ 40 Gy 的受累野照射。有些试验表明并不是增加化疗周期数就可以增加疗效。2000 年 Ferme 等报道 EORTC/GELA H8U 的试验结果，全组为 995 例预后不良的早期 HL，分别采用 6 周期 MOPP/ABV+ 受累野照射、4 周期 MOPP/ABV+ 受累野照射、4 周期 MOPP/ABV+ 次全淋巴区照射 3 种治疗方法进行对照研究，结果 3 组病例的缓解率（CR +PR）分别为 86%、91% 和 88%；FFS 分别为 89%、92% 和 92%；OS 分别为 90%、94% 和 92%。3 组缓解和长期生存情况接近，说明综合治疗方案中化疗 4 个周期与 6 个周期接近。

④放射野的大小和放疗剂量：综合治疗中的受累野照射及照射剂量是综合治疗实施的重要问题。综合治疗模式中受累野照射已经可以代替扩大野照射。大多数治疗中心对预后好的早期 HL 受累野照射剂量为 30 ~ 36Gy，预后不好的受累野照射剂量为 36 ~ 40 Gy。Milan 组研究 103 例早期 HL，两组分别为 ABVD+ IF 和 ABVD+ sTNI，结果 4 年 FFS 分别为 95% 和 94%，OS 为均 100%。这组试验也证明综合治疗中扩大照射野没有益处。

总之，对于早期 HL 的治疗已不再推荐单纯放疗作为其标准方案，而是推荐综合治疗的方法，较好的方法是 ABVD+ IF 的组合。一般对于预后好的早期 HL 应采用 2 ~ 4 周期的 ABVD 方案化疗然后加受累野照射 30 ~ 36 Gy。对于预后不好的应采用 4 ~ 6 周期的 ABVD 方案化疗，然后加 36 ~ 40 Gy 受累野照射。

二、进展期、复发性难治性霍奇金淋巴瘤的治疗

（1）进展期 HL 的治疗

①进展期患者成为复发性和难治性 HL 的风险因素：进展期（Ⅲ、Ⅳ期）HL 患者，疗效不如早期患者，更容易变为复发性和难治性的患者。哥伦比亚研究机构对 711 例 HL 患者进行研究，虽然发现进展期患者复发率和难治性发生率较早期高，但分析后发现有 7 个风险因素对预后影响明显，包括：男性，年龄 > 45 岁，Ⅳ期，血红蛋白 < 105 g/L，白细胞计数 > 15×10^9/L，淋巴细胞计数 0.6×10^9/L 或淋巴细胞分类 < 8%，血浆蛋白 < 40g/L。其中 0 ~ 1 个风险因素的进展期患者成为复发性和难治性 HL 的风险

小于 20%，而还有 4 个或更多风险因素的进展期患者成为复发性和难治性 HL 的风险大于 50%。

②进展期 HL 化疗：鉴于 ABVD 和 MOPP 方案对 HL 治疗效果，许多人提出 ABVD 与 MOPP 不同组合来提高Ⅲ期和Ⅳ期 HL 疗效。但多中心试验表明，不同组合与单独 ABVD 疗效相当，而血液系统和非血液系统毒性明显增加。进展期 HL 其他治疗方案有 StanfordV 方案、BEACOPP 基本和强化方案、BEACOPP-14 方案等。

③进展期 HL 的放疗效果：进展期 HL 的常规治疗仍以联合化疗 + 受累野照射为主，化疗方案选用 ABVD、MOPP/ABV、BEACOPP 和 Stanford V 等；受累野照射的剂量为 30 ~ 36 Gy。GHST 进行的一项试验，患者随机分为 2 组，一组是 BEACOPP 强化方案 8 周期或 BEACOPP 强化方案 4 个周期 +BEACOPP 基本方案 4 个周期后进行最初发病的淋巴结和残留病灶进行照射（剂量为 30 Gy）；另一组是相同化疗后未进行放疗。两组最终结果无明显差异。最近 EORTC 进行的研究也将进展期 HL 患者化疗 MOPP/ABV 化疗 6 ~ 8 周期后分为继续照射组和不进行照射组。化疗达到 CR 的患者照射剂量为 16 ~ 24 Gy，达到患者照射剂量是 30 Gy。研究也显示，进展期 HL 患者经过 8 周期有效化疗达到 CR 后继续进行放疗并没有显示更好的效果，而且继发 AML/MDS 的概率明显增加。但对于化疗后达到 PR 的患者进行补充放疗效果较好，5 年 EFS 为 97%，OS 为 87%。

（2）复发性和难治性霍奇金淋巴瘤

①定义和预后：1990 年以后霍奇金淋巴瘤经一线治疗，80% 患者达到治愈，所以对于 HL 的临床研究主要集中在复发性和难治性 HL。有专家提出难治性 HL 的定义为：在初治时淋巴瘤进展，或者虽然治疗还在进行，但是通过活组织检查已经证实肿瘤的存在和进展。复发性 HL 的定义为：诱导治疗达到完全缓解（CR）至少 1 个月以后出现复发的 HL。哥伦比亚研究机构对 701 例 HL 患者进行标准治疗，214 例为早期患者，其中有 6 例复发，460 例进展期患者中 87 例复发，34 例为难治性 HL，可见复发性和难治性 HL 主要集中在进展期的患者。

经联合化疗达到 CR 后复发有 2 种情况：a. 经联合化疗达到 CR，但缓解期 < 1 年，即早期复发。b. 联合化疗达到 CR 后缓解期 > 1 年，即晚期复发。有报道早期复发和晚期复发的 20 年存活率分别为 11% 和 22%，晚期复发者约 40%，可以使用常规剂量化疗而达到治愈。难治性 HL 预后最差，长期无病存活率在 0 ~ 10%。GHSG 最近提出了对于难治性患者的预后因素：KPS 评分高的、一线治疗后有短暂缓解的、年龄较小患者的 5 年总存活率为 55%，而年龄较大的、全身状况差且没有达到缓解的患者 5 年总存活率为 0。复发和难治的主要原因是难以克服的耐药性、肿瘤负荷大、全身情况和免疫功能差等。

②复发性和难治性霍奇金淋巴瘤的挽救治疗：解救治疗的疗效与患者年龄、复发部位、复发时疾病严重程度、缓解持续时间和 B 症状有关。[有全身症状，如发热（经常体温 38℃以上），盗汗、体重减轻（就诊前 6 个月内无其他原因体重减轻 10% 以上）为 B 组，无全身症状为 A 组]。

a. 放疗缓解后复发病例的解救治疗：初治用放疗达到 CR 后，复发患者对解救化疗敏感，NCI 长期随访资料表明用放疗达 CR 后复发患者经解救化疗，90% 达到第二次 CR，70% 以上可长期无病存活，疗效与初治病例相似。所以放疗缓解后复发病例一般不首选大剂量化疗（HDCT）和自体干细胞移植（ASCT）。研究证实，用 ABVD 方案解救疗效优于 MOPP 方案。

b. 解救放疗（SRT）：对于首程治疗未用放疗的复发患者，若无全身症状，或仅有单个孤立淋巴结区病变及照射野外复发的患者 SRT 治疗有效。Campbell 等对 80 例化疗失败后的 HL 患者进行挽救性放疗，27 例（34%）达到完全缓解；7 例（9%）在 SRT 后仍未缓解；46 例（58%）复发。实际中位无进展生存期为 2.7 年，5 年 OS 为 57%。SRT 对化疗失败后 HL 患者的局部病灶效果好，长期缓解率高；对于不适合大剂量化疗加自体干细胞移植的患者，SRT 仍是一个很好的选择。

c. 复发性和难治性霍奇金淋巴瘤的解救方案：目前尚不能确定复发性和难治性 HL 的多种解救案中哪个解救方案更好。有报道 Mini-BEAM 方案（卡莫司汀、依托泊苷、阿糖胞苷、美法仑）反应率 84%，Dexa-BEAM 方案（地塞米松、卡莫司汀、依托泊苷、阿糖胞苷、美法仑）反应率 81%，DHAP 方案（顺铂、大剂量阿糖胞苷、地塞米松）反应率 89%。Mini-BEAM 方案的疗效肯定，但是此方案影响干细胞动员，一般在 HDC/HSCT 之前要进行最低限度的标准剂量化疗，其原因是安排干细胞采集和移植之前需要使淋巴瘤得到控制；促进有效外周血干细胞的采集。Koln 研究组认为在应用大剂量化疗前使用标准剂量的解救方案疗效最佳，如大剂量 BEAM 化疗前应用 3 ～ 4 个疗程 Dexa-BEAM。其他常用的药物包括足叶乙甙、铂化物和异环磷酰胺，这些药物既有抗 HL 疗效又具有较好的干细胞动员效果。

三、大剂量化疗和放疗加造血干细胞移植（HDC/HSCT）

（1）HDC/HSCT 的必要性、有效性和安全性：霍奇金淋巴瘤经标准的联合化疗、放疗可获良好疗效，5 年生存率已达 70%，50% 的中晚期患者也可获长期缓解。但仍有部分患者经标准治疗不能达完全缓解，或治疗缓解后很快复发，预后不佳。现代的观点认为霍奇金淋巴瘤首次缓解时间的长短至关重要。如 > 12 个月，接受常规挽救性方案治疗常可再次获得缓解；如 < 12 个月，则再次缓解的机会大大下降。美国国立肿瘤研究所（NCI）的一项长期随访发现初次缓解时间长的复发患者，85% 可获再次缓解，24% 存活 11 年以上；而首次缓解时间短的复发患者，仅 49% 获得再次缓解，11% 存活 11 年。其他一些研究中初治不能缓解或短期复发者几乎无长期无病生存，实际生存率为 0 ～ 8%。另外，难以获得满意疗效的患者其不良预后因素包括年龄≥ 50 岁、大包块（肿瘤最大直径≥患者的 30%，其生存率明显下降。10 cm，或巨大纵隔肿块）、B 组症状、ESR ≥ 30 mm/h（伴有 B 组症状）或 ESR > 50 mm/h（不伴有 B 组症状），3 个以上部位受侵，病理为淋巴细胞消减型和混合细胞型，Ⅲ、Ⅳ期患者。这部分患者约占初治经过几十年的努力，自体造血干细胞移植结合大剂量化疗、放疗治疗技术已经成熟，其安全性和有效性已经被临床医师接受，使得挽救这部分患者成为可能。目前主要希望通过这一疗法改善那些初治难以缓解和复发（特别是首次复发）患者的预后状况。大约 25% 的中晚期患者初治时不能达到缓解，强烈治疗结合造血干细胞移植的疗效优于常规挽救治疗。Chopra 等报道造血干细胞移植治疗 46 例难以缓解的患者，8 年无病生存率 33%，其他研究结果为 27% ～ 42%；同法治疗复发（缓解期 < 12 个月）患者疗效也优于常规解救化疗，8 年无病生存率是 43%；而其他研究组的无病生存率为 32% ～ 56%。

另一前瞻性研究的结果证明，强烈治疗结合造血干细胞移植的疗效优于常规治疗，此研究中高剂量 BEAM（BCNU，VP16，Ara-C，Mel）组与常规剂量 BEAM 组比较，3 年无病生存率分别为 53% 和 0%。还有一项随机研究对比了 Dexa-BEAM 方案与 HDT/HSCT 方案，HDT/SCT 方案的无治疗失败生存率（FF-TE）为 55%，Dexa-BEAM 方案为 34%。对多种方案均无效或耐药的难治性 HL 患者，HDC/HSCT 提供了几乎是最后的治疗机会，故认为 HDC/HSCT 是复发和耐药霍奇金淋巴瘤患者标准解救治疗的手段。

（2）自体骨髓移植（ABMT）与自体外周血干细胞移植（APBSCT）：造血干细胞移植最初是从 ABMT 开始的，并取得了较好疗效。Chopra 等报道 155 例原发难治性或复发性 HL 患者接受高剂量 BEAM 化疗后进行自体骨髓移植，5 年 PFS 为 50%，OS 为 55%。最近 LumLey 等使用相似的预处理方案对 35 例患者进行骨髓移植，EFS 为 74%。

近年来 APBSCT 已逐渐代替 ABMT，因外周血干细胞的采集已变得较为容易；采集过程痛苦较轻，可避免全身麻醉；可以门诊进行干细胞的采集；造血重建和免疫重建较 ABMT 快；采集的费用降低，降低了住院移植的费用；适用于以前进行过盆腔照射和骨髓受侵的患者。意大利一研究组报道 92 例 HL 患者进行 APBSCT 的多中心研究结果，90% 完成了 HDC 方案，5 例发生移植相关死亡，6 例出现继发性的恶性疾病，5 年 EFS 和 OS 分别为 53%、64%。首次复发者疗效最好，5 年 EFS 和 OS 分别为 63% 和 77%。难治性 HL 结果最差，5 年 EFS 和 OS 分别为 33% 和 36%。美国 Argiris 等对 40 例复发性或难治性 HL 患者进行 HD-BEAM/APBSCT 37 例达到 CR，3 年 EFS 69%，3 年 OS 77%。无论是 ABMT 或是 APBSCT，其总生存率相似，AR perry 报道两者的 3 年总生存率分别为 78.2% 和 69.6%；无进展生存率分别为 58.1% 和 59.4%，均无显著差别。两者的区别主要在方便程度、造血重建、免疫重建等方面，APBSCT 较 ABMT 更有优势。

首次复发的 HL 是否应采用自体造血干细胞移植尚存争议，特别是仅未照射的淋巴结复发及初治达 CR 持续 1 年以上复发者。前者经扩大范围的照射治疗，加或不加用化疗，40% ～ 50% 的患者仍可再次达至Ⅱ治愈；而后者应用非交叉方案再次进行化疗，可加或不加放疗，也有 20% ～ 40% 的患者治愈。

很多研究表明，首次复发的HL患者采用HDC/ASCT疗法，长期生存率可以达到90%。GHSG的研究表明，HDC/ASCT对HL复发患者疗效很好，可提高长期生存率。复发者包括：初次化疗达到CR状态，但1年以内复发者；复发时伴有B症状者；结外复发者；照射过的淋巴结复发者。

复发性和难治性HL患者进行自体干细胞移植时应注意如下情况：①经检查确认骨髓中无肿瘤细胞侵犯时才可采集干细胞。②化疗次数越多，患者采集干细胞成功的可能性越低，尤其是应用细胞毒性药物时，如应用Mini-BEAM或Dexa-BEAM方案时。③新移植患者获得较完善的造血重建需要一个较长的过程，故移植后一段时间内不应该化疗，移植后可根据患者情况行放射治疗。④移植时肿块越小预后越好，CR后再进行移植治疗的预后最好。

（3）异基因造血干细胞移植

①清髓性异基因造血干细胞移植在复发性和难治性HL治疗中的应用：异基因造血干细胞移植治疗难治性霍奇金淋巴瘤的疗效似乎优于自体造血干细胞移植，其优点是输入的造血干细胞不含肿瘤细胞，移植物抗淋巴瘤效应可减低复发率。Anderson等报道的研究结果中，全组异体移植53例，自体移植63例，治疗后复发率分别为43%和76%。但很多研究证明异基因移植的移植相关死亡率高，同胞间移植的移植相关死亡率为20%～30%，主要死因为感染、肺毒性和GVHD，抵消了异体移植低复发率的优点，而且治疗费用昂贵，配型困难，故一般霍奇金淋巴瘤治疗中采用者较少。

无关供者移植和单倍体移植的移植相关死亡率更高。最近一国际骨髓移植注册处（IBMTR）和欧洲外周血及骨髓移植组（EBMT）研究表明，进行异基因造血干细胞移植的HL患者，治疗相关死亡率高达60%。T细胞去除的异基因移植可以降低死亡率，但这样又会增加复发率和植入失败率。所以目前自体外周血干细胞移植是治疗HL的首选方法，而异基因造血干细胞移植仍然应用较少，主要用于如下情况：a. 患者因各种原因导致缺乏足够的干细胞进行自体移植。b. 患者具有较小病变，病情稳定但骨髓持续浸润。c. ASCT后复发的患者。

②非清髓异基因外周血干细胞移植（nonmyeloablative allogeneic stem cell transplantation，NST）或小移植（minitransplantation）：NST是对传统异基因造血干细胞移植的一个改良，但这方面报道例数少，随访时间短，患者条件、GVHD的预防、患者与供者之间组织相容性的不同可导致不同的结果。NST的预处理造成充分的免疫抑制和适当的骨髓抑制，以允许供者和受者造血细胞共存，形成嵌合体，但最终被供者细胞所代替。Carella等提出NST免疫抑制预处理方案包括一个嘌呤类似物（如氟达拉滨）和一个烷化剂（如环磷酰胺或美法仑）。欧洲骨髓移植组（EBMT）收集了94例接受NST治疗的HL病例，大部分患者接受的是同一家族的HL相同供者提供的造血干细胞，有10例接受的是无关供者或不匹配的供者的干细胞。80例患者4年OS为50%，PFS 39%，治疗相关死亡率20%，4年复发率50%。Paolo等治疗58例难治复发性HL，其中83%是ASCT失败的患者，其中33例采用了无关供者。结果lOOd和2年移植相关死亡率分别是7%、15%，与采用无关供者无关。100 d急性GVHD（Ⅱ～Ⅳ度）的发生率是28%，慢性GVHD的发生率是73%，预期2年OS和PFS分别为64%（49%～76%）、32%（20%～45%），2年疾病进展或复发率为55%（43%～70%）。

从EBMT和其他机构的研究可以看出，NST的移植相关死亡率较低，总生存率提高。NST拓宽了恶性淋巴瘤患者异基因移植的适应证，特别是对一些惰性的类型。与HDT/HSCT比较，NST预处理的强度较低，使用药物的细胞毒性是否充分达到异基因T细胞控制残留肿瘤细胞寿命的水平尚不确定，而且NST的严重感染发生率和慢性GVHD并未减少，故对难治性HL，NST的应用仍有一定限制。治疗HL还需要大样本和长期随访的临床研究，以确定NST最佳时机、最佳适合人群、最佳的预处理方案以及最佳GVHD的预防；并需要与HDT/ASCT进行大样本及长时间多中心前瞻性比较，才能确定NST治疗HL的效果。

（4）小结：造血干细胞移植疗法给复发难治性霍奇金淋巴瘤病例提供了重要方法，获得了明显的疗效，其中自体造血干细胞移植的应用更为成功。异基因造血干细胞移植虽然复发率略低于自体造血干细胞移植，但移植相关死亡率较高、供者困难、费用高等问题，抵消了其优点。非清髓异基因外周血干细胞移植还在研究之中。

四、靶向治疗

靶向治疗是近些年来发展迅速的新型治疗方法，目前研究较多包括抗体治疗（单抗或多抗）、肿瘤疫苗（DNA 疫苗和细胞疫苗）、反义核酸、特异性配体携带治疗物（抗肿瘤药物、免疫毒素、放射性核素）等。现在较为成熟的治疗方法是单克隆抗体治疗，抗 CD20 单抗治疗 CD20 阳性的 B 细胞淋巴瘤取得较大成功，在惰性 NHL 中单药治疗可达到 50% 缓解率；对淋巴细胞为主型霍奇金淋巴瘤 CD20 单抗也有尝试，反应率可达到 50% 或更好。这种治疗方法毒性小，与其他方案联合使用可提高疗效。其原理可能是经典型 HL 损伤中浸润 B 淋巴细胞在体内促进 HRS 细胞生存并调节细胞因子和趋化因子的表达，CD20 在经典 HL 恶性细胞的表达占 25% ~ 30%，而在 LPHL 中 100% 表达，所以使用抗 CD20 单克隆抗体治疗这类患者应该有效。NLPHL 没有经典 HL 典型的 HRS 细胞，也不表达 CD30 和 CD15，但是却像 HL 那样具有明显的炎症背景，表达 CD20 标记，也有人尝试应用不良反应相对较好的抗 CD20 单抗治疗本病。

最近一些专家选择抗 CD20 单克隆抗体作为一种新的治疗复发性 LPHL 的方法，它可抑制恶性 B 细胞克隆，阻滞其转化为进展期非霍奇金淋巴瘤。Keilholz 等给一位Ⅳ期复发性 LPHL 患者静脉注射常规剂量利妥昔单抗，CR 状态持续 6 个月。Lucas 等对 9 例复发性或第一次发病 LPHL 患者使用常规剂量利妥昔单抗，反应率达 100%，其中 6 例（66.7%）达到 CR，3 例（33.3%）达到 PR。另一项研究是 GHSG 进行的一项国际多中心的Ⅱ期临床试验，对象为复发性淋巴细胞为主型 HL 或 CD20 阳性 HL 的其他亚型患者，利妥昔单抗治疗前至少接受 1 次化疗。利妥昔单抗剂量为常规剂量：$4 \times 375\ mg/m^2$，14 例患者中 8 例（57.1%）达到 CR，4 例（28.6%）达到 PR，2 例（14.3%）为疾病进展 PD，中位随访时间为 12 个月。

Younes 等对 22 例复发性或难治性经典 HL 患者进行 6 周利妥昔单抗治疗，剂量是 375 mg/（m^2·周），连续 6 周。结果 22 例中有 1 例（4.5%）达到 CR，4 例达到 PR（18.2%），SD 为 8 例（36.4%）。伴有结外病灶的患者没有达到 CR 或 PR。结论：利妥昔单抗治疗复发性经典 HL 可以改变血清 IL-6 水平，改善 B 症状，对于限制在淋巴结和脾脏的病灶可以达到临床缓解。

其他研究者有应用抗 CD30 抗体治疗 HL，但治疗结果不满意。Schnell 等研制 1131-CD30 鼠源单抗治疗 22 例复发难治性 HL，结果 CR 1 例，PR 5 例，MR 3 例，7 例发生Ⅳ度骨髓毒性。

总之，利妥昔单抗治疗 CD20 阳性的 HL 各亚型是有效且安全的。但由于 LPHL 和 CD20 阳性的其他 HL 患者数量少，更缺乏大组病例的随机对照研究，目前还不能得出结论，有效性和可行性还需要进一步证实。随着新抗体的不断出现，可能会进一步改善疗效和减轻治疗相关的毒性不良反应，放免铰链物、双特异性抗体，肿瘤特异性免疫疫苗技术也正在研究中。

第五节　预后

一、不同病理分型的预后

NLPHL 80% ~ 90% 的病例经过治疗可达完全缓解，并能存活 10 年以上。晚期是不利的预后因素。3% ~ 5% 的病例可能变为大 B 细胞淋巴瘤。NLPHL 患者比患其他类型 HL 的患者发展成 NHL 的风险略高，其中发展成弥漫性大 B 细胞性淋巴瘤（DLBCL）最常见。Hansmann 等报道了在 537 个病例中，这种转变的发生率为 2.6%。英国国家淋巴瘤研究组（BNLI）报道了 182 例患者的转变率为 2%。大细胞性淋巴瘤（LCL）不一定含有典型的淋巴细胞和（或）组织细胞，通常与其他 DLBCL 相似。在某些病例中，通过分子遗传学分析，证实了 NLPHL 和 DLBCL 的克隆关系。有报道由 NLPHL 进展演变的 DLBCL 与原发的 DLBCL 预后相似。除了进展演变为 DLBCL，NLPHL 患者在确诊或复发时，其病变还可和 DLBCL 病变在同一个淋巴结中并存。目前还不知道这种现象发生的频率，但总体上似乎很低。并存型患者的预后明显比一般 DLBCL 患者好。NLPHL 患者较少转变成外周性 T 细胞性淋巴瘤。

在 CHL 中，淋巴细胞为主型预后最好，5 年生存率为 94.3%；LDHL 预后最差，5 年生存率仅为 27.4%。采用现代治疗方法后，如果临床分期相同，LDHL 与其他亚型 CHL 具有相似的预后。NSHL 的预后略好于 MCHL 和 LDHL，其中部分原因是 NSHL 被发现时多处于较早期（Ⅱ期）。纵隔形成巨大肿块是本病发展成晚期的危险因素。

二、不同临床表现的预后

不同研究组关于 HL 的预后因素的认识略有不同，一般认为不良预后因素包括：①年龄≥ 45 ~ 50 岁。②≥ 3 ~ 4 个淋巴结区域受侵。③ ESR ≥ 50 或 ESR ≥ 30（伴有 B 组症状）。④巨块（直径＞ 10 cm）或纵隔大肿块（纵隔肿物最大横径大于第 6 胸椎下缘水平胸腔横径的 1/3）。⑤男性。⑥ B 组症状。⑦混合细胞或淋巴细胞削减型。有研究者发现，HIV^+ 患者预后较差。

EORTC 对早期霍奇金淋巴瘤进行了预后分组、分为预后极好组、预后良好组、预后不良组。

（1）预后极好组的条件是Ⅰ A 期，女性，年龄＜ 40 岁，淋巴细胞为主型或结节硬化型，非巨块或大纵隔肿块。

（2）预后不良组的条件是≥ 50 岁，≥ 4 个淋巴结区域受侵，ESR ≥ 50 或 ESR ≥ 30（伴有 B 组症状），巨块（肿块＞ 10 cm）或纵隔大肿块（纵隔肿物最大横径大于第 5、第 6 胸椎水平胸腔横径的 1/3 或 0. 35）。

（3）预后良好组不符合预后极好组和预后不良组条件的其他临床Ⅰ / Ⅱ期患者。

德国霍奇金淋巴瘤研究组（GHSG）提出的预后因素包括纵隔肿块、结外病变等；EORTC 更重视年龄是否＞ 50 岁，GHSG 则更重视是否发生结外病变，其他各项均相似。

NCCN 2003 年公布的 HL 诊治指导原则中认为早期 HL 的预后因素主要是：①巨大肿块（纵隔肿块最大宽度 / 胸腔最大宽度＞ 1/3，或任何肿块的直径＞ 10 cm）。②红细胞沉降率≥ 50 mm/h，并伴有 B 组症状。③＞ 3 个以上的受累淋巴结区。

对于进展期 HL 则要参考另一个预后标准，即预后指数。1990 年在哥伦比亚研究机构对 71 1 例 HL 患者进行研究，制订了 7 个风险因素：①男性。②Ⅳ期。③年龄≥ 45 岁。④ Hb ＜ 105 g/L。⑤ WBC ≥ 15×10^9/L。⑥淋巴细胞绝对计数＜ 0.6×10^9/L，或淋巴细胞比例＜ 8%。⑦血浆蛋白＜ 40g/L。虽然发现进展期患者复发或难治的发生率较早期高，但含有 0 ~ 1 个风险因素的进展期患者，复发难治的风险小于 20%；而有 4 个或更多风险因素的进展期患者，复发和难治的风险大于 50%。根据这一观点，Moskowitz 等进行了相关研究，1998 年报道了 76 例 HL 病例，将全组病例进行了分组，化疗方案采用 ABVD 44 例，Stanford V 方案 32 例，随访 21 个月。结果发现分值越高，疗效越差。这个评分方法在国际国内尚未广泛使用，但是可以研究探讨。

关于 HL 的预后，最近不同的研究者还有新的不同的结论。一线治疗效果不好的难治性 HL 预后较差，长期无病存活率在 0% ~ 10%。

2003 年，美国血液年会（ASH）提出了更简单的预后因素：分期早晚；是否有 B 组症状；是否有巨大肿块（肿瘤直径≥ 10 cm）。一般来说，没有上述不良预后因素者为预后良好组，或低危组；相反，具有上述不良预后因素者为预后不良组，或高危组，两组患者在治疗和预后上有区别。

第九章

非霍奇金淋巴瘤

在我国恶性淋巴瘤的患者中，非霍奇金淋巴瘤（NHL）远多于霍奇金淋巴瘤（HL）。过去55年中NHL的年发病率几乎翻了一倍，导致NHL发病率增高的原因尚不明确，应是多种因素共同作用的结果。可能的原因大致归纳为：①免疫功能异常的人群增多，如艾滋病、器官移植、类风湿关节炎和遗传性免疫缺陷病等；②病毒感染，如成人T细胞淋巴瘤Ⅰ型病毒（human T-cell leukemia virus type Ⅰ，HTLV Ⅰ）、人类免疫缺陷病毒（human immunodeficiency virus，HIV）、EB（Epstein-Barr）病毒等均与NHL的发病有关，其中HIV感染者NHL的发病率是未感染者的50～100倍；③杀虫剂和除草剂等化学物质的应用增多；④其他因素，包括放射性暴露增多、HL成功治疗后患者生存期延长导致继发的NHL增多等。

NHL是具有很强异质性的一组独立疾病的总和，在病理类型、临床表现和治疗上都远比HL复杂。近年来随着对NHL发生的分子生物学机制、细胞遗传学特点等的认识逐渐清晰，上述因素对预后和治疗影响的认识也逐渐深入，使得NHL的病理分类越来越细化，治疗的个体化要求也越来越高。2008年的WHO病理分类将NHL分为更多种不同的疾病体和亚型，但是根据NHL的自然病程，可以归为三大临床类型，即高度侵袭性、侵袭性和惰性淋巴瘤。根据不同的淋巴细胞起源，可以分为B细胞、T细胞和NK细胞淋巴瘤。不同临床类型NHL的预后和治疗策略各有不同，由于篇幅所限，这里将重点介绍几种发病率高和具有代表性的NHL。

第一节　弥漫大B细胞淋巴瘤

弥漫大B细胞淋巴瘤（diffuse large B-cell lymphoma，DLBCL）是NHL中最常见的类型，占成人NHL的30%～40%。属于侵袭性NHL。DLBCL通常为原发性，但也可由相对惰性的淋巴瘤，如慢性淋巴细胞白血病/小淋巴细胞淋巴瘤、滤泡淋巴瘤、边缘带淋巴瘤或结节性淋巴细胞为主型的HL发展或转化而来。DLBCL的病因尚不知。免疫缺陷是重要的危险因素，在免疫缺陷的患者中，EB病毒阳性的患者显著多于无明显免疫缺陷者，可能与DLBCL的发病有关。

（一）DLBCL的病理特点及免疫表型

顾名思义，DLBCL的主要病理特征是大的恶性B淋巴细胞呈弥漫性生长并伴有正常淋巴结结构的完全消失。DLBCL表达B细胞抗原，如CD19、CD20、CD22、CD79α 等。10%的DLBCL表达CD5，CDIO的阳性率为25%～50%。50%～70%的病例表达包膜或胞质免疫球蛋白，伴浆细胞分化者胞质免疫球蛋白常为阳性。CD30阳性主要见于间变大B细胞淋巴瘤，但也偶见于其他亚型。Ki-67增殖指数一般大于40%，部分病例可高达90%以上。bcl-2阳性率为50%～80%，bcl-6阳性率50%～70%。

（二）DLBCL的病理亚型

DLBCL是一组在病理组织学形态、基因表型和临床表现上存在很大异质性的大B细胞增生性病变。虽然早期的淋巴瘤病理分类中已经发现DLBCL中存在多种亚型，并且描述了多个形态学上的变异型，如中心母细胞型、免疫母细胞型、间变大细胞型、浆母细胞型、富于T细胞型和间变淋巴瘤激酶（an-aplastic lymphoma kinase，ALK）阳性型等，也在世界卫生组织（WHO）的分类中进行了描述，但是没有证据显示这些组织形态学分型可以代表相应独立的临床疾病。

近年来，随着分子生物学技术的进步，特别是基因芯片的应用，使肿瘤基因表达谱的分析成为可能，也推进了对大B细胞淋巴瘤发生的基因及分子机制的深入理解。基因表达谱的研究显示，DLBCL确实可以来源于不同发育阶段的B细胞。2000年，Alizadeh等应用cDNA微阵列方法，将DLBCL分为两个在生物学上不同的亚型，其中一个亚型的基因表达谱与生发中心B细胞类似，称为生发中心B细胞样DLBCL（germinal centre B-cell-like DLBCL，GCB）；另一个亚型表达的基因通常在外周血B细胞体外活化时诱导产生，称为活化B细胞样DLBCL（activated B-cell-like DLBCL，ABC）。其后，淋巴瘤/白血病分子谱型计划（the Lymphoma/Leukemia Molecular Profiling Project，LLMPP）运用17个基因作为，生存率的分子预测指标，将DLBCL分为3个亚型，即GCB样DLBCL、ABC样DLBCL以及第3型DLBCL。第3型基因表达特征与前两型有别，是另一个异质性亚群，预后与ABC型相似。研究显示，GCB样DLBCL患者的预后显著优于ABC样，且是独立的预后因素，不受国际预后指数（internationalprognostic index，IPI）的影响。从B细胞分化的角度分析，因GCB样DLBCL的恶性细胞存在免疫球蛋白（immunoglobulin，Ig）基因克隆间的异质性，应来源于生发中心细胞；而ABC样DLBCL的细胞不存在Ig基因克隆间的异质性，则应来源于生发中心后细胞。GCB样和ABC样DLBCL不仅细胞来源不同，发病机制亦有别。bcl-2基因的重排t（14；18）（q32；q21）几乎均发生于GCB样；而细胞核转录因子NF-KB靶基因的高表达仅出现于ABC样。另外基因分型与形态变异型间亦存在一定的关联。比如GCB样DLBCL所对应的形态学表型一般为中心母细胞型，而ABC样则一般对应为免疫母细胞型。

由于基因表达谱分析在临床诊断中存在实际的操作性困难，多项研究试图通过免疫组化的方法区分GCB样和ABC样DLBCL。多数研究采用CD10和bcl-6作为生发中心来源细胞的标记物，而MUM1/IRF4（multiple myeloma oncogene 1，interferon regulatory factor 4）是非生发中心来源B细胞的标记物。CDIO除表达于生发中心细胞外，还可以特征性的表达于淋巴母细胞、Burkitt淋巴瘤和滤泡淋巴瘤。bcl-6在生发中心形成中具有重要的作用，其下调可以导致B细胞的凋亡或分化。MUM1/IRF4是IRF家族的转录因子之一，在干扰素和其他细胞因子的基因调控中具有重要作用。绝大多数的生发中心B细胞MUM1/IRF4阴性。在正常B细胞发育过程中，bcl-6与MUM1/IRF4的表达是相互排斥的，但某些DLBCL细胞，bcl-6与MUM1/IRF4有时可同时表达。采用免疫组织化学的方法区分GCB样和非GCB样DLBCL的方法目前尚存在争议，Hans等的研究显示，仅通过应用CD10、bcl-6和MUM-1三个分子标记物即可区分，但其他研究没能证实其结果。

另外多项研究显示，DLBCL的原发部位与不同分化阶段B细胞、临床表现及预后亦有相关，故在2008年WHO的分类中列出了特殊原发部位的DLBCL，作为独特亚型，如原发中枢的DLBCL、原发皮肤的DLBCL，腿型、原发纵隔的DLBCL等。其中原发皮肤的DLBCL，腿型，主要发生于老年，特别是女性患者。病变往往先发生于腿部皮肤，随后发展至其他部位皮肤，如头和躯干。临床表现为侵袭性行为，常扩散至皮肤外脏器，基因表达谱则类似于ABC样DLBCL。原发中枢的DLBCL亦主要为ABC样DLBCL的免疫表型。原发纵隔的DLBCL具有独特的基因表型，与经典的HL的基因表型具有相似性。

（三）DLBCL的治疗

DLBCL的治疗模式是化疗、生物免疫治疗与放疗联合的综合治疗。作为侵袭性淋巴瘤中最多见的病理类型，DLBCL具有易于全身播散的特点，因此治疗以化疗为主，放疗主要用于局限期和有巨大肿块的患者。近年来生物靶向治疗，尤其是利妥昔单抗的应用，显著提高了DLBCL患者的治愈率。

1. DLBCL的一线化疗方案

从20世纪70年代开始，就对侵袭性淋巴瘤的化疗方案进行了不懈的探索和改进，相继出现了多种化疗方案，通常被划分为第一、二、三代方案，但三代方案间的差异更多体现在治疗观念的变化，并未出现实际的疗效改善和生存期的延长。

CHOP（环磷酰胺、多柔比星、长春新碱和泼尼松）为第一代方案的代表，CR率约为40% ~ 50%，长期无病生存率（DFS）约30% ~ 35%。第二代化疗方案的设计旨在解决第一代方案中存在的两方面的问题：化疗间歇期的肿瘤再增殖和中枢神经系统受侵。因此在方案中加入了新的药物，如抗瘤活性较强的 VP-16、骨髓毒性较低的博来霉素（BLM）、可以透过血脑屏障的甲氨蝶呤（MTX）和阿糖胞苷（AraC）等。第三代方案的设计主要是基于两点考虑：其一，交替使用不同的药物以减少耐药；其二，调整药物剂量和治疗周期时间，以提高剂量强度。

第二、三代方案在初期报告时曾取得了优于一代方案的疗效，但随后难以得到理想的可重复结果。同时第二、三代方案的毒性明显增加，主要包括骨髓抑制、感染、黏膜炎、血栓形成等。以后的多项研究比较了 CHOP 方案与新方案（如 m-BACOD、ProMACE-CvtaBOM 等）的疗效，但多数研究显示新方案在缓解率、无病生存和总生存方面均无优势，且毒性增加。由此，CHOP 方案成为侵袭性 NHL，特别是 DLBCL 的首选化疗方案。

2. 利妥昔单抗联合 CHOP 一线治疗 DLBCL

利妥昔单抗（rituximab，R）是人鼠嵌合型 CD20 单抗，与化疗联合显著提高了 DLBCL 患者的生存率，这是 1970 年以来 DLBCL 患者疗效的首次提高。已有多项大型随机对照研究证明利妥昔单抗联合 CHOP 方案（R-CHOP）治疗 DLBCL 的效果优于 CHOP 方案，目前 R-CHOP 已成为 DLBCL 的标准一线治疗方案。

3. 局限期 DLBCL 的治疗

局限期一般指Ⅰ/Ⅱ期，但Ⅱ期有大肿块患者的预后与Ⅲ/Ⅳ期相似，应按Ⅲ/Ⅳ期进行治疗。有多项临床研究探讨了局限期患者，单纯化疗和化放疗联合治疗的优劣。研究认为，在 6 ~ 8 周期的化疗后，局部放疗可以延长无病生存时间（DFS）和提高局部控制率，但长期随访不能延长 OS。对于有不良预后因素的患者，缩短化疗周期数至 3 ~ 4 周期联合受累野放疗（involvedfield radiotherapy，IFRT），有可能导致远期复发率增高。而对于无不良预后因素的局限期患者，3 ~ 4 周期的化疗联合 IFRT 可能已经足够。

ECOG 1484 研究入组的是具有不良预后因素的局限期患者，即Ⅰ期有大肿块和Ⅱ期。患者接受 8 周期 CHOP 方案化疗后评价疗效，其中 CR 的患者再随机分为观察和 30 Gy 受累野放疗组；PR 的患者给予 40 Gy 受累野放疗。结果表明，在 CR 的患者中，低剂量放疗显著延长了 6 年 DFS 率，放疗与单纯化疗组分别为 69% 和 53%（P=0.04），但在随访 10 年时，两组间 OS 率无显著差异，分别为 68% 和 65%。SWOG 8736 研究比较了短疗程化疗联合 IFRT 对比单纯化疗的疗效。在这项研究中，放化疗组先接受 3 周期 CHOP 方案化疗，再行 IFRT；单纯化疗组采用 CHOP 方案 8 个周期。中位随访 4.4 年时，放化疗组和单纯化疗组的 5 年的 OS 率分别为 82% 和 72%（P =0.02），但 10 年 OS 率已无明显差别。这项研究试图通过联合放疗而减少化疗周期数，但长期随访结果提示，即使是在局限期的低风险患者中，3 周期的 CHOP 方案化疗可能并不足够，因患者 5 年后的治疗失败率增高。

GELA LNH 93-4 和 GELA LNH 93-1 研究提示对于局限期患者，联合放疗并未提高患者的生存率，基于这两项研究的结果，GELA 已不推荐对局限期的侵袭性 NHL 患者进行受累野放疗。GELA LNH93-4 研究共入组了 576 例 IPI=0 的老年患者，一组接受 CHOP 化疗 4 周期，一组为 CHOP 4 周期后联合受累野放疗，结果显示，7 年 DFS 在两组患者间无显著差异。LNH 93-1 试验纳入了 647 例年龄调整 IPI=0 的侵袭性淋巴瘤患者，其中 DLBCL 约占 80%，患者年龄为 15 ~ 61 岁。单纯化疗组采用的是 ACVBP 方案，而放化疗组采用的是 3 周期 CHOP 方案联合受累野放疗。结果显示化疗组和放化疗组的 5 年无事件生存（EFS）率分别为 82% 和 74%（P ＜ 0.001）；5 年 OS 率分别为 90% 和 81%（P=0.001）；在针对 DLBCL 进行的亚组分析中，OS 和 EFS 的差异也具有统计学意义。该研究包括了约 10% 的大肿块患者，亚组分析的结果表明，无论对于有大肿块的患者还是无大肿块的患者，生存率的差异都是显著的。在该项研究中，ACVBP 组患者化疗的剂量强度是 3 周期 CHOP 组患者的 150%，研究显示，虽然 3 周期 CHOP 组患者进行了 IFRT，但是仍不足以克服由于缩短化疗周期数导致的远期复发率增加。

虽然 SWOG 8736 和 GELA LNH 93-1 研究经常被引用来说明放疗在局部侵袭性 NHL 中的作用并不确定，且放疗并不能用来替代化疗周期数的减少。但是，对于某些分期调整的 IPI（年龄＞ 60 岁、LDH ＞正常、一般状体评分≥ 2 和Ⅱ期患者）评分 0 分的患者，3 周期 CHOP 联合放疗可能已经足够。在对 SWOG 8736 的进一步分析后发现，对于分期调整的 IPI=0 的患者，接受 3 周期 CHOP+ 放疗，5 年 OS 率为 94%；但对于分期调整的 IPI ≥ 1 的患者，相同治疗的 5 年 OS 率仅为 70%。这一结果与 Shenkier 等报道的结果相似，在这项研究中，局限期侵袭性 NHL 患者接受 3 周期 CHOP 样方案化疗后进行 IFRT。在这组患者中，分期调整的 IPI=0 的患者 5 年和 10 年 OS 率分别为 97% 和 90%。

以上 4 项研究均应用 CHOP 方案。如要进一步明确联合利妥昔单抗治疗后，放疗在局限期 DLBCL 中的作用，还需要进行 R-CHOP 方案化疗后联合或不联合放疗的随机对照研究。由于无不良预后因素的局限期 DLBCL 患者的 5 年 OS 率已可达到近 95%，且没有随机对照的Ⅲ期临床研究结果，含有利妥昔单抗的 R-CHOP 方案治疗无预后不良因素的局限期 DLBCL 的证据依然不足。

4. 晚期高危患者一线化疗方案研究进展

目前 R-CHOP 6 ~ 8 周期是治疗晚期 DLBCL 的标准治疗方案，但对于年龄调整的 IPI ≥ 2 的患者，因 RCHOP 方案治疗的疗效仍不理想，尚无标准的治疗方案。晚期 DLBCL 化疗的治疗水平经过长时间的停滞之后，近年来有了一些新的进展，主要表现为以高剂量强度与剂量密集型方案为代表的治疗。

2004 年，德国高度恶性非霍奇金淋巴瘤研究组（German High-Grade Non-Hodgkin´s LymphomaStudy Group，DSHNHL）发表了其 B1 和 B2 研究的结果。两个研究旨在评价在 CHOP 方案上加入 VP-16（CHOEP 方案）或将化疗周期由三周缩短到两周能否提高疗效。两个试验的研究设计相似，比较 CHOP 三周（CHOP-21）方案、CHOP 双周（CHOP-14）方案、CHOEP 三周（CHOEP-21）方案以及 CHOEP 双周（CHOEP-14）方案的疗效和安全性。其中 Bl 研究是针对≤ 60 岁和乳酸脱氢酶（LDH）正常的患者，B2 研究是针对 61 ~ 75 岁的老年患者。各组分别化疗 6 周期，对大肿块和结外累及者给予 36 Gy 放疗。两个研究的中位随访期均为 58 个月。在 Bl 研究中，纳入了 710 例患者，CHOEP 方案较 CHOP 方案 CR 率（87.6% 和 79.4%；P=0.003）更高，5 年 EFS 率（69.2% 和 57.6%；P=0.004）更高；而双周方案与三周方案相比，OS 率有所提高（P=0.05）。尽管 CHOEP 方案骨髓抑制严重，但仍能较好耐受。B2 研究纳入了 689 例患者，CHOP-21、CHOEP-21、CHOP-14 和 CHOEP-14 组的 CR 率分别为 60.1%、70%、76.1% 和 71.6%。CHOP-21 的 5 年 EFS 率和 OS 率分别为 32.5% 和 40.6%，而 CHOP-14 的分别为 43. 8% 和 53.3%。CHOP-14 方案与 CHOP-21 方案相比，EFS 率与 OS 率均显著提高，并且是 3 个强化方案中唯一对 EFS、OS、CR 率都有改善的方案。CHOP-14 与 CHOP-21 的毒性相似，但含 VP-16 的方案，尤其是 CHOEP-14 方案毒性更大。这两项研究的化疗方案与二、三代方案相比，用相对简捷的方法提高了疗效，很大程度上应归功于支持治疗（如 rhG-CSF）的进步。

GELA 研究比较了 ACVBP 方案与标准 CHOP 方案治疗预后不良的老年侵袭性淋巴瘤的疗效和安全性。入组患者年龄 61 ~ 69 岁，至少有 IPI 中的一个不良预后因素。结果 ACVBP 与 CHOP 组的 CR 率分别为 58% 和 56%（P=0.5）；治疗相关死亡率分别为 13% 和 7%（P=0.14）；5 年 EFS 率分别为 39% 和 29%（P =0.005），5 年 OS 率分别为 46% 和 38%（P =0.036）。CHOP 组的中枢神经系统进展率和复发率更高（P =0.004）。ACVBP 组的毒性更高，尤其是在 65 岁以上的患者中。另有 GELA-LNH87-1 研究对比了 ACVBP 方案与 m-BACOD（环磷酰胺，多柔比星，长春新碱，甲氨蝶呤，地塞米松）方案治疗低危侵袭性淋巴瘤。研究共入组 752 例中度恶性或高度恶性淋巴瘤患者，不具有以下任一不良预后因素：ECOG 评分 2 ~ 4、两个以上的结外累及、肿瘤最大径 > 10 cm、骨髓或 CNS 受侵、Burkitt 或淋巴母细胞淋巴瘤。结果两组患者的 CR 率、5 年无治疗失败生存率、5 年 OS 率相同。ACVBP 组的感染更重，但肺毒性更轻；治疗相关死亡率两组无差异。

Wilson 等采用持续静滴的改良 EPOCH（持续 96 小时静滴的依托泊苷、长春新碱和多柔比星 + 快速静滴的环磷酰胺和口服泼尼松）方案治疗 DLBCL。设计采用持续静滴的给药方式，是基于 CHOP 对于增殖迅速的肿瘤（Ki-67 > 80%）疗效不理想，而持续静脉给药方式具有血药浓度稳定和药物作用时间延长的优势，有可能克服肿瘤细胞迅速增殖的问题。该研究共入组 49 例患者，44% 的患者 IPI ≥ 3。结果 92% 的患者达到 CR，中位随访 62 个月时，PFS 率和 OS 率分别为 70% 和 73%。进一步的研究显示，改良的 EPOCH 方案与利妥昔单抗联合可以进一步提高 PFS 率和 OS 率约 10%，在中位随访 28 个月时，PFS 率和 OS 率分别为 82% 和 83%。

5. 复发或耐药患者的解救治疗

侵袭性淋巴瘤患者复发或耐药后的中位自然生存期仅有 3 ～ 4 个月。传统的用于 DLBCL 的解救方案有 MINE（美司钠，异环磷酰胺，米托蒽醌，依托泊苷）、DHAP（地塞米松，阿糖胞苷，顺铂）、ESHAP（依托泊苷，甲泼尼龙，阿糖胞苷，顺铂）、MINE-ESHAP（美司钠，异环磷酰胺，米托蒽醌，依托泊苷，甲泼尼龙，阿糖胞苷，顺铂）、DICE（地塞米松，异环磷酰胺，顺铂，依托泊苷）、ICE（异环磷酰胺，卡铂，依托泊苷）、EPOCH（依托泊苷，泼尼松，长春新碱，环磷酰胺，多柔比星）、mini-BEAM（卡莫司汀，依托泊苷，阿糖胞苷，美法仑）等，这些方案或是使用与初程治疗无交叉耐药的药物如顺铂、卡铂、依托泊苷、异环磷酰胺、阿糖胞苷等，或是采用持续静脉滴注的给药方式，有效率约为 20% ～ 80%，CR 率多数在 20% ～ 30% 之间，长期 DFS 率不足 10%。

新的细胞毒类药物，如紫杉类、吉西他滨、长春瑞滨、拓扑替康、奥沙利铂等用于复发或难治性 DL-BCL 的治疗也有一定疗效。一项Ⅱ期临床研究的结果，采用利妥昔单抗联合 GemOx（吉西他滨，奥沙利铂）方案治疗复发和耐药的不适合接受造血干细胞移植的 B-NHL 患者，其中 72% 为 DLBCL。在 46 例患者中，8 周期的 R-GemOx 治疗后，CR/CRu 达 65%，中位随访 28 个月时的 2 年 EFS 率和 OS 率分别为 43% 和 66%。

基于多项Ⅱ期临床研究和 PARMA 对照研究的结果，对于化疗敏感的复发性侵袭性淋巴瘤，高剂量化疗联合造血干细胞移植已成为标准治疗。具体内容详见造血干细胞移植部分。

（四）DLBCL 的预后判断

DLBCL 的预后因素可以分为临床预后因素、分子预后因素以及肿瘤起源细胞和病理类型相关的预后因素等。

IPI 指数在利妥昔单抗成为标准治疗后进行了修订，因为最初的 IPI 预后指数是在 CHOP 为标准治疗的基础上制定的。Sehn 等对 DLBCL 患者接受 R-CHOP 治疗后进行了回顾性分析，结果有了 R-IPI 预后指数。R-IPI 分为 3 个预后组，预后非常良好组（IPI=0）、良好组（IPI=1 ～ 2）和预后不良组（IPI=3 ～ 5），4 年 OS 率分别为 92%、82% 和 58%。

近年来通过不同 DLBCL 基因表达谱的研究，可以进一步区分出 DLBCL 的不同起源细胞。如前所述，Alizadeh 等应用 cDNA 芯片技术将 DLBCL 划分为生发中心 B 细胞样 DLBCL 和活化 B 样，前者的预后明显优于后者，5 年总生存率分别为 76% 和 16%（$P < 0.01$）。如果可以通过更加简单易行的方法区分生发中心型和活化型 DLBCL，结合 IPI 预后指数，能更好地预测患者的预后。

一些分子的表达，如 bcl-2 阳性、p53 突变、cyclinD1 阳性以及细胞增殖指数 Ki-67 增高等可能与预后差相关，而 bcl-6 阳性者可能预后较好。但由于分子标记的检测方法、诊断标准的不统一以及分子影响机制的复杂性，尚不能明确某单一分子对预后的影响。

第二节　滤泡淋巴瘤

滤泡淋巴瘤（follicular lymphoma，FL）是惰性 NHL 中最常见类型，在欧美地区约占 NHL 的 20%，而在亚洲地区的发病率显著降低。FL 在病理上定义为滤泡中心 B 细胞淋巴瘤，组织学形态上要求至少形成部分滤泡样结构。其特征性的分子特点是 1（14；18）（q32；q21）的染色体异位，致使免疫球蛋白重链基因的启动子异位至 bcl-2 基因邻近，导致 bcl-2 蛋白的过度表达和细胞凋亡的抑制，结果表现为一种低度增殖性肿瘤细胞的缓慢积累。因为恶性细胞的增殖并不迅速，传统细胞毒类的化疗药物对 FL 的治疗并不成功，除了少数局限期患者外，如采用标准的治疗方法，FL 至今仍被认为是不可治愈的肿瘤。FL 患者的中位生存时间长达 7 ～ 10 年。利妥昔单抗的应用，是近年来 FL 治疗中最大的进展，虽然目前研究的随访期相对于 FL 仍较短，但已有趋势显示，利妥昔单抗有可能改变 FL 的自然病程和延长患者的 OS。的Ⅳ度骨髓抑制，化脓性感染发生率 20%，CODOX-M 方案（表 9-1）Ⅲ ~ Ⅳ度胃炎发生率为 58%，另有外周神经和中枢神经系统毒性等。但相对于突出的疗效，毒性尚可接受。

表 9-1　CODOX-M/IVAC 方案

方案 A：CODOX-M	方案 B：IVAC
CTX　800 mg/m² d1	IFO　1 500 mg/m² d1 ~ 5
200 mg/m² d2 ~ 5	VP-16　60 mg/m² d1 ~ 5
ADM　40 mg/m² d1	Ara-C　2 g/m² q12 h×4 次
VCR　1.5 mg/m² d1、8	MTX　12 mg/m² 鞘注 d5
MTX　1 200 mg/m² 1h	
240 mg/（m²·h） 2 ~ 24h d10	
CF 解救　d11 ~ 14	
Ara-C　70 mg 鞘注 d1、3	
MTX　12 mg 鞘注 d15	

造血干细胞移植治疗 Burkitt 淋巴瘤的价值尚无结论。由于难治或复发患者无明确解救治疗措施，推荐进行高剂量治疗联合造血干细胞移植治疗的临床研究。

总之，关于 Burkitt 淋巴瘤的化疗，目前取得的共识有以下几点。①根据 Burkitt 淋巴瘤的生物学特点，化疗应采用高强度、减少化疗周期数的治疗策略，剂量强度与预后相关；②如采用与儿童化疗方案相似的治疗策略，成人和儿童的疗效相当；③应用高剂量的、特别是可透过血脑屏障的药物如 Ara-C 和 MTX，结合预防性鞘内注射，可以提高患者的治愈率；④即使晚期患者，包括骨髓和中枢神经受累的病例，采用大剂量化疗也可能治愈；⑤ Burkitt 淋巴瘤复发常发生在诊断后的一年内，2 年不复发可视为治愈。

尽管初治 Burkitt 淋巴瘤的化疗已取得了相当好的疗效，然而对于具有明显不良预后因素、初治未 CR 和复发难治的患者，疗效并不理想。利妥昔单抗对 Burkitt 淋巴瘤的作用尚待研究。一项研究采用利妥昔单抗联合 HyperCVAD（R-HyperCVAD）方案治疗成人 Burkitt 淋巴瘤，结果 20 例患者的 CR 率达 89%，其中 80% 为 Ann Arbor 分期Ⅲ、Ⅳ期，1 年 DFS 率为 86%。最近的一项小型的临床研究，采用利妥昔单抗联合持续静脉滴注的剂量调整的 EPOCH 方案（DA-EPOCH-R）治疗 19 例 Burkitt 淋巴瘤患者。其中 HIV 阴性患者接受 6 个周期的 DA-EPOCH-R 治疗，HIV 阳性患者接受 3 ~ 6 周期化疗，CR 后再进行 1 周期的巩固治疗，最少的化疗周期数为 3 周期，所有患者均接受同等的 MTX 预防性鞘注。结果全组患者 CR 率 100%，并且在中位随访 28 个月时均维持缓解状态。

（四）预后

预后主要与肿瘤负荷和患者一般状态有关。有大肿块、LDH 增高、骨髓和中枢神经系统受侵的患者预后差，儿童的预后优于成人。

第三节　成熟 T 细胞和 NK 细胞淋巴瘤

成熟 T 细胞肿瘤（mature T-cell neoplasms）是起源于成熟 T 细胞的恶性肿瘤，NK 细胞的免疫表型和功能都与 T 细胞有相似之处，因此在 REAL 分类和 WHO 分类中，将 NK 细胞淋巴瘤和 T 细胞淋巴瘤放在一起讨论。

成熟 T 细胞淋巴瘤亦常被称为外周 T 细胞淋巴瘤（peripheral T-cell lymphoma，PTCL），广义上的 PTCL 包括除 T 细胞淋巴母细胞淋巴瘤以外的所有 T 细胞 NHL。WHO2008 年关于 NHL 的分类中，按照不同的临床和病理学特征，将外周 T/NK 细胞淋巴瘤分为 5 类：白血病类、原发皮肤、原发结外、原发结内和 2008 年 WHO 分类中单列出的慢性 NK 细胞增殖性疾病和儿童系统性 EBV 阳性 T 细胞淋巴增殖性疾病等。

（一）流行病学

成熟 T/NK 细胞淋巴瘤较成熟 B 细胞淋巴瘤少见。在一项大型的国际研究中，成熟 T/NK 细胞淋巴瘤占全部 NHL 的 7%，在该项研究中，外周 T 细胞非特指型（peripheral T cell lymphoma unspecified，

PTCL-U）约占所有 NHL 发病率的 4%，血管中心型 1.4%，血管免疫母细胞型（angioimmunoblasticT-cell lymphoma，AITL）1.2%，而小肠 T 细胞、肝脾 T 细胞和成人 T 细胞白血病 / 淋巴瘤（adult T-cell leukaemia/lymphoma，ATLL）共占不到 1%。

外周 T 细胞淋巴瘤的发病具有鲜明的地域和种族特征，在欧美占 NHL 发病率的 10% ~ 15%，而在东方人中则占 20% ~ 30%。日本的一组大宗病理分析中，成熟 T 细胞和 NK 细胞淋巴瘤占 NHL 的 24. 5%。我国台湾地区的一组 600 例的单中心报告中，T 细胞淋巴瘤占 12.3%，而 T/NK 细胞淋巴瘤在大陆地区两组较大宗的病理统计中，分别占 39.1% 和 29.8%。

（二）成熟 T/NK 细胞淋巴瘤的病理特点、免疫表型和遗传学特点

成熟 T 细胞一般表达膜 CD2、CD3、CD4 或 CD8、CD7、CD56 和 CD57。NK 细胞不表达膜 CD3，但可在胞质中表达 CD3 的 ε 链。NK 细胞除表达 CD2、CD7、CD8、CD56 和 CD57 外；还通常表达 CD160 与 B 细胞淋巴瘤不同的是，不同病理类型的 PTCL 至今尚未明确找到可以对应的正常 T 细胞。而淋巴结内不同功能的 T 细胞亚群所在的位置也未确定。

成熟 T 细胞在发育成熟过程中，可以根据不同的分化阶段以及分类标准划分为多种亚型。

如果按照 T 细胞接触抗原后被活化的过程，可以分为童贞 T 细胞、中心记忆细胞和效应记忆细胞等。未接触到抗原的童贞 T 细胞的分子表型特点是：$CD45RA^+/CD45RO^-/CD27^+/CCR7^+$；当 T 细胞遇到相应抗原后，CD45RA 的表达被 CD45RO 所取代，T 细胞进一步可以分化为中心记忆细胞表型 CD45RA-/$CD45RO^+/CD27^+/CCR7^+$，或效应记忆细胞表型 $CD45\ RA^-/CD45\ RO^+/CD27^-/CCR7^-$。免疫组织学分析显示，AILT 和 ALCL 均具有效应记忆细胞表型（$CD45RA^-/CD45RO^+/CD27^-$）。

如果按照 T 细胞受体（T cell receptor，TCR）的分子组成不同，T 细胞可以分为 α β T 细胞和 γ δ 6T 细胞。T 细胞占 T 细胞总数的 95% 以上，主要与特异性 T 细胞免疫有关；γ δ T 细胞仅占约 5%，多分布于脾的红髓、小肠上皮和其他结外部位，它们亦是 γ δ T 细胞淋巴瘤的好发部位。γ δ T 细胞淋巴瘤的免疫表型一般为 $CD4^-CD8^-CD5^-$，少数可以为 $CD8^+$。γ δ T 细胞介导的免疫反应是非 MHC 限制性的，属于较初期的、非特异性的免疫反应。

α T 细胞如果按细胞功能和免疫表型，可以大致分为两型：$CD4^+\ CD8^-$ 的辅助性 T 细胞和 $CD4^-CD8^+$ 的细胞毒 T 细胞。辅助性 T 细胞（helper T cell，Th）可以分泌多种细胞因子，主要的作用是调节免疫反应；细胞毒 T 细胞可以表达细胞毒性蛋白，包括穿孔素（perform）、颗粒酶 B（granzyme B，GramB）和 T 细胞胞内抗原 -1（T-cell intracellular an-tigen，TIA-1），具有杀伤细胞的作用。$CD4^+$T 细胞一直以来基于所分泌细胞因子的不同，被分为 2 个主要亚型。Th1：分泌 IL-2 和 γ 干扰素，可调节其他 T 细胞和巨噬细胞的功能，是细胞内免疫的必要细胞；Th2：分泌 IL-4、IL-5、IL-6 和 IL-10，主要是调节 B 细胞功能，在细胞外免疫中发挥重要作用。最近的研究又定义了另外几种 T 细胞类型，如 Th17 亚型，主要是分泌 IL-17 的 $CD4^+$T 细胞，与 Thl 或 Th2 不同，Th17 细胞在诱导自身免疫损伤方面发挥重要作用；$CD4^+\ CD25^+\ FoxP3^+$T 细胞（regulatory T-cells，Tregs），对于维持自身免疫耐受非常重要；$CD57^+$ 滤泡 B 细胞辅助性 T 细胞或生发中心 Th 细胞（germinal centre Th cells，GC-Th），位于生发中心内并分泌 IL-10，可促进 B 细胞生产 IgG 和 IgA。目前的研究认为，Tregs 细胞可能与某些皮肤 T 细胞淋巴瘤有关，而 ATLL 可能是由 HTLV1 感染的 Tregs 细胞恶变而来，生发中心的 T 辅助细胞可能是 AILT 的发生细胞。而 Th17 所对应的 PTCL 尚无报道。

NK 细胞和细胞毒 T 细胞均表达穿孔素、GramB 和 TIA-1。值得注意的是，具有细胞毒性 T 细胞或 NK 细胞的表型的淋巴瘤中，常见肿瘤细胞凋亡、坏死和血管侵犯，并且噬血综合征的发生率增高。

最近的研究尝试将 T/NK 细胞淋巴瘤的病理和临床特点与其分泌的细胞因子或趋化因子相联系。比如成人 T 细胞淋巴瘤 / 白血病的高钙血症可能与肿瘤细胞分泌的破骨细胞激活因子有关。而在某些 T 和 NK 细胞淋巴瘤中常见的嗜血综合征则与具有细胞溶解功能的细胞因子和趋化因子有关。同样血管免疫母细胞淋巴瘤常见的多克隆免疫球蛋白血症，则可能与肿瘤细胞起源的滤泡中心 T 细胞所分泌的 CX-CL13 等细胞因子所具有的促进生发中心 B 细胞增殖的作用有关。

在 B 细胞淋巴瘤的发病机制中已发现多种肿瘤相关性基因异位，如滤泡淋巴瘤的 t（14；18）异位、套细胞淋巴瘤的 t（11；14）和 Burkitt 淋巴瘤中的 c-myc 基因异位等。但与 B 细胞淋巴瘤不同，目前在外周 T/NK 细胞淋巴瘤中，除发现 ALK 阳性的 ALCL 中的 t（2；5）异位外，还没有发现其他可重复发生的特异性细胞遗传学改变。

（三）成熟 T/NK 细胞淋巴瘤的预后

对淋巴瘤的 T、B 细胞表型认识后不久，研究者就在临床工作中意识到具有 T 细胞表型的淋巴瘤似乎治疗有效率低、生存期短。从 20 世纪 70 年代起，已有多组研究探讨 T 细胞和 B 细胞表型的侵袭性淋巴瘤是否具有不同的预后，结果不尽一致。在早期的研究中，B 细胞来源者生存期比 T 细胞或裸细胞者更长，但因 T 细胞标记阳性的病例数较少，难以将 T 细胞淋巴瘤和 B 细胞淋巴瘤进行统计学分析。并且在这些研究中裸细胞型的病例数较多，可能反映了早期的免疫组化技术并不成熟，T 细胞来源者有一部分混杂在裸细胞型中。其后的研究中，T 细胞淋巴瘤的比例增大，裸细胞型的比例减小，研究也集中于 T 细胞型和 B 细胞型的比较。这些研究的病例选择有所差异，病理检查多采用工作分类，应用的化疗方案多为含蒽环类的方案，但方案的强度各不相同。一些研究表明，T 细胞的预后比 B 细胞淋巴瘤差，但亦有研究认为二者预后相似。结果差异可能与病例选择有关，例如一些研究中包括了预后较好的间变大细胞淋巴瘤。此外，诊断的准确性也是影响因素之一，在较早的研究中，富于 T 细胞的 B 细胞淋巴瘤常被诊断为 T 细胞淋巴瘤。在一些研究中，T 细胞淋巴瘤具有病期晚、B 症状发生率高等不良因素，可以部分解释在这些研究中 T 细胞淋巴瘤较差的预后。至于 T 细胞表型是否是影响预后的独立因素，多数研究病例数少，未进行多因素分析。美国 MDACC 和欧洲 GELA 的大宗研究都表明 T 细胞淋巴瘤或至少是非间变大细胞型的外周 T 细胞淋巴瘤是独立的不良预后因素。目前一般认为外周 T 细胞淋巴瘤的预后比 B 细胞来源者差，但由于外周 T 细胞淋巴瘤是一个异质性的群体，对不同类型分别进行分析，并结合其他预后因素综合判断是很有必要的。

总体来说，成熟 T/NK 细胞淋巴瘤是一组侵袭性的疾病，但不同类型具有不同的临床特点。就病程和预后而言，各病种也有差异。如蕈样霉菌病（mycosis fungoides，MF）呈惰性的病程。此外，间变大细胞淋巴瘤的预后也较好。一项 120 例的单中心回顾性研究分析 ALCL、AILT、PTCL-U 和小肠 T 细胞淋巴瘤（intestinal T-cell lymphoma，ITCL）。ALCL 组的中位总生存时间为 7.05 年，显著高于其他各组。ALCL、PTCL-U、AILT 和 ITCL 的 5 年预期生存率分别为 60%、40%、30% 和 25%。另一项 66 例的研究比较 PTCL、ALCL、淋巴母细胞淋巴瘤（lymphoblastic lymphoma，LBL）和 AILT，发现 4 组间中位 OS 有显著差异。ALCL、LBL、PTCL 和 AILT 的平均总生存期分别为 11. 05 年 ±1.55 年（95% CI8.00 ~ 14.09）、7.09 年 ±1.40 年（95% CI 4.33 ~ 9.84）、6.62 年 ±1.17 年（95% CI 4.33 ~ 8.90）和 1.54 年 ±0.44 年（95% CI 0.67 ~ 2.40）。

由于 PTCL 是一组具有异质性的疾病，许多研究都探讨了其预后因素，结果不尽相同。在不同的研究中观察到的预后因素包括：老年、一般状况差、分期晚、大肿块、B 症状、结外累及、血 β_2 微球蛋白升高、血 LDH 升高、病理类型不是间变大细胞淋巴瘤、骨髓受侵、IPI 高等。

（四）成熟 T/NK 细胞淋巴瘤的临床表现

PTCL ~ U 最常见的临床表现是淋巴结肿大以及结外受侵的表现等，通常累及的结外器官有脾、肝脏、骨髓和皮肤。B 症状常见。常见轻度贫血、血小板减少、LDH 升高以及嗜酸性粒细胞增多和瘙痒。如出现严重贫血或嗜血综合征，常需警惕为 T 细胞淋巴瘤，但并不能提示 PTCL 的病理类型。一些患者可能仅表现为全身症状或肝功能异常。PTCL 的许多症状与肿瘤细胞所分泌的细胞因子引发的副癌综合征有关。

（五）成熟 T/NK 细胞淋巴瘤的治疗

成熟 T/NK 细胞淋巴瘤的标准治疗目前仍不确定，这主要是由于该病发病率低、病理诊断困难、临床病程多变，可能会出现多种少见的临床综合征以及缺少随机对照的临床研究等原因。事实上，目前 T 细胞淋巴瘤正在成为淋巴瘤治疗中最具前沿性和挑战性的研究领域。

与 B 细胞淋巴瘤不同，在过去的 20 年中，PTCL 患者的生存并未得到改善。20 世纪 90 年代的一项大型的随机对照研究显示，侵袭性淋巴瘤中，第二、三代化疗方案并不优于 CHOP 方案。但由于该研究采用的是工作分类，并不清楚研究的结论是否适用于 T 细胞淋巴瘤。从该研究得出的推论是，CHOP 方案是治疗大细胞淋巴瘤的最优的方案，PTCL 的治疗与 B 细胞淋巴瘤并无不同。这种推论近期受到了质疑。因为不能假设对 B 细胞淋巴瘤有效的药物或方案会同样对 T 细胞淋巴瘤有效；也没有理由认为，不同 T 细胞淋巴瘤亚型在采用相同药物治疗时的疗效相同。但实际上至今为止，各型 PTCL 的治疗方案仍基本相同。一个例外是 NK/T 细胞淋巴瘤，有研究报道，对于某些非常局限的病变，初治首选放疗可以获得更好的疗效，但对于晚期和复发 NK/T 细胞淋巴瘤患者的治疗仍是一个难题。

实际上，CHOP 方案在治疗 PTCL 中的疗效令人失望，提示以蒽环类为主的化疗方案的疗效并不理想，继而引发了对新的药物组合的探索。相关研究包括采用以顺铂为基础的 ESHAP 方案和高剂量强度的 HyperCVAD 方案等。GELA 研究组报道了 58 例、大于 60 岁的 PTCL 患者采用 ESHAP 方案联合顺式维甲酸治疗的结果，但 CR 率仅为 33%。在另一项 GELA 的Ⅱ期临床研究中，小于 60 岁的患者，采用类似治疗儿童 Burkitt 淋巴瘤的剂量强化方案治疗，结果 CR 率 51%，中位 EFS 仅 6 个月。MDACC 的一组回顾性研究中，对比强化治疗方案，包括 HyperCHOP、HyperCVAD/MA 和骨髓移植等的疗效并不优于 CHOP 方案。由此可见，PTCL 的治疗方案的选择仍然是一个挑战，还需要新的药物加盟和随机对照临床研究的检验。

由于 PTCL 治疗的疗效并不理想，多种新的细胞毒类和靶向药物正在进行临床研究，有些已显示了具有希望的前景，主要包括以下几类：

1. 嘌呤类似物

几项小型的临床研究评价了嘌呤类似物喷司他丁、氟达拉滨和吉西他滨等在 PTCL 中的疗效。研究所报道的喷司他丁治疗 PTCL-U 的有效率在 15% ~ 100%。近期的几项研究，显示了吉西他滨在血液系统肿瘤中的疗效。一个单中心的临床研究显示，吉西他滨单药治疗复发和耐药 T 细胞 NHL 的有效率为 60%。还有研究报道其在 MF 患者有效。一项Ⅱ期临床研究治疗了 44 例复发的 MF 或 PTCL 患者，结果 ORR 为 70%，CR 患者的中位缓解时间达到 15 个月，PR 为 10 个月。

2. 叶酸类似物

新型叶酸类似物 pralatrexate，在 PTCL 中显示了颇有前景的疗效。在一项Ⅰ/Ⅱ期临床研究中，pralatrexate 治疗多种类型的复发或耐药的 NHL，共入组 54 例患者。pralatrexate 在 22 例 T 细胞 NHL 患者中的 ORR 为 45%，6 例 CR，4 例 PR。而在 B 细胞 NHL 中，ORR 仅为 10%。

3. 单克隆抗体和免疫毒素

在 T 细胞 NHL 中，已发现多种表面分子可以作为单克隆抗体或免疫毒素的治疗靶点，这些分子包括：CD2、CD4、CD5、CD7、CD25、CD30 和 CD52 等。除 CD52 外，其他表面抗原分子在不同 PTCL 亚型的表达可存在明显差异，使得针对这些靶点的单克隆抗体的治疗更加具有选择性和低毒性。

阿伦单抗（alemtuzumab）是人源化的抗 CD52 单抗。CD52 抗原存在于多数 T 细胞 NHL 细胞的表面，但亦在正常 T 细胞、B 细胞、单核细胞和巨噬细胞表面表达，所以阿伦单抗可以导致 T 细胞、B 细胞、单核细胞和巨噬细胞的全面缺乏，诱发严重的免疫抑制。在一项最早的欧洲的临床研究中，阿伦单抗单药治疗多重治疗后复发和耐药 PTCL 的缓解率为 36%。然而却引发了严重血液学毒性和感染。另一项研究，采用阿伦单抗联合 FCD 方案（氟达拉滨、环磷酰胺和多柔比星）治疗 PTCL，其中 9 例初治患者中 7 例 CR，9 例复发患者中 1 例 CR，3 例 PR。但 81% 的患者出现Ⅲ/Ⅳ度不良反应，56% 发生巨细胞病毒重新激活。该研究表明，虽然联合化疗后疗效提高，但毒性不容忽视。

zanolimumab 是一个全人源化的抗 CD4 单克隆抗体。在一项Ⅱ期研究中，治疗了 47 例 MF/SS（Sezarsyndrome）患者，结果显示 zanolimumab 的耐受性良好，ORR 为 36%，在 MF 患者中有效率优于 SS。约 50% 的非皮肤原发 T 细胞淋巴瘤表达 CD4，一项Ⅱ期临床研究治疗复发和耐药的非皮肤原发的 $CD4^{+}$T 细胞淋巴瘤，结果在 15 例患者中，2 例 CR，2 例 PR。无明显严重的不良反应。

CD30 抗原是一个颇有吸引力的治疗靶点，一方面 CD30 在 ALCL 和某些 PTCL-U 中高表达。另一方面其在正常细胞中仅有微弱表达。SGN-30 是抗 CD30 的嵌合型的单克隆抗体，MDX-060 是人源化的抗 CD30 的单克隆抗体。在一项Ⅱ期临床研究中，SGN-30 治疗 $CD30^{+}$ 的复发和耐药的 ALCL，结果 20% 的患者治疗有效，其中包括 2 例 CR。在一项Ⅰ/Ⅱ期临床研究中，人源化的 MDX-060 抗体治疗复发的

ALCL，在7例患者中，2例获得CR。

IL-2受体（IL-2R）是T细胞分化的一个标记物，人的IL-2R存在三种结构形式，低亲和力受体（CD25）、中等亲和力受体（CD122/CD132）和高亲和力受体（CD25/CD122/CD132）。IL-2受体的亚基CD25在某些T细胞淋巴瘤和白血病细胞中表达，包括皮肤T细胞淋巴瘤（cutaneous T cell lymphoma，CTCL）、PTCL-U和CD30⁺ ALCL，地尼白介素（denileukin diftitox）是白喉毒素（diphtheriatoxin）和IL-2的融合蛋白，可以直接选择性的导致白喉毒素对靶细胞的杀伤。在一项Ⅱ期临床研究中，地尼白介素治疗27例复发和耐药的T细胞NHL患者的ORR为48%，在13例CD25⁺病例中，ORR61. 5%，中位的TTP时间为6个月（1 ~ 38个月）。毒性依然是重要的限制其单药和与其他联合的因素。

4. 组蛋白去乙酰化酶抑制剂

组蛋白去乙酰化酶抑制剂（histone deacetylase inhibitors，HDIs），是一类新型的抗肿瘤药物，可以通过提高组蛋白的乙酰化程度诱导细胞分化、凋亡和降低细胞增殖能力。HDIs在MF/SS中的疗效较好，在一项多中心的Ⅱ期临床研究中，共入组39例复发和耐药的患者，其中CTCL患者的ORR为50%，缓解持续时间6 ~ 34个月；在17例其他PTCL患者中，4例（24%）获得PR，缓解时间还在观察之中，分别为4个月、4个月、9个月和12个月。

第四节　T细胞淋巴母细胞淋巴瘤

T细胞淋巴母细胞淋巴瘤（T cell lymphoblastic lymphoma，T-LBL）属于高度侵袭性淋巴瘤，其发病率占成人NHL的2% ~ 4%，占儿童NHL的40%左右，男性多于女性。LBL可以分为T细胞淋巴母细胞淋巴瘤（T-LBL）和B细胞淋巴母细胞淋巴瘤（B-LBL）。其中T-LBL淋巴瘤约占80%，B-LBL约占20%。在WHO淋巴造血系统恶性肿瘤的分类中，LBL与ALL被认为是具有不同临床表现和属于不同疾病发展阶段的同一种疾病，故将其归入同一类疾病，并人为将骨髓中幼稚淋巴细胞比率小于25%的定义为LBL，而幼稚淋巴细胞比率大于25%的定义为ALL。

（一）T-LBL的形态学、免疫表型及遗传学特点

在细胞形态上LBL主要表现为中等大小的细胞，胞质呈淡嗜碱性，核膜明显而形态不规则，染色质分布均匀而纤细，典型的表现为小而圆形的核仁呈轮辐状排列，核分裂象多见，生长方式为弥漫性生长。

T-LBL来源于不成熟的前体T细胞。不同分化阶段的前体T细胞可根据其在胸腺内的分布区域和标记分子的不同进行区分，大致可分为4个分化阶段，即早-T-前体细胞、不成熟胸腺细胞、普通胸腺细胞和成熟胸腺细胞等。不同成熟阶段的T细胞均可在发生恶性转化后演变为T-LBL，所以不同的T-LBL的免疫分子标记也因其相应正常起源细胞的成熟阶段不同而有所区别。由于前体淋巴母细胞淋巴瘤来源于不成熟阶段的淋巴细胞，有时可出现肿瘤细胞同时表达B或T细胞的标记，甚至表达自然杀伤细胞（NK）或髓系细胞的分子标记。LBL演变为髓性白血病的个案早有报道，而Hashimoto等报道在T-LBL淋巴瘤中甚至有高达52%的肿瘤细胞表达B细胞相关的表面分子CD79a。

在细胞遗传学改变上，LBL和ALL没有明显区别，这也是两者被认为是同一类疾病的原因。不同文献报道的T-LBL淋巴瘤细胞遗传学改变在50% ~ 90%之间。染色体的异常多数与T细胞受体（T cell receptor，TCR）重组有关。此种基因异位导致TCR基因的强启动子和增强子异位到某些与细胞增殖或凋亡相关的基因附近，启动了细胞的异常增殖或凋亡抑制。最常见的染色体异位涉及的基因包括HOXII，可见于7%的儿童T-ALL和30%的成人T-ALL；HOX11-L2可发生于200/0的儿童和10% ~ 15%的成人患者。染色体缺失在T-ALL中亦常见，最重要的是del（9p），发生率约为30%，可以导致抑癌基因CDKN2A（CDK4抑制因子）的丢失。另外，有50%的病例可有Notchl基因的激活性突变，Notchl基因在T细胞早期的发育中具有重要的作用，其下游靶点可能是c-myc基因。在30%的病例中可有hCDC 4基因的突变，而该基因是Notchl基因的负向调控因子，这些突变可以导致Notchl蛋白的半衰期延长。

（二）T-LBL的临床特点和预后

T-LBL的典型临床表现为上纵隔增宽，患者常主诉咳嗽，气短，往往由 > 10 cm的前纵隔巨大肿块所致，可以伴有胸腔积液。其中50%的患者在就诊时已有骨髓受侵，20%有中枢神经系统受侵，如果疾病进展为T-ALL，则其临床表现与ALL没有区别，是疾病发展的终末事件。

影响LBL预后的因素往往由于不同研究的分组标准不同和研究病例数偏少等原因，得出的结果有所差异。但多数研究认为与预后不良相关的因素有年纪大、分期晚、骨髓受侵、中枢神经系统受侵、乳酸脱氢酶增高、B症状和获得完全缓解的时间长等。

（三）T-LBL的治疗

在化疗作为治疗选择之前，T-LBL单纯行纵隔放疗的长期生存率小于10%，大部分患者很快出现疾病扩散，其中最常见的为中枢神经系统受侵，并最终发展为T-ALL。从20世纪70年代开始，应用类ALL方案联合中枢神经系统预防治疗儿童LBL，取得了令人鼓舞的结果。Ⅰ/Ⅱ期患者的长期生存可达85% ~ 90%，但因治疗伴随着明显的近期和远期毒性，随后对治疗的强度和时间进行了调整，同样取得了相似的疗效。虽然由此早期患儿的疗效有了明显的改善，但Ⅲ/Ⅳ期患儿的生存率仍小于40%，这促使了新的强化治疗方案的出现。Wollner等应用十种药物组成的LSA_2L_2方案，联合MTX鞘内预防性注射和3年维持治疗的策略，治疗了17例晚期患儿，结果5年生存率达到61%。Dahl等在既往ALL方案中加入依托泊苷和阿糖胞苷，结果4年的无病生存率达到73%。由于新的治疗方案的出现使得Ⅲ/Ⅳ期患儿的无病生存达到60% ~ 70%。正因儿童LBL治疗取得的成功，自此开始了应用ALL方案治疗成人患者的尝试，但成人的疗效仍不如儿童。

在成人患者中应用传统的治疗NHL的CHOP样方案联合门冬酰氨酶的CR率在不同报道为40% ~ 70%之间，DFS率在20% ~ 50%之间。而ALL方案的CR率在77% ~ 100%之间，DFS率在45% ~ 67%。故目前认为ALL方案优于传统的NHL方案，T-LBL的治疗建议采用ALL方案。

HyperCVAD方案最早用于治疗成人Burkitt淋巴瘤，后来开始治疗LBL和ALL。这个方案的特点是采用无交叉耐药的多个药物组成联合方案，并针对LBL细胞增殖分裂快的特点，采用分割并加大CTX的用量；在激素的应用上以地塞米松替代泼尼松，因地塞米松在中枢神经系统内的半衰期较泼尼松长，可以更好地预防中枢神经系统的受侵或复发，同时体外实验显示地塞米松对淋巴细胞的毒性比泼尼松大几倍至十几倍；而大剂量的MTX、Ara-C可以更有效、更快速地杀伤肿瘤细胞，使患者尽快地达到完全缓解，从而避免耐药细胞的产生，降低复发率，同时又加强预防了中枢神经系统的受侵或复发。Thomas等报告了一组应用共8个周期HyperCVAD/MTX-Ara-C方案，联合鞘内注射和两年POMP（巯嘌呤50 mg，3次/日，d1 ~ 14；长春新碱2 mg，1次/月，甲氨蝶呤20 mg/m^2，1次/周，泼尼松200 mg，d1 ~ 5；28天一周期）维持治疗，治疗LBL患者的48个月随访结果。共33例患者，中位年龄26岁，其中80%为T-LBL，70%有纵隔肿物，70%为Ⅲ ~ Ⅳ期，9%有中枢神经系统受累。治疗结果为CR率91%，治疗相关死亡率9%，预计3年DFS率66%，OS率70%。

在T-LBL的治疗中，有几个问题一直存在争议。①是否应做中枢神经系统预防性治疗。文献报道应用NHL方案而不做中枢神经系统预防性治疗患者的中枢神经系统复发率为42% ~ 100%，而给予预防性鞘注患者的复发率为3% ~ 42%，鞘内注射联合放疗的复发率则为3% ~ 15%。有报道显示早期预防性鞘内注射与鞘注联合放疗的疗效相当。②是否应做维持治疗。Kobayashi等报道了应用非交叉耐药方案治疗成人T-ALL和LBL但无维持治疗的结果，78%的患者达CR，但其中72%复发，7年生存率仅15%。目前是否应行维持治疗以及维持治疗的持续时间仍存争议。③是否应做纵隔巩固性放疗。研究显示在儿童患者中巩固性放疗并未获益，相反却增加了治疗的相关毒性，包括心脏毒性、肺纤维化和第二肿瘤的发生等，而低剂量（15 Gy）照射不能提高纵隔的局部控制率。在成人，这是一个尚存争议的问题。Dabaja等做了一个回顾性的研究来评价纵隔放疗对于CR患者的作用。

目前治疗LBL有下列几点共识：①无论是Ⅰ期还是Ⅳ期患者，类ALL的，强烈化疗方案疗效优于NHL方案；②短期化疗后若不进行维持治疗，复发的危险性增高；③强化的鞘内注射可以减少中枢神经系统复发率。

临床输血

第一节 输血

人类把输血作为一种常规的临床治疗手段是从 1900 年奥地利人 Landsteiner 发现红细胞 ABO 血型系统开始的，迄今已有百余年的历史。在这 100 多年里，输血领域发生了翻天覆地的变化，尤其是近 30 年来，在相关学科的影响下输血领域飞速发展已逐渐成为一门独立学科—输血医学。它包含许多学科，如血液学、免疫学、移植学、临床医学、生物学、微生物学、流行病学、传染病学、病毒学以及生物工程学等。

输血从实质上讲是一种组织细胞的移植，同其他器官移植一样，它也存在着同种异体免疫问题。由于人类血型的复杂性，可以说，世界上除了同卵双生的双胞胎以外，没有两个人的血型完全相同。现代的输血概念不仅仅是单纯血液的输注，采血的方法也发生了革命性的改变，现代高科技技术的应用可以单独采集供血者的某一种血液成分。血液及血液成分在输入前除了要做血清生化及免疫学方面的检查外，必要时还要做一些特殊的处理，如洗涤、过滤、病毒灭活及辐照等。总之，现代的输血比以前更加科学、安全、有效。

从 20 世纪 70 年代起，输血领域进入成分输血时代。1980 年召开的第十六届国际输血大会总结中指出：20 世纪 70 年代是输血史上发生重大变革的 10 年，其中最大的成绩就是成分输血代替了输全血。到了 20 世纪 80 年代，一些发达国家成分输血占临床用血的比例已达到 80% ~ 90%，进入 20 世纪 90 年代，发达国家的成分输血比例已占临床用血的 95% 以上。现代输血的一个最重要内容就是成分输血。成分输血占临床用血比例的多少是衡量一个国家、一个血站、一所医院医疗水平高低的标准之一。一名医生能否根据患者病情，合理选择和正确应用各种血液成分，也是衡量其医术高低的标准之一。

成分输血是目前认为最合理、最科学的输血方式。成分输血的原则就是缺什么，补什么，尽量减少或杜绝患者不需要的成分的输入，最大限度地减少输血不良反应的发生。据调查，临床上需要输血的患者，有 80% 以上只是缺乏血液中的某一两种成分，而传统的输血方式是把需要输血的患者，不分是什么情况一律输全血，这是缺乏根据、不科学的而且是不安全的做法。有人把它形象地称为猎枪疗法，针对性不强。现代的科学手段可以将全血分离成各种成分，如红细胞、血小板、白细胞、血浆、冷沉淀等。根据患者的情况有选择性地输血，其疗效就不言而喻了。血液成分的输注临床上称为成分输血或血液成分疗法。

一、成分输血的定义

将全血经科学的方法分离加工成各种血液成分或用血细胞分离机直接采集某一种血液成分，然后根据不同患者的不同需求以血液成分的方式进行输注治疗，称为成分输血，也有人称为“血液成分疗法”。成分输血包含两个概念，广义地讲，凡是血液中的成分输注都可以称为成分输血，它可以包括有形成分以外的清蛋白，球蛋白、凝血因子及各种细胞因子；而专业人员经常讲的是狭义的成分输血概念，它仅仅包括红细胞，血小板、白细胞、血浆和冷沉淀 5 种成分。由于白细胞的输血不良反应及并发症比较复杂，输注要求比较严格，因此目前白细胞的输血应用非常局限。

二、特点

（一）有效成分浓度高，疗效显著

一个单纯贫血的患者输入 200 mL 红细胞制剂可以起到输入 400 mL 全血的作用；而浓缩血小板的体积仅仅是全血的 1/10。一位因血小板减少而伴有出血的患者，一般需要输注 2 000 mL 以上刚刚采出的全血才能达到止血目的。这样大量的血液对于一个血容量正常的患者根本无法接受，而输用浓缩血小板只需 200 ~ 300 mL 即可达到治疗效果。对于有轻度出血的血友病患者，为纠正出血需输注凝血因子Ⅷ的标准剂量为 10 U/kg。一个 60 kg 体重的人，一次应输注 600 U，即 7 ~ 8 袋冷沉淀，总体积 140 ~ 200 mL。如输全血至少需要 1 400 mL 以上才能满足此剂量。因此在没有冷沉淀制剂之前，临床上对血友病患者的治疗几乎是束手无策，靠输全血来治疗几乎是不可能的。再如 25% 清蛋白制剂 100 mL 在维持胶体渗透压扩充血容量方面的作用相当于 500 mL 血浆。大剂量静脉注射丙种球蛋白还可以防治某些疾病，而输注全血是不可能达到这些治疗目的的。

（二）输用安全，不良反应少

血液中的许多种成分都有它的抗原性，目前发现红细胞系统有 416 种抗原；HLA 系统有 148 种抗原血小板系统至少有 8 种抗原；粒细胞抗原有 9 种以上；血清中各种蛋白的血型至少也有 20 多种；以上各系统血型综合在一起构成了血型的表现型有 1 017 种。如此复杂的血型，除了同卵双生的双胞胎外。世界上几乎找不到两个血型完全一样的人。我们通常所讲的同型输血，主要是指红细胞 ABO 血型相同，按我国目前的要求，临床输血前只检查红细胞的 ABO 和 Rh 血型，其他血型一般情况下是不考虑的。因此，在常规输血的同时肯定也输入了不少血型不合的物质，这些不相容的血型物质作为异体抗原在输血的同时对受体进行了免疫，使受体产生了许多特异性抗体，当受体有机会再次接受相同的抗原时这些特异性的抗体便与输入的相应抗原结合，因此而引发了同种免疫输血反应。成分输血限制了无效成分的输入，从而也就大大地减少了同种异体免疫反应的发生。

（三）减少白细胞引起的输血反应

一般情况下，在给患者输注全血或血液成分的同时也会输入大量的白细胞，而输入的白细胞数量与其产生的不良反应有一定的关系。有人做过调查，临床输血反应中有很大的比例是由于供受体之间的白细胞血型不合引起的。最常见的输血不良反应是非溶血性发热反应，而非溶血性发热反应大约 80% 的原因是由白细胞抗体导致，由白细胞引起的最严重的输血反应是输血相关的移植物抗宿主病（transfusion-associated graft versus host disease，TA-GVHD）。各种输血不良反应的发生与每次输血时所输入的白细胞数量有一定的相关性（表 10-1）。全血及血液成分中白细胞的混入量见表 10-2。

表 10-1　一次输入白细胞数量与不良反应的关系

输入白细胞数量	不良反应
> 10^8	非溶血性发热反应（NHFTR）
> 10^7	巨细胞病毒（CMV）感染
> 10^6	T 细胞病毒（HTL-1）感染
> 10^5	同种免疫
> 10^4	与输血相关的移植物抗宿主反应（TA-GVHD）

表 10-2　全血及血液成分中白细胞的混入量

200 mL 全血制备的成分	白细胞量
浓缩红细胞	> 10^9
悬浮红细胞	> 10^9
少白细胞红细胞	> 10^6 ~ 10^8
洗涤红细胞	> 10^8
浓缩血小板	> 10^8
新鲜血浆	> 107

既然白细胞会引起这么多不良反应，在输血前就应该尽可能地把白细胞从全血或血液成分中清除干净。清除白细胞的方法有很多，最有效的方法是使用白细胞过滤器。新一代的白细胞过滤器可以去除全血或血液成分中 99.999% 的白细胞。理论上讲在输血前使用过滤器绝大部分与白细胞相关的输血反应都可以被杜绝。但过滤的时机是非常关键的，大量的数据已证明血液在储存前过滤是最理想、最有效的。到目前为止，预防 TA–GVHD 最有效的办法是在输血前对全血或血液成分用 γ 射线进行照射，目的是杀死 T 细胞。

（四）便于保存和运输

全血的保存温度一般为 2 ~ 6℃；红细胞的保存温度分为两种：2 ~ 6℃或冷冻；血小板的保存温度为 20 ~ 24℃或冷冻；冷沉淀和新鲜冷冻血浆的保存温度为 –18℃以下。总之，不同的血液成分有不同的最佳保存条件，如果不考虑这个特点，血液成分的活性和质量就无法保证。

（五）综合利用、节约血液资源

有人把血液比作石油，没有任何一个国家把原油当做燃料去使用，而是把它当作一种原料从中提炼出许多种产品，如煤油、柴油、汽油及各种化工产品，就是最终废物—沥青也可以用来铺路。血液也是如此。血液中有许多种成分，它们的作用也各不相同，目前已经能分离出几十种。成分输血就是做到了物尽其用，充分发挥血液中每一种成分的作用，这是目前最科学的输血方式。

药品和生物制品有 3 个最基本的要求：安全、有效、经济。同输全血相比，成分输血更符合这 3 个要求。

三、输注原则

任何一个经过专门训练的医务工作者都有这样的常识：内科医生用药有用药原则，为了患者的安全能口服用药不肌内注射，能肌内注射不静脉注射；外科医生对需手术治疗的患者要考虑患者是否有手术指征，并不是所有的患者到了外科都必须动手术；对于一个患者是否需要输血，医生要掌握的原则应该更加严格。医生必须要了解患者的病情并进行综合分析，再决定该患者是否需要输血，输注哪一种成分以及输注多少剂量。要掌握这样一个原则：可输可不输时坚决不输；能够输自己的血就不输别人的血；适合输成分血的患者，绝不输全血，血液成分的输注剂量一定要符合治疗标准。

四、输全血的缺点

（一）全血不全

从字面上理解全血应包括血液中的全部成分。但事实并非如此，血液中的几乎所有成分都是有一定活性的，各种成分含量也是不均一的。血液一旦离开人体就会发生一系列的变化，特别是有些成分在一般条件下非常不稳定，如凝血因子Ⅷ和血小板。目前我们常用的几种保养液只适合保存红细胞所谓保存 21 d、28 d、35 d、42 d 也只是对红细胞而言。在 4℃条件下血液中的各种成分都会有不同程度的破坏和损伤，我们称为血液的保存损伤。如 4℃条件下全血中的血小板 12 h 后大部分活性丧失，24 h 后几乎失去全部活性，凝血因子Ⅷ 24 h 后活性下降 50%；凝血因子 V3 ~ 5 d 后活性下降 50%；中性粒细胞 4℃条件下的保存时间最多不超过 8h。各种血液成分保存方式和保存温度是不同的：红细胞的保存温度分为两种：2 ~ 6℃和 –80℃，后者需要加入专用保护剂（如甘油）；白细胞最常用的保存温度为 20 ~ 24℃，也可加入专用保护剂（如二甲基亚砜）低温冷冻保存；血小板需要专用塑料袋，在 22 ± 2℃，每分钟 50 ~ 60 次 /min 振荡条件下保存，也可加入专用保护剂（如二甲基亚砜）低温冷冻保存；血浆要求采血后 6 ~ 8 h 内分离并在 –18℃以下冷冻保存；冷沉淀也要求在 –18℃以下冷冻保存。

（二）循环超负荷

对于一个血容量正常只需要补充某种血液成分的患者，特别是年老体弱，心功能不好的患者，如果输入全血非常容易导致循环负荷过重。

（三）其他

（1）全血中的细胞碎片、乳酸、钾、氨等含量高，患者的代谢负担重。

（2）各种抗原物质含量高，患者产生同种免疫反应的机会多。

（3）全血中的有效成分含最少，如 200 mL 刚刚采出的全血中（假设所有成分活性为 100%），血小板含量只有有效治疗量的 1/10 ～ 1/8；白细胞含量只有有效治疗量的 1/20 ～ 1/10；Ⅷ因子含量只有有效治疗量的 1/40 ～ 1/20；纤维蛋白原含量只有有效治疗量的 1/20。

五、各种血液成分的特点及应用

（一）红细胞

红细胞输血是成分输血的最主要的内容，应用合理时它至少应占全部输血量的 50% 以上，红细胞是一组血液成分，它主要是由全血去除血浆后制备而成的。

1. 浓缩红细胞（concentrated red blood cells，CRC）

全血离心后去除血浆剩余部分为浓缩红细胞。每袋浓缩红细胞制剂含 200 mL 全血中的几乎全部红细胞，容量 110 ～ 120 mL；血细胞比容是 0.65 ～ 0.80；同时还含有部分血浆和抗凝剂，细胞碎片、乳酸、钾、氨、抗原抗体等含量均低于全血，运氧能力和体内存活率等与全血相同。通常在 2 ～ 6℃条件下保存，含 ACDB 或 CPD 抗凝剂的浓缩红细胞保存期为 21 d，含 CPDA 抗凝剂的浓缩红细胞保存期为 35 d。一般用于各种血容量正常的贫血患者、急性出血或手术患者失血低于 1 500 mL 者，心，肝、肾功能不全者，小儿或老人输血、妊娠晚期伴有贫血者和一氧化碳中毒者等。对于一个 60 kg 体重的成年人，每输入 2 个单位浓缩红细胞（每单位由 200 mL 全血制备）可以提高血红蛋白 10 g/L。输注前需交叉配血，必要时可用生理盐水稀释后输注。

2. 添加剂红细胞（additive solution red blood cells，AS-RC）

添加剂红细胞也称悬浮红细胞或红细胞悬液（suspended red blood cells，CRCs）。这是目前临床上用量最大的一种红细胞制剂，它是在浓缩红细胞的基础上加入红细胞添加液，降低了红细胞的黏稠度使输注时更加顺利，全部操作在密闭条件下完成。血细胞比容是 0.50 ～ 0.65；添加液为 MAP、SAGM、SAGS，保存期为 35 d；添加液为 CPD-AS，保存期为 42 d。它的临床适应证和输注剂量和浓缩红细胞相同。输注前也需要交叉配血。

各种红细胞添加液配方见表 10-3。

表 10-3 各种红细胞添加液配方（单位：mmol/L）

	BAGPM	SAG	SAGMAN	AS-1	AS-3	AS-5	MAP
碳酸氢钠	115.7	0	0	0	0	0	0
氯化钠	0	150.0	150.0	154.0	70.15	150.4	83.5
磷酸盐	1.0	0	0	0	23.0	0	4.75
腺嘌呤	1.0	1.25	1.25	2.0	2.22	2.22	1.0
葡萄糖	55.0	45.0	45.0	111.0	55.51	45.41	40.0
甘露醇	27.5	0	30.0	41.0	0	28.82	80.0
枸橼酸钠	0	0	0	0	0	0	5.1
枸橼酸	0	0	0	0	0	0	0.94

3. 少白细胞红细胞或悬浮少白细胞红细胞

这是一种非常有前景的红细胞制剂。它的特点是在浓缩红细胞或悬浮红细胞的基础上去除绝大部分的白细胞从而降低了由白细胞引起的免疫性输血反应和疾病的传播。用过滤法制备的少白细胞红细胞残存白细胞数量≤ 2.5×10^6/200 mL 全血。该成分适用于各类需要输注红细胞的患者，特别适合于已有白细胞抗体、骨髓移植和器官移植的患者。

4. 洗涤红细胞

这是一种目前被认为是比较安全的红细胞制剂。洗涤红细胞是在少白细胞红细胞的基础上用无菌生理盐水反复洗涤 3 遍以上制备而成。经过洗涤的红细胞去除了 80% 以上的白细胞和 98% 的血浆蛋白，也去除了大量的细胞碎屑、代谢产物、抗凝剂、乳酸盐、钾、氨和微聚物，同时也损失了 30% 左右的红细胞。该成分适用于各类需要输注红细胞的患者，更适合于对血浆蛋白有严重变态反应的患者、自身免疫性溶血性贫血、阵发性睡眠性血红蛋白尿、高钾血症及肝肾功能障碍者以及新生儿换血等。开放制备的洗涤红细胞应在制备后 24 h 内输注。由于该成分内已基本不含抗 A 抗 B 抗体，输注前可只做主侧配血。输注剂量要比浓缩红细胞增加 30% 左右。

5. 冷冻解冻去甘油红细胞

红细胞加入甘油保护剂后在 −80℃或 −196℃低温条件下保存，最长保存期可达 10 年。使用前将储存的红细胞放在 37℃水浴中解冻，然后洗净甘油，再用生理盐水悬浮，24 h 内输注。

该成分主要用于稀有血型血液的储存，也可用于自体血液的长期储存，该成分内也基本不含抗 A 抗 B 抗体，输注前可只做主侧配血。在输注剂量上也应考虑到红细胞损失部分。

6. 照射的红细胞

实验证明使用最好的白细胞过滤器也不可能去除 100% 的白细胞，剩余的 T 细胞仍可能会使受体发生输血后的 GVHD。最可靠的办法是用 7 射线进行照射。血液中的淋巴细胞经过 25 ~ 30 Gy γ 射线照射基本上被灭活，而对其他成分没有明显影响。早期使用的辐射源是 ^{60}Co，现在使用较多的是 ^{137}Cs，临床实验证明，血液照射后对人体无害。照射后的血液成分主要用于免疫缺乏或免疫抑制的患者。

7. 年轻红细胞

所谓年轻红细胞就是指网织红细胞及网织红细胞和成熟红细胞之间的红细胞。这种细胞体积较大、比重较轻，平均年龄也比较轻，在体内存活时间也较长，正常的成熟细胞半衰期一般不超过 30 d，而年轻红细胞的半衰期可达 45 d 左右。输入这种成分可延长输血间隔，减少输血次数，因此这种成分主要适用于需反复输血的患者。红细胞在体内代谢破坏后释放出铁，平均 1 mL 红细胞破坏后释放出 1.08 mg 的铁。输注年轻红细胞可以减少红细胞在体内的破坏，从而减少了铁的释放，避免或减少了铁在体内的堆积。

8. 红细胞输血的目的和原则

给患者输注红细胞的目的是为了增加机体内红细胞含量从而提高氧的运送能力。有文献报道：一个心肺功能正常的人由于体内代偿功能的作用，适当地减少红细胞的数量，不但机体氧的运送能力不降低，反而有所增高。我们把正常人 Hct 0.40 时氧的运送能力设定为 100%，进行对照观察发现：当血液中 Hct 降低到 0.30 时，氧的运送能力反而上升到 110%；当 Hct 降低到 0.24 时，氧的运送能力仍能维持在 100%；而当 Hct > 0.40 或者 < 0.24 时，氧的运送能力均低于 100%。这个结果就提示：不是患者红细胞数量减少或手术中患者有出血就一定要输血，如果患者的心肺功能正常，只要血红蛋白不低于 70 g/L（也有人建议不低于 80 g/L）适当补充晶体液和胶体液维持足够的血容量就可以了；但对于有心肺疾患的患者血红蛋白应保证不低于 100 g/L。应该注意：在任何情况下给患者输注红细胞都是为了消除或减轻临床症状，而不是为了纠正血红蛋白含量。如一个心肺功能正常的患者，他的血红蛋白是 50 g/L，临床表现为心慌、气短、出虚汗、心跳加快，而其他指标均正常。此时给患者输注红细胞制剂将他的血红蛋白提高到 80 ~ 100 g/L，临床贫血症状改善了就可以了，没有必要一定要把他的血红蛋白提高到 120 g/L 以上。

（二）粒细胞

粒细胞成分主要是指中性粒细胞。近年来由于抗生素和其他抗感染措施的应用和白细胞刺激因子的应用以及人们对粒细胞输注所产生的不良反应和传播疾病的认识大大提高，粒细胞的输注越来越少。但在临床上仍有些患者由于化疗、放疗等原因使得体内白细胞减少导致感染，有些感染用药物很难控制而其他措施又难以奏效，有时需要输注粒细胞成分。一般要求 ABO 同型输注，最好能够输注 HLA 配合的机采浓缩粒细胞。一次要求至少输注 1×10^{10} 个粒细胞才能有效。目前使用血细胞分离机可以从献血员体内一次采集一个治疗剂量的粒细胞。粒细胞采集后应尽快输注，最好不超过 6 h。粒细胞的输注一般为每日 1 次，连续输注 4 ~ 6 d，直至感染控制，骨髓恢复功能为止。肺部有并发症或输注无效时应及时停止。目前现有的技术很难把粒细胞和红细胞完全分离，因此输注前要做红细胞交叉配血试验。为预防 TA–GVHD，输注前最好能先进行照射。符合以下 3 个条件才建议输注粒细胞：粒细胞计数 < 0.5×10^9/L；有明显的细菌感染，用强有力的抗生素治疗 48 h 无效；骨髓功能在短时间内不能恢复。输注粒细胞会引起许多不良反应，如非溶血性发热反应、肺栓塞、病毒感染、输血后移植物抗宿主病（TA–GVHD）。

（三）血小板

血小板是一种非常重要的血液成分，临床应用范围非常广泛。20 世纪初就有人尝试通过输注全血而增加血小板数量，20 世纪 50 年代开始有血小板输注的报道。到 20 世纪 70 年代中期血小板输注在全世界广泛普及。据有关统计，从 1972 年到 1986 年，美国血小板的临床用量增长了 15 倍，据美国 AABB 统计，输注的血小板中将近 70% 是用于血液病和肿瘤患者，16% 是用于骨髓移植患者。如果输用合理，该成分在临床上的用量可以达到全部输血的 20% 甚至 40% 以上。正常人血小板计数为（100 ~ 300）$\times 10^9$/L。无论是出血还是化疗、放疗导致血小板计数低于 20×10^9/L 时可发生自发性出血，有时其至会有颅内出血的危险。一般手术患者血小板的计数不应低于 50×10^9/L。根据它的制备方法不同可以分为浓缩血小板和机采血小板两种。

1. 浓缩血小板

先使用多联采血袋采集全血，然后 6 ~ 8 h 内在 20 ~ 24℃的条件下用大容量的离心机将血小板分离出，并悬浮在血浆内所制成的血小板浓缩物称为浓缩血小板。200 mL 全血制备的血小板含量是 $\geqslant 2.0\times 10^{10}$，容量为 25 ~ 35 mL。浓缩血小板在临床上主要用于止血或预防出血；它的适应证包括血小板数量减少，如白血病、再生障碍性贫血、恶性肿瘤、特发性血小板减少性紫癜、多发性骨髓瘤、感染、化疗或放疗后、大量输注库存血等；血小板功能障碍，如血小板无力症、药物（阿司匹林类）、白血病、DIC、尿毒症、发热、感染以及创伤和手术患者等。患有血栓性血小板减少性紫癜（TTP）患者不宜输血小板。血小板在输注时无须交叉配血，要求 ABO 血型相同输注。

2. 机器单采血小板

使用血细胞分离机在无菌密闭的条件下，从单个供体内分离采集血小板成分称为机器单采血小板，也可简称为机采血小板。机采血小板的特点：①减少输血后传染病及输血反应；②提高治疗效果，便于开展血小板配型；③血小板的品质优良，临床输注方便；④节约献血员；⑤血小板含量每袋$\geqslant 2.5\times 10^{11}$可以满足一次治疗量；⑥红细胞混入量$\leqslant 8.0\times 10^9$/ 袋；⑦白细胞混入量$\leqslant 5.0\times 10^8$/ 袋；⑧血小板容量为 200 ~ 300 mL。机采血小板的适应证与浓缩血小板基本相同，尤其适用于反复输注血小板无效的患者，骨髓移植的患者以及其他脏器移植的患者，如需要时可做 HLA 配型或用细胞毒试验筛选献血员，可以显著提高输注效果。机采血小板一般在 20 ~ 24℃振荡条件下可以保存 5 d。影响血小板保存的因素主要包括以下两个方面：一个是温度，血小板对温度非常敏感，最佳保存温度应在 20 ~ 24℃，温度过低和过高对血小板的功能都会有影响；另一方面血小板周围的 pH 对维持血小板的功能也有很大的影响，当血小板处于一个 pH < 6.0 条件时凝血功能明显减弱，最佳的 pH 是 6.5 ~ 7.2。为保证血小板处于一个良好的环境首先对它的储存容器有很高的要求，它应具有良好的透气性，普通塑料袋是不能满足这些要求的，因此保存血小板的塑料袋是一种特殊材料制成的；血小板在保存中还要不停地振荡，防止酸性代谢产物的堆积，振荡的条件也有要求，水平式振荡频率每分钟 60 次左右，振幅 5 cm 左右。此外，血小板还应悬浮在足够的血浆中，一般要求血小板的浓度应 $< 1\,500\times 10^9$/L，以保证血小板有一个良好的保存环境。

血小板的输入剂量问题，一般情况每输入 $1\times 10^{11}/m^2$ 体表面积可使受体外周血血小板计数增加（5 ~ 10）$\times 10^9$/L，一个 70 kg 体重的患者一次输浓缩血小板 12 个单位（每单位 200 mL 全血分离）或输机采血小板 1 个单位（血小板总数$\geqslant 2.5\times 10^{11}$）可使外周血血小板计数提高 20×10^9/L 以上。浓缩血小板每 2 ~ 3 d 输注 1 次，而机采血小板只需每周输 2 次。一般情况输至出血停止或临床症状消失为止。应使用带有标准滤网的输血器（孔径为 170 μm），以受体可以耐受为原则快速输注。

血小板输注的红细胞血型问题，按临床输血技术规范要求应 ABO 血型同型输注。因机采血小板中混入的红细胞$\leqslant 8\times 10^9$/ 袋，不需配血可以直接输注。Rh 阴性的患者应该输 Rh 阴性的血小板，Rh 阴性血小板的血浆中可能含有效价比较高的抗 D 抗体，所以也应该输给 Rh 阴性的患者。

血小板输注的疗效评价应从以下几方面考虑，①输血后血小板计数没有明显增高，但临床出血症状有明显改善，应该说血小板输注有效；②输血后血小板计数增高指数（corrected count increment，CCI）；③血小板回收率。

$$CCI = \frac{（输后血小板计数 - 输前血小板计数）\times 体表面积}{输入的血小板总数} \times 10^{11}$$

注：血小板计数单位为 10^9/L，体表面积单位为 m^2，一般检测血小板输注后 1 h 和 24 h 的血小板计数

结果判定：输后 1 h CCI > 7.5，18 ~ 24 h CCI > 4.5，说明血小板输注有效。1 h CCI 下降，说明是输注的血小板剂量不足或受者体内有抗血小板抗体和脾肿大；18 ~ 24 h CCI 下降主要原因是发热、感染、败血症、DIC 或血小板保存问题；CCI < 7.5 提示输注无效，可能是同种免疫原因。

血小板回收率（percentage platelet recovery，PPR）：表示血小板在体内的存活情况。与 CCI 一样，PPR 也要检测输注后 1 h 和 24 h 的血小板计数 I 血小板输注后 1 h 回收率应 > 60%，24 h 应 > 40%。输入的血小板约有 1/3 进入脾脏血小板储存池中，在受体内的半衰期为 3 ~ 4 d。

$$PPR = \frac{（输后血小板计数 - 输前血小板计数）}{输入的血小板总数 \times 2/3} \times 血容量$$

由于各种因素使得血小板被破坏，输注效果受到损伤或完全无效称为血小板输注无效。血小板输注无效判定的标准是；连续两次输注足量的随机供血者提供的血小板后受体 CCI < 7.5，也就是说外周血的血小板计数增长 < 7.5×10^9/L 或临床出血未得到改善，可以诊断为血小板输注无效。血小板输注无效的原因主要有：①血小板质量问题，数量不足或质量不好；②患者有发热、严重感染、脾肿大和脾功能亢进等症状；③免疫因素，有输血史或妊娠史，输入 HLA 不相合白细胞可引起异体免疫和致敏产生特异性抗体，从而使输入的血小板失去作用。HLA 不配合是引起免疫性血小板输注无效的主要原因，占 70% ~ 80%，血小板特异性抗原是次要原因。ABO 血型不合输注也容易导致血小板输注无效。一旦发生血小板输注无效应仔细分析原因对症处理，临床上比较棘手的是免疫性血小板输注无效。如果能确诊为免疫性血小板输注无效时可以采取以下对策：a. 输注 ABO 血型配合的机采血小板；b. 用微量淋巴细胞毒试验选择相合献血员；c. 输注 HLA 配合的机采血小板；d. 建议在第 1 次输血小板时就尽可能地去除血小板中的白细胞（每次输入白细胞量应 < 10^6）。血小板输注的不良反应包括发热、过敏、输血传染病和溶血反应等。

机采血小板与手工法全血分离血小板性能对照见表 10-4。

表 10-4　机采血小板与手工法全血分离血小板性能对照

项目	机采血小板	浓缩血小板（全血分离血小板）
血小板容积	200 ~ 300 mL/ 袋	25 ~ 35 mL/ 袋
血小板含量	≥ 2.5×10^{11}	≥ 2.0×10^{10}
处理全血量	> 2 000 mL	200 mL
每人每次输入量	1 袋	> 10 袋
输注频率	2 次 / 周	3 ~ 4 次 / 周
保存时间（22℃ ±2℃，振荡）	5d	1 ~ 3 d
血小板功能	好	差
血小板质量	好	差
红细胞含量	< 8×10^9/ 袋	多
白细胞含量	< 5×10^8/ 袋	> 10^8/ 袋
患者发生同种免疫反应的机会	1 次	12 次
患者发生变态反应的机会	1 次	12 次
患者输注血小板时可能发生污染的机会	1 次	12 次
患者发生 TA-GVHD 机会	1 次	12 次
HBV、HCV、CMV、AIDS、梅毒等通过输血传播疾病的机会	1 次	12 次

（四）血浆

1. 新鲜冷冻血浆

新鲜冷冻血浆是在血液采集后 6 ~ 8 h 内将血浆分离出并在 -30℃以下用具有风冷装置的速冻冰箱

或在乙醇浴中速冻而制成，也可用 –196℃液氮快速冻结。FFP 中几乎含有血浆中的全部蛋白成分和凝血因子，包括不稳定的第Ⅴ因子和第Ⅷ因子。应当注意的是未经特殊处理的血浆中还含有各种抗体和一些致病物质如肝炎病毒。1 mL 新鲜正常人血浆大约含有 1 U 的凝血因子。新鲜冷冻血浆在 –18℃以下可以保存 1 年。它主要用于各种凝血因子缺乏引起的出血同时需要补充血容量或血浆蛋白的患者，如大量输血伴凝血功能障碍、血浆置换、体外循环、严重创伤、大手术出血等；单纯凝血因子缺乏没有相应的及时浓缩；肝衰竭伴获得性凝血障碍者，肝移植；口服香豆素类药物过量引起出血者；抗凝血酶Ⅲ缺乏；血栓性血小板减少性紫癜（TTP）；免疫缺陷综合征等。应按 ABO 血型相容原则输注，不需做交叉配血。输用前应在 37℃水浴中融化，融化过程中应不断轻轻摇动，避免局部温度过高；融化后的血浆应在 24 h 内尽快用输血器输注，不可再重新冻存；在冷冻和融化过程中凝血因子活性大约损失 15%；Rh 阴性的血浆不得用于 Rh 阳性的患者；IgA 缺乏的患者应输不含 IgA 的血浆（表 10–5）。

表 10–5　血浆的 ABO 血型相容

血浆的血型	受体的血型
A	A、O
B	B、O
O	O
AB	A、B、O、AB

血浆输注剂量：每千克体重 10 ～ 15 mL，可使大多数凝血因子提高到正常人的 25% 以上，并可达到止血效果，剂量过大可造成循环超负荷。输注速度一般不超过 10 mL/min。

2. 普通冷冻血浆

FFP 保存 1 年以上，或 FFP 制备冷沉淀后所剩余的血浆以及全血在有效期内分离出的血浆统称为普通血浆。它主要特点是缺乏凝血因子Ⅴ和凝血因子Ⅷ。它可以在 –18℃以下继续保存 5 年。普通冷冻血浆主要用于凝血因子Ⅴ和凝血因子Ⅷ以外的凝血因子缺乏的患者。

（五）冷沉淀

冷沉淀是新鲜冷冻血浆在 1℃ ～ 5℃条件下不溶解的白色沉淀物。主要含有凝血因子Ⅷ，纤维蛋白原，血管性假性血友病因子（von Willebrand 因子），第 X Ⅲ因子以及纤维结合蛋白成分。200 mL 血浆制备的冷沉淀有 20 ～ 30 mL，含有 80 U 以上的第Ⅷ凝血因子及 150 mg 以上的纤维蛋白原。冷沉淀在 –18℃以下可以保存 1 年。

它主要用于儿童及轻型成年人甲型血友病患者，血管性假性血友病以及先天性或获得性纤维蛋白缺乏导致出血的患者等。应按 ABO 血型相容原则输注，不需做交叉配血；用前应在 37℃水浴中 10 min 内融化，融化过程中应不断轻轻摇动，避免局部温度过高；融化后的应在 4 h 内尽快输用，不可再重新冻存。其输注剂量首次为每 6 ～ 10 kg 体重 1 U，以后减半，每日 2 次。婴幼儿剂量可以加倍。成人每输 1 U 冷沉淀，可提升体内Ⅷ因子 2%。

输注剂量计算公式：

$$\text{输注剂量（袋数 /200 mL 血浆制备）} = \frac{\text{体重（kg）} \times \text{期望的Ⅷ因子（正常的 \%）} \times 0.5}{80}$$

甲型血友病者有轻度出血给予 10 ～ 15 U/kg 体重；中度出血给予 20 ～ 30 U/kg 体重，重度出血给予 40 ～ 50 U/kg 体重。小量出血时，需将患者凝血因子Ⅷ水平提高到 30%，每 12 ～ 24 h 重复输注；大量出血时，需提高凝血因子Ⅷ水平到 50%，每 12 h 重复输注；危及生命的出血及外科大手术提高凝血因子Ⅷ 75% ～ 100% 并保持在 50% 以上，每 6 ～ 8 h 重复输注。

（六）输血反应及输血传播性疾病

血液和血液成分的输注是一种临床治疗的有效手段，尽管现代高科技手段已经将输血变得更加安全、有效；但是输血本身仍然是危险性极大的，即便是采用成分输血技术仍然会发生许多不良反应，并且还可以通过输血传播一些疾病。对此广大的医务人员应该有一个足够的认识，且有责任将输血的弊端告知患者。由于输血成分不同输血反应的发生率也不同，有报道，输血小板出现的反应率最低为 0.4%，输白细胞的反应率最高为6.49%，也有报道输血反应率为2% ~ 10%。

1. 输血反应

（1）非溶血性发热反应：这是最常见的也是发生率最高的输血反应，约占全部输血反应的一半以上。多是由热源物质或免疫反应引起。

（2）变态反应：这也是比较常见的输血反应，其发生率仅低于非溶血性发热反应。常见的变态反应是荨麻疹，当患者由于IgA缺乏伴有IgA抗体时变态反应会很严重，可以出现血压下降，支气管痉挛甚至休克。

（3）溶血反应：可以分为急性和迟发性溶血反应两种。急性溶血反应比较罕见，主要是由于输入了ABO血型不合的血液引起；迟发性溶血反应主要表现为血管外溶血，受血者因妊娠或输血已产生免疫性抗体，再次输入不相容的红细胞使受血者产生抗原抗体反应。

（4）输血后移植物抗宿主病：当患者先天或继发性免疫功能低下时，对输入的血液或血液成分中的免疫活性细胞－淋巴细胞不能正常地识别和清除，供体的淋巴细胞在受血者体内得以生存，并增殖和分化，对受体的组织进行攻击破坏，进而发生一系列的免疫反应使受血者组织受到损坏，产生一系列全身性病理改变，引起输血后移植物抗宿主病或称为输血相关性移植物抗宿主病，该病病死率为90% ~ 100%。

（5）输血后肺损伤：患者输入了含有一定浓度的HLA抗体或抗粒细胞抗体的血液或血液成分，这些抗体会与受体的白细胞发生免疫反应；输注HLA不相和粒细胞成分也会发生免疫反应；免疫反应发生后补体被激活时，中性粒细胞在肺血管内聚集滞留，释放蛋白酶等物质，肺血管内皮细胞受损，通透性增加，液体渗入肺间质和肺泡，导致肺水肿和呼吸窘迫综合征。

（6）输血后紫癜：血小板HPA-1抗原阴性的患者，因多次妊娠或输血体内产生了大量的抗HPA-1抗体。当再次输入HPA-1抗原阳性的血液时，供体的HPA-1抗原与受体的抗HPA-1抗体形成免疫复合物，此复合物还可以吸附到受血者血小板的表面，使供体的HPA-1抗原阳性血小板和受体的HPA-I抗原阴性的血小板均可以被受血者体内的单核巨噬细胞破坏。输注抗HPA-1抗体阳性的血浆给HPA-1抗原阳性的患者，同样可以引起输血后紫癜。

（7）循环负荷过重：对于心肺功能不健全或者有严重疾患的患者，体弱多病者，慢性贫血患者，老人、儿童尤其是婴幼儿，在短时间内大量快速的输血和输液，使血容量迅速增加超过患者心脏或循环的负荷能力，从而导致充血性心力衰竭或急性肺水肿，严重时可导致死亡。

（8）枸橼酸盐中毒：当快速输入ACD或CPD抗凝的全血或血浆（> 100 mL/min）或在2 h内输血量> 6 000 mL时，超过机体对枸橼酸盐的代谢速度或代偿能力，就会引起枸橼酸盐蓄积中毒及低钙血症。有人建议：首次输入2 L血液以后，每输入1 L血给予10%葡萄糖酸钙10 mL，经另一静脉输入。血浆置换时如使用新鲜冷冻血浆作为置换液容易发生枸橼酸盐中毒。

（9）细菌污染：由于采血器材的消毒不彻底，静脉穿刺部位消毒不严，血液成分制备时的污染，输血时的污染等原因造成给患者输入的血液或血液成分被细菌污染，细菌污染性输血反应的严重程度取决于细菌的种类、数量、患者的机体状态和免疫功能，严重时可导致死亡。

（10）血小板输注无效：患者反复输注HLA及血型不相容的血小板成分时，由于患者体内异常产生了大量的同种免疫性抗体，当再次输入血型不合的血小板时可以发生血小板输注无效。此外，患者如果有肝脾肿大、发热、感染、出血、DIC等疾病可使输入的血小板损耗增加，也可导致血小板输注无效。

2. 输血传播性疾病

（1）病毒性肝炎：凡是输血或是血液制品引起受血者发生肝炎，无论有无肝炎症状和体征，只要血清学检查有阳性的标志者，都可称为输血后肝炎，病毒性肝炎目前至少可以分为甲型、乙型、丙型、丁型、戊型、庚型6种，其中乙型、丙型、丁型、庚型主要是通过输血及血液制品传播的。据国外报道输血后肝炎的发生率为2.4% ~ 27.3%，其中以丙型肝炎为主，占输血后肝炎的90%以上；乙肝的发生率为0.3% ~ 1.7%，占输血后肝炎的7% ~ 17%。

（2）艾滋病：AIDS患者和HIV携带者均为AIDS的传染源。在这些人的外周血液、组织液、精液、阴道分泌物、乳汁、脑脊液、骨髓、中枢神经系统和皮肤均可分离到病毒。除通过输血传播外还有很多传播途径。

（3）梅毒：主要通过性接触传播，但也可以通过胎盘传播和输血传播。梅毒螺旋体在体外的生存能力很低，4℃条件下可生存 48 ~ 72 h，40℃失去活性，100℃立即死亡，因此应尽量输用于 2 ~ 6℃保存 3 d 以上的血液。

（4）疟疾：输注全血和血液成分均有传播疟疾的危险。输血相关性疟疾的预防主要是对献血员的筛选工作。

（5）巨细胞病毒感染：巨细胞病毒（CMV）的感染途径有输血、器官移植、性接触、哺乳和通过胎盘等，以输血为最多见。CMV 的感染多发生在免疫力低下的受血者。输血传播的巨细胞病毒主要与献血员的白细胞有关，输用保存血时 CMV 感染的机会比输用新鲜血时少。去除白细胞的血液及成分可以预防 CMV 的感染。

（6）T 细胞病毒感染：T 细胞病毒可导致成人 T 细胞白血病。此病毒可以分为两种：HTLV-Ⅰ型和 HTLV-Ⅱ型。其中 HTLV-Ⅰ型流行广泛，对人类危害较大。其传播途径与 HIV 相似。

第二节　输血不良反应

（一）定义

输血不良反应是指输血过程中或输血后发生的，用患者原有疾病不能解释的不良反应。

（二）分类

1. 按输血不良反应发生的时间分类

（1）急性输血反应：输血过程中或输血后 24 h 内发生的不良反应。

（2）迟发性输血反应：发生于输血 24 h 以后的不良反应。

2. 按输血不良反应有无免疫性因素参与分类

（1）免疫性反应：由于血型特异性抗原抗体的存在引起的免疫反应所致。

（2）非免疫性反应：由于血制品物理效应所致。

3. 按输血不良反应发生的主要症状和体征分类　可分为发热反应、过敏反应、溶血反应等。

二、溶血性输血反应

（一）急性溶血性输血反应（AHTR）

1. 病因

大多数 AHTR 是由 ABO 血型系统不相容引起的，少数与 Kidd、Kell、Duffy 等血型抗体有关。引起 AHTR 的抗体多为 IgM，抗体和红细胞膜上的血型抗原结合、激活补体，形成膜攻击物，造成红细胞溶解。主要为血管内溶血。

2. 诊断

（1）临床表现：输血后数分钟至数小时出现寒战、发热、恶心、呕吐、腰背痛、呼吸困难、心动过速及血压下降、全身出血及血红蛋白尿，严重者还出现少尿或无尿等症状，进而发展为肾功能衰竭、休克、DIC，甚至死亡。

（2）实验室检查：立即抽取患者静脉血标本。复查患者输血前、输血后及血袋内血液 ABO、Rh 血型；重复交叉配血试验；检测患者血浆中游离血红蛋白；抗人球蛋白试验；不规则抗体筛查和鉴定；其他辅助检查，如血涂片、血浆结合珠蛋白等。

3. 治疗

（1）立即停止输血，快速建立静脉输液通路。

（2）给予利尿剂，碱化尿液，记录尿量，防止肾衰竭。

（3）应用肾上腺皮质激素，减轻反应症状。

（4）检测凝血状况，预防 DIC。

（5）严重溶血者尽早进行血浆置换治疗。

4. 预防关键在于严格而准确地进行输血前相关检查，加强医务人员的责任心教育和技能培训，确保输血的每个环节的准确性和一致性。

（二）迟发性溶血性输血反应（DHTR）

1. 病因

DHTR 多发生于有输血史或妊娠史的患者。多由 Rh、Kidd、Duffy、Kell 等血型系统抗体引起，引起 DHTR 的抗体多为 IgG，几乎都是回忆性抗体反应。机体第一次接触红细胞抗原时，抗体形成较迟，一般不会发生溶血，再次输入带有该抗原的红细胞时产生回忆性抗体反应，几天内产生大量抗体，使供血者红细胞溶解。主要为血管外溶血。

2. 诊断

（1）临床表现：主要表现为不明原因的发热、贫血、黄疸、偶见血红蛋白尿、肾功能衰竭、DIC。不少 DHTR 因无明显临床症状而被漏诊。

（2）实验室检查：检查血标本及血袋是否溶血；对输血前后的患者标本复查 ABO 及 Rh 血型；复查交叉配血试验；复查不规则抗体；测定患者血清中游离血红蛋白、胆红素、尿素氮、肌酐等。

3. 治疗

（1）停止输血，建立静脉输液通路。

（2）检测患者尿量、肾功能、肝功能。

（3）检测凝血功能状况，预防 DIC。

4. 预防

有输血史、妊娠史的患者输血前做不规则抗体筛查，输血时避免输入相应抗原。

三、非溶血性输血反应

（一）发热反应

1. 病因

由于致热原、免疫反应、血液保存中产生的细胞因子等的存在，患者在输血中或输血后体温上升大于或等于 1℃。

2. 诊断

一般无特殊检查，排除其他原因，包括自身所患发热性疾病、药物因素、溶血性输血反应、细菌污染等引起的发热即可诊断。

3. 治疗

（1）立即停止输血，快速建立静脉输液通路。

（2）复查血型及交叉配血试验。

（3）排除溶血反应及细菌污染。

（4）高热者给予物理降温。

4. 预防输注去除白细胞的血制品是有效预防措施之一。

（二）过敏反应

1. 病因

近年来研究表明 IgA 抗体是导致过敏反应的最主要原因。由于受血者缺乏 IgA，多次输血后产生 IgA 抗体，再次输入 IgA 时，发生过敏反应。也可由其他原因，如其他血清蛋白抗体、过敏体质、被动获得性抗体、低丙种球蛋白血症等所致。

2. 诊断

常发生于输血后 1 ~ 45 min，表现为皮肤瘙痒、荨麻疹、红斑，重者出现支气管痉挛、喉头水肿、呼吸困难等症状。排除患者基础疾病，无过敏以外其他特殊临床表现及实验室特点即可诊断。

3. 治疗

轻微过敏反应无须特别处理，可用抗过敏药物治疗。严重者应立即停止输血，维持静脉输液通路，给予吸氧，以及肾上腺素、氨茶碱及抗组胺药物治疗。喉头水肿严重者及时行气管插管或气管切开。

4. 预防

输血前询问有无过敏史，有血浆过敏史者，输血前可用抗组胺类药物预防，必要时输注洗涤红细胞。对缺乏 IgA 且血中存在 lgA 抗体者，输注不含 IgA 抗体的血液成分。

四、输血相关性急性肺损伤（TRALI）

（一）概述

TRALI 是指从开始输注血制品到输注完毕后的 2 ~ 6 h，由于输入了含有与受血者 HLA 相应的抗 HLA、人类中性粒细胞抗原（HNA）相应的抗 HNA 的全血或含有血浆的血液成分，从而发生抗原抗体反应，导致突然发生的急性呼吸功能不全或非心源性肺水肿。

（二）发病机制

目前认为，TRALI 的发生与含有血浆成分的血制品中存在某些白细胞抗体或生物活性脂质密切相关。引起 TRALI 的抗体 90% 来自于供血者，少数来自受血者。供血者血浆中的 HLA 抗体、HNA 抗体引起中性粒细胞在受血者肺血管中聚集，激活补体，损伤触发肺内皮细胞损伤和微血管通透性增加，从而导致肺水肿。

（三）诊断

（1）血制品来自多次妊娠的产妇，血液成分中 HLA 抗体和（或）HNA 抗体是强的支持证据。

（2）输血量不大或输血速度不是太快，输血后 2 ~ 6 h 发生酷似急性肺水肿的表现时，应考虑诊断为该病。

（3）非泡沫样稀血水样痰。

（4）急性呼吸窘迫，X 线检查示双肺纹理增多，继而出现斑片状阴影，可见支气管充气征。

（5）血氧饱和度 < 90%。

（四）治疗

（1）立即停止输血，保持静脉输液通路。

（2）给予吸氧治疗，必要时行机械通气。

（3）应用激素类药物。

（4）应用抗组胺类药物。

（五）预防

目前无法预测 TRALI 发生，预防的关键是识别高危患者，检出可能引起 TRALI 的供血者和血制品，包括严格掌握输血适应证，尽可能选择少血浆或不含血浆的血制品，需要输注血浆含量多的成分时，最好选择无输血史的男性或初产妇作为供血者，或输注洗涤红细胞；若抗体来自受血者，输注少白细胞红细胞或在条件允许的情况下进行自身输血。

五、输血相关性移植物抗宿主病（TA-GVHD）

（一）概述

TA-GVHD 是输血最严重的并发症之一，是指受血者输入含有供血者免疫活性淋巴细胞（主要是 T 淋巴细胞）的血制品后，不被受血者免疫系统识别和排斥，供血者淋巴细胞在受血者体内植活，增殖并攻击破坏受血者体内的组织器官及造血系统，是致命性的免疫性输血并发症，死亡率高达 90% ~ 100%。

（二）发病机制

TA-GVHD 发病机制较为复杂，至今尚未明确。主要与受血者免疫状态、输入的淋巴细胞数量及供血者 HLA 有关。其发生需要如下条件：供血者与受血者 HLA 不相容；供血者血液中存在免疫活性细胞；受血者免疫无能，不能排斥供血者细胞。输注异体血后，异体T淋巴细胞在受血者体内存活、分裂、增殖，从而引起一系列免疫病理改变及临床表现，是TA-GVHD发生的免疫学基础。异基因活性淋巴细胞输注数量与TA-GVHD发生及严重程度密切相关。

（三）诊断

（1）临床表现较为复杂，症状极为不典型，缺乏特异性。一般在输血后10～14天起病，临床上以发热和皮疹最为多见。

（2）外周血三系减少，外周血及组织浸润淋巴细胞中存在嵌合体细胞及HLA抗原特异性，血清学分析是确诊该病的重要依据。

（3）组织病理活检：肝细胞空泡变性；骨髓造血细胞减少，淋巴细胞增多，骨髓纤维化；皮疹部位表现为基底部细胞空泡变性。

（四）治疗

目前尚无有效治疗手段，主要采用大剂量皮质激素、抗淋巴细胞球蛋白及其他免疫抑制剂。

（五）预防

严格掌握输血适应证，尤其是对TA-GVHD高危患者。加强成分输血，对血制品进行辐照处理是预防该病最有效的方法。

六、大量输血的并发症（循环超负荷）

（一）概述

大量输血的并发症有：大量输血的死亡三联征，包括酸中毒、低体温和凝血功能紊乱；大量输血的代谢变化，包括循环超负荷、血钾浓度过高或过低、高血氨、枸橼酸盐中毒、肺微血管栓塞等。

酸中毒是组织低灌注和供氧不足的标志；低体温由大量输注未经加温的液体和血制品所致；凝血功能紊乱是一个多因素的并发症，创伤本身对凝血功能亦有较大影响。在此只对循环超负荷作简单介绍。

（二）发病机制

循环超负荷主要是指短期内由于输血或输液过多、输注速度过快，超过患者心血管系统的负荷能力，导致患者出血、全身静脉压升高，并伴肺血管内血流量增加和肺活量减少，心力衰竭或急性肺水肿。如不及时处置，可导致患者死亡

（三）治疗

（1）立即停止输血，保持静脉输液通路。

（2）给予吸氧治疗，保持患者正常体位。

（3）应用利尿、强心药物。

（4）应用镇静药物。

（5）应用肾上腺皮质激素。

（四）预防

（1）老人及心功能不全者需减慢输血速度。

（2）为预防低体温的发生，应在输血前或输血过程中适当对血液进行加温处理。

（3）输血过程中需常规监测凝血功能，包括血小板计数、INR、APTT、TT等指标。

（4）选择较为新鲜的血制品，以预防高血钾、高血氨的出现。

（5）大量血浆输入，尤其是在肝功能异常时，静脉输入氯化钙，预防枸橼酸盐中毒。

（6）采用过滤孔径为20～40 μm的微聚体滤器过滤血液后输注，输注保存7天以内的血制品，以预防肺微血管栓塞。

（7）对心肺功能不全者、老年人及小儿等高危人群输注洗涤红细胞。

七、细菌污染性输血反应

（一）概述

细菌污染性输血反应是指由于血液被假单胞菌等细菌污染造成的严重输血反应。血液的细菌污染受诸多因素影响，如血制品种类、保存温度及保存时间等。根据目前采用的血制品保存技术，新鲜冰冻血浆及冷沉淀中细菌污染概率微乎其微，其他血制品细菌污染概率则相对较高。如 1 U 红细胞的污染概率为 1 ∶ 143 000，一个治疗量单采血小板的污染概率为 1 ∶（2 000 ～ 8 000）。

（二）病因

血液的采集、成分制备、保存及输注等环节都可能发生细菌污染，如献血者本身存在菌血症、采血时皮肤细菌进入血袋、输血器材污染等。

（三）诊断

输血后短时期内出现高热、休克及皮肤黏膜充血等细菌性输血反应的症状、体征，结合实验室检查，包括直接涂片镜检和细菌培养等加以诊断。

（四）治疗

（1）立即停止输血，保持静脉输液通路。

（2）尽早使用大剂量广谱抗生素。

（3）加强支持治疗。

（4）治疗急性肾功能衰竭、DIC、休克等并发症。

（五）预防

严格执行采血、制备、运输及输注过程中的无菌操作；发血前仔细检查血制品，若发现可疑细菌污染不得发出；了解受血者的感染病史，排除菌血症的可能；输血过程严密观察，必要时及时终止输血。

八、含铁血黄素沉着症

（一）概述

含铁血黄素沉着症又称血色病，是体内铁负荷过多的一组疾病。输血所致的含铁血黄素沉着症是由于长期反复输注全血、红细胞使体内铁负荷过重的一种输血不良反应。

（二）病因

每毫升血约含铁 0.5 mg，长期反复输红细胞或全血，不可避免地引起体内铁负荷过重。这些过剩的铁以含铁血黄素的形式沉积在网状内皮细胞和其他组织细胞中，引起多个器官的损害，主要表现为皮肤色素沉着、心肌炎、甲状腺功能亢进症、关节痛及肝硬化等。

（三）诊断

根据患者的病史、输血史，结合临床症状及实验室检查（如铁负荷过重的检查、组织器官受累的检查等）结果可诊断。必要时可行皮肤或肝组织活检以协助诊断。

（四）治疗

治疗原则包括铁螯合剂治疗和对症治疗。根据患者临床表现可相应进行护肝、降糖及强心等治疗。

九、输血后紫癜

（一）概述

由于输入不相容的血小板或多次妊娠，产生抗原抗体反应，破坏同种或自身血小板而引起的急性、免疫性、暂时性血小板减少综合征。

（二）病因

受血者由于输入了不相合的血小板，产生了同种抗体，再次输血时机体内的血小板抗体与输入的血制品中的血小板抗原发生反应，进而破坏输入的血小板和机体血小板，引起血小板急剧减少，出现全身皮肤黏膜出血点、瘀斑，甚至可有出血性荨麻疹，鼻腔、口腔黏膜出血等，严重者可出现头痛、呼吸困难、休克等。

（三）诊断

（1）根据临床表现加以判断：①一般发生在输血后 5 ~ 10 天，突然出现全身皮肤黏膜出血点、瘀斑，可伴有出血性荨麻疹，鼻腔、口腔黏膜出血等；严重者可出现头痛、呼吸困难、休克等。②本病多为自限性疾病，多数患者 5 ~ 12 天后恢复，也有持续 1 个月以上者。③血清中抗 HPA-1a 抗体阳性。

（2）血小板计数明显减少，严重者小于或等于 1.0×10^9/L。

（四）治疗

（1）使用大剂量肾上腺皮质激素。

（2）静脉注射大剂量免疫球蛋白。

（3）血浆置换。

（4）有致命性出血时，应选择抗 HPA-1a 抗体阴性血小板输注，最好是通过洗涤和白细胞过滤的血小板。

（五）预防

血小板配合性输注。

第三节　输血传播疾病

一、概述

输血或血制品都有传播疾病的危险，尽管近几十年来，全世界在保证血制品安全性、病原体检测及灭活等方面做了大量工作，但输血传播疾病的风险仍然存在。新发现的通过输血传播的疾病还在出现。输血传播疾病主要是指献血员血液中的病原微生物通过输血使受血者感染而引起的疾病，输血可传播的病原体包括病毒、细菌、梅毒和疟疾等。

二、输血相关性肝炎

（一）概述

凡是因输血引起的受血者感染肝炎，或者无肝炎表现但是血清学标志阳性者均称为输血相关性肝炎。病毒性肝炎是目前最常见的输血传播疾病，主要有乙型肝炎和丙型肝炎。

（二）主要原因

母婴传播、血液传播和性接触传播是 HBV 的主要传播途径。根据文献报道，输血是感染 HBV 的途径之一，每输 1U 血制品感染 HBV 的概率在发达国家为 1 ：（31 000 ~ 205 000），在欠发达国家则高达 1 ：（74 ~ 1 000）； HCV 感染率世界各地差异显著，在受血者、血友病患者、静脉吸毒者中 HCV 感染率都非常高。初步调查，输血后肝炎患者血清抗 HCV 阳性率高达 80% 以上，丙肝已成为输血后肝炎的主要原因。输血 3 次以上感染 HCV 的危险性增高 2 ~ 6 倍。病毒窗口期的存在、试剂灵敏度的限制是造成漏检的主要原因。

（三）分类

（1）甲型肝炎：主要经消化道传播，当献血员在献血时处于甲型肝炎传染期时，其受血者可能被感染。

（2）乙型肝炎：感染 HBV 后引起以肝脏炎症和坏死为主的传染病。

（3）丙型肝炎：HCV 感染常无症状，大约 80% 被感染的患者成为慢性肝炎，其中相当一部分发展为肝硬化和肝癌。

（4）其他肝炎病毒感染：丁型肝炎病毒（HDV）感染、戊型肝炎病毒（HEV）感染。

（四）治疗及预防

1. 治疗原则

包括抗病毒治疗、护肝治疗、对症支持治疗、并发症治疗。

2. 预防

对献血员进行严格筛选（包括对血液进行核酸检测等），加强血制品管理，对易感人群进行疫苗接种预防等。

三、其他病毒感染性疾病

（一）艾滋病

艾滋病是由人类免疫缺陷病毒所致的侵犯T淋巴细胞为主的严重全身性传染病。临床表现为严重的免疫缺陷，常以淋巴结肿大、慢性腹泻、厌食、体重减轻、发热、疲乏等全身症状起病，逐渐发生各种机会性感染、继发性恶性肿瘤、精神与神经障碍而死亡。艾滋病传播速度快、波及范围广、病死率高。输血是传播艾滋病的三大途径之一，因此要减少不必要的输血。

（二）嗜人T淋巴细胞病毒感染

嗜人T淋巴细胞病毒是一种反转录病毒，目前发现有3型，即HTLV-Ⅰ、HTLV-Ⅱ和HTLV-Ⅲ。HTLV-Ⅰ可引起成人T淋巴细胞白血病和HTLV-Ⅰ相关性脊髓病两种全身病。输血传播嗜人T淋巴细胞病毒的可能性随血制品存放时间的延长而减少，一般认为存放10天以上的血液就不再传播嗜人T淋巴细胞病毒。

（三）巨细胞病毒感染

巨细胞病毒又称细胞包涵体病毒，由于感染的细胞肿大，并具有巨大的核内包涵体，故而得名。它是一种疱疹病毒组DNA病毒，分布广泛，其他动物皆可遭受感染，引起以生殖泌尿系统、中枢神经系统和肝脏疾病为主的各系统感染，从轻微无症状感染直到严重缺陷或死亡。巨细胞病毒在输血时经白细胞传播，且存在窗口期，因此免疫力低下的患者输血时应滤除白细胞，以减少感染的可能。

四、输血相关性梅毒

（一）概述

梅毒是由梅毒螺旋体引起的以性接触传播为主的传染病，其传播方式还包括母婴传播和输血传播。

（二）传播方式

传播方式主要为性接触传播、母婴传播、输血传播。

（三）实验室检查

实验室检查包括梅毒螺旋体的检查和梅毒血清学试验。

（四）治疗

首选青霉素，对青霉素过敏者改用多西环素治疗。

（五）预防

加强梅毒预防知识的宣传教育，严禁卖淫、嫖娼，积极推广安全套，对献血员进行严格筛选（包括对血液进行核酸检测等）。

五、输血相关性疟疾

（一）概述

输血相关性疟疾是由输血引起的疟原虫感染。疟原虫进入人体后在肝细胞内寄生、繁殖，成熟后侵入红细胞繁殖。疟原虫在室温或4℃储存的血液成分中至少存活一周，血液储存2周以上，疟疾传播的可能性就很小。所有含红细胞的血液成分均可传播疟疾。

（二）传播方式

传播方式主要为血液传播。

（三）实验室检查

1. 血液涂片检查环状体、配子体。
2. 间接荧光抗体试验。
2. ELISA、放射免疫测定法等。

（四）治疗

治疗包括抗疟原虫治疗及对症支持治疗。

（五）预防

尽量不输新鲜全血；严格审查献血员的疟疾病史，疟疾患者 3 年内不得献血。

参考文献

[1] 尹利华，陈少华，范海燕．血液学检验．武汉：华中科技大学出版社，2017.
[2] 胡晓梅．邓成珊血液病诊疗传真．北京：北京科学技术出版社，2016.
[3] 阮幼冰．血液病超微病理诊断学图谱．沈阳：辽宁科学技术出版社，2015.
[4] 陈庆莹，周芳．血液科标准化诊疗工作手册．北京：军事医学科学出版社，2015.
[5] 唐旭东，胡晓梅．麻柔血液病带教实录．北京：北京科学技术出版社，2016.
[6] 徐卫．血液科临床处方手册．南京：江苏科学技术出版社，2016.
[7] 马梁明，朱秋娟，贡蓉．血液系统恶性肿瘤非手术治疗．武汉：华中科技大学出版社，2015.
[8] 葛建国．临床处方用药指导丛书血液病用药指导．北京：人民军医出版社，2015.
[9] 孙仁华，黄东胜．重症血液净化学．杭州：浙江大学出版社，2015.
[10] 王质刚．血液净化学．北京：北京科学技术出版社，2016.
[11] 丁淑贞，郝春艳．血液科临床护理．北京：中国协和医科大学出版社，2016.
[12] 张伯礼，高学敏．常见病中成药临床合理使用丛书血液科分册．北京：华夏出版社，2015.
[13] 高广勋，董宝侠．血液病分子病理诊断学．西安：第四军医大学出版社，2016.
[14] 阮长耿，沈志祥，黄晓军．血液病学高级教程珍藏本．北京：人民军医出版社，2015.
[15] 黄振翘．沪上中医名家养生保健指南丛书常见血液病的中医预防和护养．上海：复旦大学出版社，2016.
[16] 谷俊侠，陈秀芳．临床血液学检验技术实验指导．镇江：江苏大学出版社，2016.
[17] 刘久波，罗杰．实用临床输血手册．武汉：华中科技大学出版社，2015.
[18] 岳寒．血液内科与其他内科医院感染的病原菌学比较分析．中国农村卫生，2016，0（03X）：38-38.
[19] 关永丽．血液内科住院患者院内感染情况的分析．医药，2016，0（2）：148-148.
[20] 陆嘉惠，胡琦，张红玉．漫话中医治疗血液病．家庭用药，2016，0（2）：66-66.
[21] 石琳．中医治疗血液病方剂的中药组合规律数据分析．中国中医基础医学杂志，2016，22（6）：853-855.